针灸临证感悟录

刘世琼　王忠　张亮　编著

全国百佳图书出版单位
中国中医药出版社
·北京·

图书在版编目（CIP）数据

针灸临证感悟录 / 刘世琼，王忠，张亮编著 .

北京：中国中医药出版社，2024.8

ISBN 978-7-5132-8877-4

Ⅰ. R246

中国国家版本馆 CIP 数据核字第 2024TZ1631 号

中国中医药出版社出版

北京经济技术开发区科创十三街 31 号院二区 8 号楼

邮政编码　100176

传真　010-64405721

河北品睿印刷有限公司印刷

各地新华书店经销

开本 787×1092　1/16　印张 15.5　字数 290 千字

2024 年 8 月第 1 版　2024 年 8 月第 1 次印刷

书号　ISBN 978 – 7 – 5132 – 8877 – 4

定价　108.00 元

网址　www.cptcm.com

服 务 热 线　010-64405510

购 书 热 线　010-89535836

维 权 打 假　010-64405753

微信服务号　zgzyycbs

微商城网址　https://kdt.im/LIdUGr

官 方 微 博　http://e.weibo.com/cptcm

天猫旗舰店网址　https://zgzyycbs.tmall.com

如有印装质量问题请与本社出版部联系（010-64405510）

自 序

　　20世纪40年代中期，我出生在一个中医家庭里。父亲毕业于新中国成立前的"成都市国医学校"，是一位理论和实践经验都十分丰富的中医老大夫。多年耳濡目染父亲精湛的医术和对患者的谦和态度，使我从小就喜爱中医，立志长大以后要当一名医术出众的中医大夫。

　　1965年，我考上了成都中医学院（现成都中医药大学）。但刚进校一年，就遇到了"文革"。只好到父亲诊所，跟随父亲和他的同事们在实践中学习中医和针灸。1970年参加工作后，我在四川基层医院当过几年临床大夫，后又在县卫生人员进修学校从事过乡村医生、赤脚医生的教学培训工作。1983年，随着四川"振兴中医"工作的开展，我又被推荐到县卫生局，从事中医的行政管理工作。在此期间，我深刻了解到了广大农村缺医少药的状况，也体会到了针灸疗法能治疗很多疾病，特别是一些疑难病。因其具有操作简单、使用方便、花费很少、疗效显著的特点，对各科疾病，特别是在治疗疼痛性疾病时，只要配合针灸，往往都会有"立竿见影"的效果。

　　1986年，我被调入甘肃中医学院（现甘肃中医药大学），并执意要到针灸系从事针灸的教学工作。同时利用休息时间，坚持每周在学院的"针灸专家咨询门诊部"坐诊三个半天。为了探索针灸治疗疾病的机制，几十年来，在领导和同事们的支持和帮助下，在研究生的协助下，我主持完成了省级科研项目4项，主持编写和参加编写著作7部（主编4部，参编3部），公开发表或指导学生在国家级和省级刊物上发表文章40多篇。1999年退休，一年后又被学校返聘，主要负责甘肃中医学院（现甘肃中医药大学）针灸学科的建设，以及本科生、研究生教学和相关的科研工作。"院系合一"后，我又被任命为甘肃中医学院附属医院的针灸科主任，直至 2010 年真正退休。

我是学院"针灸基础教研室"的老师，主要担任针灸系"经络学""腧穴学""针灸治疗学"等课程的教学，也给中医系学生讲授"针灸学"。我常常对学生们讲，针灸学的内容很多，包括经络、腧穴、针刺手法、临床应用等。虽然各部分的内容都很重要，不可偏废，但经络、腧穴却是其他内容的基础。可以设想，一位针灸大夫，如果不知道经络的循行路线、分布部位及其循行过程中联系的脏腑、组织、器官，就不知道病在何经、何络、何脏、何腑，手法再好也治不了疾病；同样，如果搞不清楚腧穴的治疗作用，针灸治疗时该取什么穴位、穴位取得准与不准，都直接影响针灸的疗效。这就是古代医家所说的"治病不知经络，开口动手便错"。

不过必须说明的是，我强调"经络学"和"腧穴学"的重要性，并不是说针刺手法不重要。而是说针刺手法疗效的好坏，必须建立在明了经络、掌握腧穴的基础上。否则手法再好，也是达不到治疗目的的。

就经络而言，它是一个系统，这个系统包括十二正经、奇经八脉、十五络脉、十二经别、十二经筋和十二皮部。十二正经在体内要"络""属"特定的脏腑和组织器官，在体表有特定的分布部位；奇经八脉循行于十二经脉之间，进一步加强十二经脉之间的联系；十二经别是十二经脉别出的部分，主要突出了十二经脉在体内的联系；十二经筋和十二皮部是十二经脉在外的连属部位。这个系统的各个内容缺一不可，才能将人体构成一个统一的整体。

就腧穴而言，人身上有 362 个"经穴"，另外还有几十个经外奇穴。几百个穴位，包括每个穴位的名称、所属的经脉、取穴方法、刺灸方法、主治病症等，这么多的内容，如何让学生在一个学年内学会它，掌握它，并会使用它，就是授课老师研究的课题。

在多年的教学过程中，我都采用歌诀、示意图、表格的形式，对"经络学"和"腧穴学"的内容进行归纳、总结，找出其共性和个性，从而提高了学生的学习兴趣，使学生在最短的时间内掌握"经络学"和"腧穴学"的内容，为他们今后从事针灸的临床工作打好基础。

我也是一位从事了几十年针灸临床的针灸大夫，体会颇深。所以在教学中，我谆谆告诚学生，临证时必须注意以下几点：①针灸疗法是一种实用性很强的治疗方法，临证时必须辨证与辨病相结合，而且辨证方法要以经络辨证为主。②特定穴既有特殊的名称，又有特殊的治疗作用。它们大多分布在四肢，操作方便，也相对安全。所以临证时，必须注重使用特定穴。③对于针灸临床的各科疾病，对其病因、病机、病位、病性都要做到心中有数；治疗每一种疾病，要有一个相对固定的针灸处方。④在针灸临床中，不能只用毫针针法和艾灸疗法治疗疾病，还要配合以经络和腧穴为依据和基础而演绎出的刺血疗法、刮痧疗法、拔罐疗法、皮肤针疗法、头针疗法、耳针疗法等，效果才会更好。⑤"时间医学"疗法，突显针灸特色。虽然"子午流注"和"灵龟八法"难学，并不好推算开穴，但这是宝贵的中医学遗产，在遇到疑难病症时，必须会使用。

此外，对于针灸学的研究，我认为应该为临床服务，是针灸临床的验证和补充，否则就失去了研究的价值。和其他学科的研究一样，如果没有应用的价值，再好的研究也是没有意义的。所以在甘肃中医学院从事教学、临床的几十年工作期间，为了证明针灸疗法的可靠性和实用性，以便为针灸的临床工作提供依据，我在几届研究生的帮助下，主持完成了以下几项研究课题：①通过实验证明针灸以督脉和手足阳明经穴为主治疗格林巴利综合征（GBS）后遗症，在改善肌肉萎缩和提高肢体肌力方面有极显著差异，是治疗 GBS 后遗症的有效治疗方法；②通过对"咳喘宁"贴膏的药物制剂学研究、药效学研究、毒性学研究等实验，从理论上证明了该贴膏疗效的可靠性、实用性和安全性；③通过观察传统"热补针法"对家兔痛阈的影响及中枢镇痛效应和外周镇痛效应，揭示了传统"热补针法"对类风湿性关节炎的镇痛机理，从而为针灸临床使用"热补针法"治疗类风湿性关节炎提供了理论依据，也为传统针刺手法的继承和发扬做出了贡献；④经过多年的观察、分析、研究、总结，发现只要结合患者就诊当时的日、时干支，就能于数分钟内掐指推算出"子午流注"针法应开的穴位，从而总结写出了《掐指推算"子午流注"简便开穴法》一书，于2007 年 9 月由中国中医药出版社首次出版发行；《掐指推算"子午流注"与"灵龟八法"》一书，也于 2013 年 6 月由中国中医药出版社首次出版发行。

我早已过了"古稀"之年，本该好好休息，到处玩玩。但当学生对我说"老师，您既搞针灸教学，又搞针灸临床，还搞一些针灸内容的研究，一定体会不少，把它写出来，肯定对我们有很大的帮助"时，确实觉得应该将自己几十年切身的教学体会和临床经验进行总结，相信对学习针灸的学生和针灸爱好者会有所帮助，也对针灸方面的研究生设计课题和做实验有所启迪。更重要的是目前提倡养生，必要的针灸知识不可不知。于是，由我的学生王忠和张亮帮助总结，编著本书。

刘世琼

2024 年 6 月

前 言

　　针灸是针刺和艾灸的意思，起源于我国，已经有几千年的历史了。早在远古时期，我们的祖先为了生存，与天斗，与地斗，与自然环境斗。由于当时生产条件十分恶劣，生活条件非常艰苦，免不了生病、受伤。也许是偶然的机会，他们发现用石头敲打身体上的某些部位，或者用兽皮包着烧过的石头来温熨某些部位，就可以减少病痛。开始是无意识的，逐渐变为有意识的了。这样，父传子，子传孙，也就继承下来了。不过当时没有专门的针刺工具，用的都是有棱角的石头，我们称之为"砭石"。到了旧石器时代和新石器时代，才有了专门的针刺工具。

　　有了文字以后，针灸的内容就逐渐被记载下来。关于针灸的医学著作的出现，则始于春秋战国以前，比较有名的著作有《医学帛书》《黄帝内经》《难经》《伤寒杂病论》《针灸甲乙经》《千金翼方》《铜人腧穴针灸图经》《针灸大成》《针灸逢原》等。这样，针灸的内容越来越丰富，腧穴的数目越来越多，治疗手段越来越高明，治疗效果也就越来越好。特别是《黄帝内经》（简称《内经》）中的《灵枢》部分，用大量的篇幅专门论述针灸理论和临床治疗，我们称之为《针经》。现行的"经络学""针灸学"教材中关于经络的循行，引用的全是《内经》的原文。

　　现在，针灸已经广泛应用于各科疾病的治疗，包括强身保健。不仅操作简单，使用方便，疗效肯定，经济安全，而且无任何毒副作用，深受我国人民和世界人民的欢迎。1979年，世界卫生组织向全世界推荐43种病症可以应用针灸治疗，现在已经扩展到100多种。目前，世界上很多国家，如美国、日本、加拿大、俄罗斯、德国、英国、新加坡、韩国、马来西亚、泰国、越南、朝鲜等国都承认针灸。有的国家还为针灸立法，而且进入了保险业。针灸已经成为为中国人民和世界人民健康服务的手段之一。

　　针灸学不仅涉及中医基础、经络腧穴、刺法灸法、临床应用等，而且每部分包含的内容也非常丰富。加之书本上的内容与临床实践有很大的差距，所以要想在短时间内学习和掌握针灸是有一定困难的。我们试图将刘世琼老师在针灸教学、针灸临床和相关内容研究的经验、体会进行归纳、总结，找出各部分的规律性、特殊性、实践性，以帮助中医、针灸专业的学生和针灸爱好者尽快掌握针灸学的内容，尽可能提高针灸疗效，从而使针灸这一宝贵的医学遗产在保障人们的身体健康方面做出应有的贡献。

本书分上、下两篇及附篇。

上篇"熟知经络、腧穴的内容是基础"中，为了让学生少走弯路，尽快学好和掌握针灸学的重点、难点，将刘世琼老师在针灸基础教学中对经络循行的规律，以及腧穴的取法、操作方法、治疗特点等规律整理成册，供大家学习。经过多届学生反复验证，确实行之有效。

下篇"突出针灸的特色是关键"中，介绍刘世琼老师在针灸临床中的感悟和体会：一是针灸的辨证方法要以经络辨证为主；二是针灸临床要注重使用特定穴；三是针灸临床要有相对固定的针灸处方；四是针灸临床多配合辅助疗法；五是"时间医学"疗法突显针灸特色。

附篇"针灸的科学研究，必须为针灸的临床服务"中，强调针灸内容的研究是对针灸临床的验证与补充。必须实事求是，不能胡编乱造，也不能哗众取宠。并且介绍刘世琼老师为了提高针灸疗效，主持完成的几项科研课题，以此说明针灸的科研是为针灸临床服务的。

本书的读者对象，主要是中医、针灸专业的医学生，针灸方面的研究生和广大的针灸爱好者。希望通过对本书的查阅，中医、针灸专业的医学生能在短时间内学会针灸知识、掌握针灸技能，对针灸研究生在设计课题、完成研究方面有所启迪，对广大的针灸爱好者在强身健体、提高生活质量方面有所贡献。

在本书编写过程中得到了骆文郁教授的悉心指导，在此表示感谢！

由于作者水平有限，不足之处在所难免，望针灸同道和针灸爱好者提出宝贵意见，不胜感谢！

编著者

2024 年 6 月

目 录

下篇 | 突出针灸特色是关键 087

一、针灸的辨证方法要以经络辨证为主 089

附篇 | 针灸的科学研究必须为针灸临床服务

参考文献

上篇

· 熟知经络、腧穴的内容是基础

在几千年的历史长河中，针灸疗法总结了我国劳动人民长期与疾病作斗争的经验。它独特的医学理论体系，是在长期的医疗实践中，在积累了极为丰富的防治经验的基础上，并在古代朴素的唯物论和辩证法思想指导下，逐步形成和发展起来的。它为中国人民的健康保健事业，为中华民族的繁衍昌盛，做出了巨大的贡献。

虽然针灸学的基础不只包括经络和腧穴的内容，但很难想象一位针灸大夫如果不熟悉经络系统的内容，搞不清楚每条经脉循行过程中所联络的脏腑、组织、器官，以及在体表分布的部位，怎样去诊断疾病？如果在针灸治疗的过程中，分不清楚穴位的主治作用，不知道该取什么穴位，或者穴位取得不准，又怎么能达到治疗疾病的目的。这大概就是古代医家所说的"治病不知经络，开口动手便错"。所以，先搞清楚经络、腧穴的内容，再说针灸的各种手法吧。

一、经络是沟通人体内外的通道

经络，是经脉和络脉的总称。其中"经"，有路径的含义。经脉沟通内外，联系上下，是经络系统的主干。"络"，有网络的含义。络脉是经脉的分支，纵横交错，遍布全身。所以，经脉和络脉的区别在于"经"是主干，"络"是分支；经脉的循行或表或里，络脉只循行于表；经脉是直行的脉，络脉则纵横交错，遍布全身。正如《灵枢·脉度》中所说："经脉为里，支而横者为络，络之别者为孙。"经脉和络脉既有区别，又相互沟通，从而把人体的内外、上下有机地联系成一个统一的整体。

（一）经络将人体联系为一个统一的整体

与其他医学理论不同的是，中医学的基本观点就是整体观。中医学不仅强调人本身是一个统一的整体，而且强调人与自然界也是一个统一的整体。因此，人体在生理、病理、治疗等方面与大自然息息相关。

中医学的整体观是古代唯物论和辩证法在中医学中的体现，贯穿于中医学生理、病理、治疗、保健整个理论体系之中。

1. 在生理上

中医学认为，人体以五脏为中心，通过经络的沟通和联络，将人体的五脏、六腑、四肢、百骸、肌肉、皮毛、孔窍紧密地联系成为一个有机的整体而分属于五个系统，每个系统都有自己特定的功能活动。

心为"君主之官"，主血脉，主藏神。开窍于舌，其华在面。心与小肠通过经络相互沟通，互为表里。小肠主"分清泌浊"，即是将胃传送下来的"水谷"进一步地消化，并将其中"清"的部分由脾传输以营养全身，"浊"的部分下注大肠而将多余的水分渗入膀胱。

肺为"相傅之官"，主气，司呼吸。主宣发与肃降，主通调水道，外合皮毛，开窍于鼻。肺与大肠通过经络相互沟通，互为表里。大肠的功能是"传导糟粕"，即从小肠下注的浊物中吸收其多余的水分，将食物残渣变为粪便，由肛门排出体外。

脾为"仓廪之官"，主运化，为气血生化之源。主肌肉，主四肢，开窍于口，其华在唇。脾与胃通过经络相互沟通，互为表里。胃的功能是主受纳和腐熟水谷，中医学称为"水谷之海"。

肝为"将军之官"，主疏泄，主藏血。主筋，其华在爪，开窍于目。肝与胆通过经络相互沟通，互为表里。胆附于肝，内藏有胆汁，胆汁为肝之余气所化生，由肝的疏泄作用而下注大肠以帮助消化。中医学称胆为"中精之腑""中清之腑"。

肾为"作强之官"，主藏精，主水液，主纳气。主骨生髓，其华在发，开窍于耳与二阴。肾与膀胱通过经络相互沟通，互为表里。膀胱的功能主要是贮藏和排泄尿液，即水液入胃以后，在肺、脾、肾和三焦的共同作用下，布散全身。多余的水分经三焦下输膀胱成为尿液，并通过膀胱的气化排出体外。

此外，还有心包络和三焦。心包络又称心包，为心的外围组织，有保护心和"替心行事"的作用，中医将其功能归属于心。心包与三焦互为表里，三焦包括上焦、中焦、下焦。三焦的功能，实际包括了通利元气、消化水谷、化生气血、输送营养、排泄废物等脏腑气化的综合功能。

虽然各个系统都有自己的特定作用，但它们必须通过经络才能相互沟通，才能完成在整体活动下的分工合作，相互配合，相互制约，共同发挥相辅相成的协同作用。

2. 在病理上

由于五个系统之间通过经络的沟通而构成了一个统一的整体，所以它们在病理上也必然会相互影响。

比如有的患者生气以后，往往会出现食欲不振。这是因为生气以后肝气不疏，横逆犯胃所致，亦即古人所云的"见肝之病，知肝传脾，当先实脾"。

又比如有的患者生气日久，肝郁化火，上逆侮肺，致肺失清肃，气逆作咳而出现咳嗽阵作、面赤咽干、痰少质黏、色黄难出、胸胁胀痛、口干而苦，此即"木火刑金"之咳嗽。

再比如有的老人肾阳虚衰，不能温煦脾阳，腐熟水谷，导致脾阳不运，水谷下趋肠道而出现"黎明泄泻"。以早上五六点钟出现腹痛肠鸣、喜温喜按、下利清谷、泻后稍安为特点。

可见，对疾病病理机制的分析，既要着眼于局部，更要放眼于整体，任何局部的病理变化都可能影响整体，整体的功能失调也可能反映于局部。

3. 在治疗上

由于人体的五脏、六腑、四肢、百骸、肌肉、皮毛、孔窍之间通过经络在生理上互相沟通，在病理上相互影响，所以在治疗上也必然要互相为用。

比如心开窍于舌，口舌生疮多为心火太甚。但由于心与小肠互为表里，所以治疗时多以清利小便、泄小肠实热为主；肝开窍于目，肝胆互为表里，故目赤肿痛多为肝胆热甚，治疗以清肝泻胆为主。再比如有的患者久咳不愈，如果大便干结，就要考虑肺与大肠互为表里，可以采用通利大便的方法，通过通大肠的"腑气"以"肃降肺气"，从而达到降气止咳的作用。

可见，脏腑之间在生理上的相互沟通，病理上的相互影响，治疗上的相互为用，都离不开经络沟通表里、联络脏腑的作用。这就是中医学从整体观念出发，全面考虑局部与整体的关系，确立辨证和施治方法的依据。

（二）经络系统以十二经脉为主体

十二经脉是手三阴经（手太阴肺经、手少阴心经、手厥阴心包经）、手三阳经（手阳明大肠经、手太阳小肠经、手少阳三焦经）、足三阳经（足阳明胃经、足太阳膀胱经、足少阳胆经）、足三阴经（足太阴脾经、足少阴肾经、足厥阴肝经）的总称。它们是经络系统的主干，故被称为"正经"。它们的命名，与手足、"属""络"的脏腑、阴阳气的多少相关。

就手足而言：分布在上肢的叫"手经"，手经都不会出现在下肢；分布在下肢的叫"足经"，足经也都不会出现在上肢；分布在躯干和头面的，既有"手经"，也有"足经"。

就"属""络"的脏腑而言：十二经脉在循行过程中都要"属"本脏腑，"络"表里脏腑。其中"属肺络大肠"的，叫"手太阴肺经"，又叫"肺经"或者"手太阴经"；"属大肠络肺"的，叫"手阳明大肠经"，又叫"大肠经"或者"手阳明经"；"属肝络胆"的，叫"足厥阴肝经"，又叫"肝经"或者"足厥阴经"；"属胆络肝"的，叫"足少阳胆经"，又叫"胆经"或者"足少阳经"等。

就阴气、阳气的多少而言：阴气多的叫"太阴"，阴气少的叫"少阴"，阴气最少的叫"厥阴"；阳气多的叫"太阳"，阳气少的叫"少阳"，阳气最多的叫"阳明"。当然，阴、阳气的多少，不是凭主观臆断，而是根据临床症状中寒证和热证、虚证和实证表现的多少、强弱来决定的。此外，由于十二经脉中阴经都要"属脏络腑"，阳经都要"属腑络脏"。一脏配一腑，一阴配一阳，从而形成了十二经脉与脏腑之间的阴阳表里的络属关系。如心经与小肠经互为表里，心与小肠也互为表里；肝经与胆经互为表里，肝与胆也互为表里。以此类推。

就十二经脉的循行来看：手三阴经都从胸中开始，在体内分别联系"本脏腑"肺、心、心包，以及与之"相表里"的脏腑大肠、小肠、三焦；然后"从胸走手"，在体表分别分布于上肢内侧的前缘、后缘、中间；最后分别与"相表里"的大肠经、小肠经、三焦经交会于食指端、小指端、中指端。

手三阳经从手指的食指端、小指端、中指端开始向上循行，分别分布于上肢外侧的前缘、后缘、中间；然后"从手走头"，分别分布于头部的前面、后面、侧面；再交会于同名的胃经、膀胱经、胆经。其分支均"入缺盆"，分别联系"本脏腑"大肠、小肠、三焦，以及与之"相表里"的脏腑肺、心、心包。

足三阳经分别从头部与手三阳经交会处开始，循行分布于头部的前面、后面、侧面；然后"入缺盆"，分别联系"本脏腑"胃、膀胱、胆，以及与之"相表里"的脏腑脾、肾、肝。其体表的分支，分别分布于躯干和下肢外侧的前面、背面、侧面，最后分别与足三阴经交会于足大趾端、足心、足小趾端。

足三阴经分别从足大趾端、足心和足小趾端开始向上循行，分布于下肢内侧的前面、后面、侧面；然后"入腹"，分别联系"本脏腑"脾、肾、肝，以及与之"相表里"的脏腑胃、膀胱、胆；最后分别与手三阴经交会于肺中、心中、胸中。

这样就完成了十二经脉的"首尾相接"，也完成了经脉"沟通表里，联络脏腑""运行气血，营养周身""抗御外邪，保卫机体"的生理功能。

只有熟悉经络系统的内容，掌握好各经脉在体内联系的脏腑、组织、器官，以及在体表发布的部位，才是学好针灸的关键。

由于以上内容都很抽象，让学生"看不见""摸不着"。听起来了然，学起来茫然，考试起来昏昏然。提不起学习兴趣，让多数学生都有"厌学"情绪。我们觉得用歌诀、图表、示意图的形式，将经络系统的内容进行归纳、总结，才能提高学生的学习兴趣，对于学生掌握经络系统的相关内容会有极大帮助。经过多年的教学实践，我们将经络系统的内容进行了如下整理。

1. 手太阴肺经

【原文】

肺手太阴之脉：起于中焦，下络大肠，还循胃口，上膈属肺。从肺系横出腋下，下循臑内，行少阴心主之前，下肘中，循臂内上骨下廉，入寸口，上鱼，循鱼际，出大指之端。其支者，从腕后，直出次指内廉，出其端。

注：原文引自《灵枢·经脉》，下同。

【循行示意图】

起于中焦 ┉→ 下络大肠 ┉→ 还循胃口 ┉→ 上膈 ┉→ 属肺 ┉→ 从肺系横出腋下，沿上肢内侧

前缘 ⟶ 入寸口 ⟶ 循鱼际 ⟶ 出大指端（少商穴）

（其支者）

➤ 食指内廉 ⟶ 出其端（交手阳明大肠经）

注：┉→ 表示体内支，⟶ 表示体表支。下同。

图 1-1　手太阴肺经循行示意图

【循行特点】

（1）手太阴肺经在循行过程中，联系的脏腑有肺、大肠、胃口，联系的组织器官有肺系（喉咙）、膈肌。

（2）手太阴肺经在体表的分布规律：侧胸部第三侧线（胸部旁开前正中线6寸）、上肢内侧的前缘。

可见，手太阴肺经在体表的穴位可以治疗胸病、肺病、咽喉病、所过部位的局部疾病，有的穴位还可以治疗肠胃病。

2. 手阳明大肠经

【原文】

大肠手阳明之脉：起于大指次指之端，循指上廉，出合谷两骨之间，上入两筋之中，循臂上廉，入肘外廉，上臑外前廉，上肩，出髃骨之前廉，上出于柱骨之会上，下入缺盆，络肺，下膈，属大肠。其支者：从缺盆上颈，贯颊，入下齿中，还出夹口，交人中，左之右，右之左，上夹鼻孔。

【循行示意图】

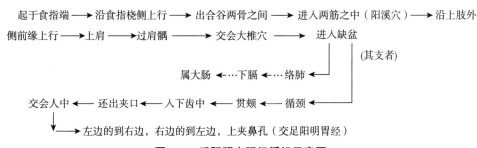

图1-2　手阳明大肠经循行示意图

【循行特点】

（1）手阳明大肠经在循行过程中，联系的脏腑有大肠、肺，联系的组织器官有膈、喉、下齿、鼻。

（2）手阳明大肠经在体表的分布规律：上肢外侧的前缘、颈部的第二侧线、面部。

可见，手阳明大肠经在体表的穴位，可以治疗咽喉病、齿病、鼻病，以及经脉所过部位的其他病症，有的穴位还可以治疗肠胃病。

3. 足阳明胃经

【原文】

胃足阳明之脉：起于鼻，交頞中，旁纳太阳之脉，下循鼻外，入上齿中，还出夹口，环唇，下交承浆，却循颐后下廉，出大迎，循颊车，上耳前，过客主人，循发际，至额颅。其支者：从大迎前，下人迎，循喉咙，入缺盆，下膈，属胃，络脾。其直者：从缺盆下乳内廉，下夹脐，入气街中。其支者：起于胃口，下循腹里，下至气街中而合。以下髀关，抵伏兔，下膝膑中，下循胫外廉，下足跗，入中指内间。其支者：下膝三寸而别，入中指外间。其支者：别跗上，入大指间，出其端。

【循行示意图】

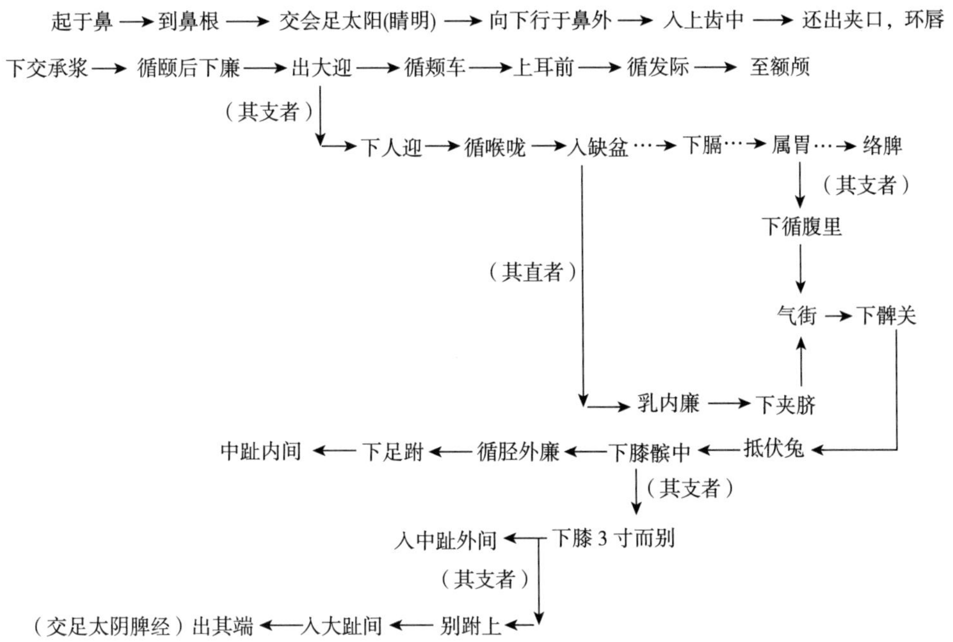

起于鼻 → 到鼻根 → 交会足太阳(睛明) → 向下行于鼻外 → 入上齿中 → 还出夹口，环唇

下交承浆 → 循颐后下廉 → 出大迎 → 循颊车 → 上耳前 → 循发际 → 至额颅

（其支者）
→ 下人迎 → 循喉咙 → 入缺盆 … → 下膈 … → 属胃 … → 络脾

（其支者）
下循腹里

气街 → 下髀关

（其直者）
乳内廉 → 下夹脐 → 抵伏兔

中趾内间 ← 下足跗 ← 循胫外廉 ← 下膝膑中 ← 抵伏兔

（其支者）
入中趾外间 ← 下膝 3 寸而别

（其支者）
（交足太阴脾经）出其端 ← 入大趾间 ← 别跗上 ←

图 1-3　足阳明胃经循行示意图

【循行特点】

（1）足阳明胃经在循行过程中，联系的脏腑有胃、脾，联系的组织器官有鼻、目、上齿、口唇、咽喉、膈。

（2）足阳明胃经在体表的分布规律：面部、颈部第一侧线、胸腹部第二侧线（胸部旁开前正中线 4 寸，腹部旁开前正中线 2 寸）、下肢外侧前缘。

可见，足阳明胃经在体表的穴位，可以治疗头面五官病、肠胃病，下肢的麻木疼痛，以及经脉所过部位的其他病症。

4. 足太阴脾经

【原文】

脾足太阴之脉：起于大指之端，循指内侧白肉际，过核骨后，上内踝前廉，上踹（腨）内，循胫骨后，交出厥阴之前，上膝股内前廉，入腹，属脾，络胃，上膈，夹咽，连舌本，散舌下。其支者：复从胃，别上膈，注心中。

【循行示意图】

起于大趾之端(隐白穴) ⟶ 循大趾内侧赤白肉际 ⟶ 过第一跖趾关节 ⟶ 出内踝前缘⟶

循胫骨后，于内踝高点上8寸处交出足厥阴之前 ⟶ 上膝股内前廉⋯⟶ 入腹⋯⟶ 属脾⋯⋯⟶

络胃 ⟶ 上膈⋯⟶ 夹咽⋯⟶ 连舌本，散舌下

（其支者）

⟶ 别上膈⋯⟶ 注心中(交手少阴心经)

图1-4　足太阴脾经循行示意图

【循行特点】

（1）足太阴脾经在循行过程中，联系的脏腑有脾、胃、心，联系的组织器官有膈肌、咽喉部、舌本。

（2）足太阴脾经在体表的分布规律：下肢内侧前缘（内踝高点上8寸以下部位在下肢内侧的中间）、腹胸部第三侧线（胸部旁开前正中线6寸，腹部旁开正中线4寸）。

可见，足太阴脾经在体表的穴位可以治疗下肢麻木疼痛，胃、心、胸疾病，以及经脉所过部位的其他病症。有的穴位还可以治疗妇科病。

5.手少阴心经

【原文】

心手少阴之脉：起于心中，出属心系，下膈，络小肠。其支者：从心系，上夹咽，系目系。其直者：复从心系，却上肺，下出腋下，下循臑内后廉，行太阴心主之后，下肘内，循臂内后廉，抵掌后锐骨之端，入掌内后廉，循小指之内，出其端。

【循行示意图】

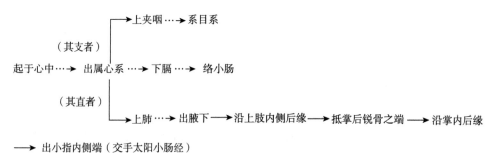

⟶上夹咽⋯⟶系目系

（其支者）

起于心中⟶出属心系⋯⟶下膈⟶络小肠

（其直者）

⟶上肺⋯⟶出腋下⟶沿上肢内侧后缘⟶抵掌后锐骨之端⟶沿掌内后缘

⟶ 出小指内侧端（交手太阳小肠经）

图1-5　手少阴心经循行示意图

【循行特点】

（1）手少阴心经在循行过程中，联系的脏腑有心、肺、小肠，联系的组织器官有咽喉、心系、目系、膈肌。

（2）手少阴心经在体表的分布规律是：侧胸部、上肢内侧的后缘。

可见，手少阴心经在体表的穴位，可以治疗心肺病、神志病、上肢的麻木疼痛，以及经脉所过部位的其他病症。

6. 手太阳小肠经

【原文】

小肠手太阳之脉：起于小指之端，循手外侧上腕，出踝中，直上循臂骨下廉，出肘内侧两骨之间，上循臑外后廉，出肩解，绕肩胛，交肩上，入缺盆，络心，循咽，下膈，抵胃，属小肠。其支者：从缺盆循颈，上颊，至目锐眦，却入耳中。其支者：别颊上䪼，抵鼻，至目内眦，斜络于颧。

【循行示意图】

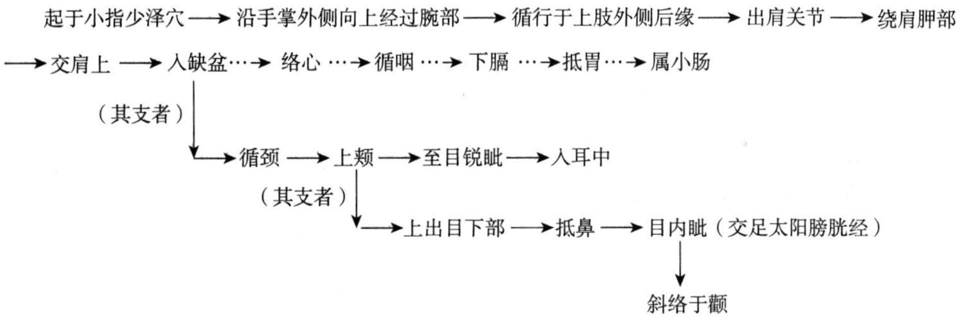

起于小指少泽穴 ——➤ 沿手掌外侧向上经过腕部 ——➤ 循行于上肢外侧后缘 ——➤ 出肩关节 ——➤ 绕肩胛部
——➤ 交肩上 ——➤ 入缺盆 ⋯➤ 络心 ⋯➤ 循咽 ——➤ 下膈 ⋯➤ 抵胃 ⋯➤ 属小肠

（其支者）
——➤ 循颈 ——➤ 上颊 ——➤ 至目锐眦 ——➤ 入耳中

（其支者）
——➤ 上出目下部 ——➤ 抵鼻 ——➤ 目内眦（交足太阳膀胱经）
斜络于颧

图1-6 手太阳小肠经循行示意图

【循行特点】

（1）手太阳小肠经在循行过程中，联系的脏腑有心、胃、小肠，联系的组织器官有膈肌、咽喉、鼻、目。

（2）手太阳小肠经在体表的分布规律：上肢外侧的后缘、颈部第三侧线、面部。

可见，手太阳小肠经在体表的穴位可以治疗头面五官病、热病、神志病，上肢麻木疼痛，以及经脉所过部位的其他病症。

7. 足太阳膀胱经

【原文】

膀胱足太阳之脉：起于目内眦，上额，交巅。其支者：从巅至耳上角。其直者：从巅入络脑，还出别下项，循肩膊内夹脊，抵腰中，入循膂，络肾，属膀胱。其支者：从腰中，下夹脊，贯臀，入腘中。其支者：从髆内左右别下贯胛，夹脊内，过髀枢，循髀外后廉下合腘中，以下贯踹（腨）内，出外踝之后，循京骨，至小指外侧。

【循行示意图】

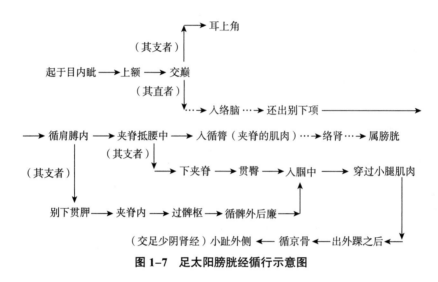

图 1-7　足太阳膀胱经循行示意图

【循行特点】

（1）足太阳膀胱经在循行过程中，联系的脏腑有膀胱、肾、脑（奇恒之腑），联系的组织器官有目、耳。

（2）足太阳膀胱经在体表的分布规律：前额、头部第一侧线，背腰部第一、二侧线（分别旁开后正中线 1.5 寸、3 寸），下肢外侧的后缘。

可见，足太阳膀胱经在体表的穴位，可以治疗神志病、头项腰背疼痛、头面五官病、下肢麻木疼痛，以及经脉所过部位的其他病症。

8. 足少阴肾经

【原文】

肾足少阴之脉：起于小指之下，斜走足心，出于然谷之下，循内踝之后，别入跟中，以上踹（腨）内，出腘内廉，上股内后廉，贯脊，属肾，络膀胱。其直者：从肾上贯肝、膈，入肺中，循喉咙，挟舌本。其支者：从肺出，络心，注胸中。

【循行示意图】

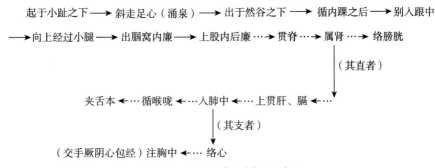

图1-8　足少阴肾经循行示意图

【循行特点】

（1）足少阴肾经在循行过程中，联系的脏腑最多，包括肾、膀胱、肝、肺、心，联系的组织器官有脊柱、膈肌、喉咙、舌本。

（2）足少阴肾经在体表的分布规律：下肢内侧后缘、腹胸部第一侧线（胸部旁开前正中线2寸，腹部旁开前正中线0.5寸）。

可见，足少阴肾经在体表的穴位，特别是膝关节以下的穴位，都能治疗相关脏腑病，以及经脉所过部位的其他病症。

9. 手厥阴心包经

【原文】

心主手厥阴心包络之脉：起于胸中，出属心包络，下膈，历络三焦。其支者：循胸出胁，下腋三寸，上抵腋下，循臑内，行太阴、少阴之间，入肘中，下臂，行两筋之间，入掌中，循中指，出其端。其支者：别掌中，循小指次指，出其端。

【循行示意图】

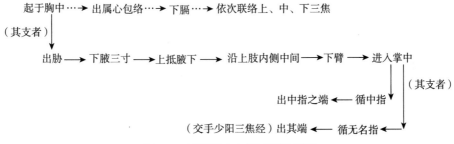

图1-9　手厥阴心包经循行示意图

【循行特点】

（1）手厥阴心包经在循行过程中，联系的脏腑有心包、三焦（上焦、中焦、下焦），联系的组织器官只有膈肌。

（2）手厥阴心包经在体表的分布规律：侧胸部、上肢内侧的中间。

可见，手厥阴心包经在体表的穴位，特别是肘关节以下的穴位，都能治疗相关脏腑病，以及经脉所过部位的其他病症。

10. 手少阳三焦经

【原文】

三焦手少阳之脉：起于小指次指之端，上出两指之间，循手表腕，出臂外两骨之间，上贯肘，循臑外上肩，而交出足少阳之后，入缺盆，布膻中，散落心包，下膈，遍属三焦。其支者：从膻中，上出缺盆，上项，系耳后，直上出耳上角，以屈下颊至𩑔。其支者：从耳后入耳中，出走耳前，过客主人，前交颊，至目锐眦。

【循行示意图】

起于环指端（关冲）──▶循手背──▶出臂外两骨之间──▶向上贯肘──▶沿上臂外侧

上肩──▶进入缺盆┈┈▶分布膻中┈┈▶散络心包┈┈▶下膈┈┈▶依次属于上、中、下三焦
（其支者）↓
出缺盆──▶上项──▶联系耳后──▶直上出耳上角──▶下颊──▶至目下部
（其支者）↓
入耳中──▶出耳前──▶过上关穴──▶至目锐眦（交足少阳胆经）

图 1-10　手少阳三焦经循行示意图

【循行特点】

（1）手少阳三焦经在循行过程中，联系的脏腑有心包、三焦（上焦、中焦、下焦），联系的组织器官有膈肌、目、耳。

（2）手少阳三焦经在体表的分布规律：上肢外侧的中间、颈项、耳中、耳周。

可见，手少阳三焦经在体表的穴位，特别是肘以下的穴位，多能治疗偏头痛、耳聋耳鸣、咽喉病、热病、神志病，以及经脉所过部位的其他病症。

11. 足少阳胆经

【原文】

胆足少阳之脉：起于目锐眦，上抵头角，下耳后，循颈，行手少阳之前，至肩上，却交出手少阳之后，入缺盆。其支者：从耳后，入耳中，出走耳前，至目锐眦后。其支者：别锐眦，下大迎，合于手少阳，抵于𬳽，下加颊车，下颈，合缺盆。以下胸中，贯膈，络肝，属胆，循胁里，出气冲，绕毛际，横入髀厌中。其直者：从缺盆下腋，循胸，过季胁，下合髀厌中。以下循髀阳，出膝外廉，下外辅骨之前，直下抵绝骨之端，下出外踝之前，循足跗上，入小指次指之间。其支者：别跗上，入大指之间，循大指歧骨内，出其端，还贯爪甲，出三毛。

【循行示意图】

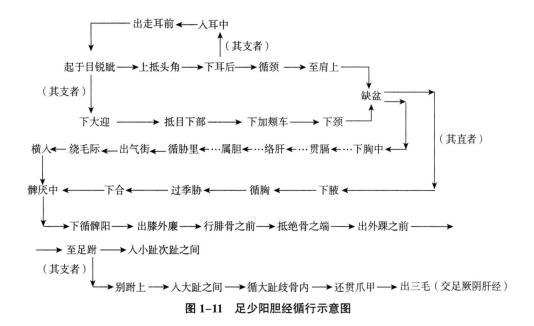

图 1-11　足少阳胆经循行示意图

【循行特点】

（1）足少阳胆经在循行过程中，联系的脏腑有肝、胆，联系的组织器官有目、耳。

（2）足少阳胆经在体表的分布规律：头侧、体侧、阴部、下肢外侧的中间。

可见，足少阳胆经在体表的穴位，特别是下肢的穴位，都能治疗肝胆病、眼病、耳病，以及经脉所过部位的其他病症。

12. 足厥阴肝经

【原文】

肝足厥阴之脉：起于大指丛毛之际，上循足跗上廉，去内踝一寸，上踝八寸，交出太阴之后，上腘内廉，循股阴，入毛中，过阴器，抵小腹，夹胃，属肝，络胆，上贯膈，布胁肋，循喉咙之后，上入颃颡，连目系，上出额，与督脉会于巅。其支者：从目系下颊里，环唇内。其支者：复从肝，别贯膈，上注肺。

【循行示意图】

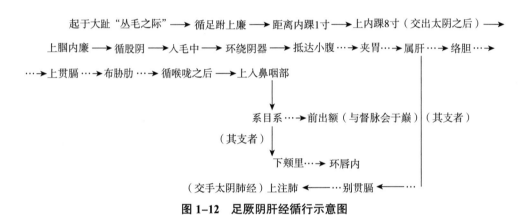

图1-12　足厥阴肝经循行示意图

【循行特点】

（1）足厥阴肝经在循行过程中，联系的脏腑有肝、胆、肺、胃，联系的组织器官有阴器、膈肌、喉咙、颃颡（鼻咽部）、目系、唇内。

（2）足厥阴肝经在体表的分布规律：下肢内侧中间（内踝高点上8寸以下部位分布在下肢内侧前缘）、体侧。

可见，足厥阴肝经在体表的穴位，特别是下肢的穴位，都能治疗肝胆病、脾胃病、肺病，以经脉所过部位的其他病症。

从以上图示可以看出，十二经脉是首尾相接、如环无端的。而且它们在循行、分布、流注、交接方面都有规律可寻。

归纳：十二经脉循行的四个规律

1. 十二经脉的循行规律

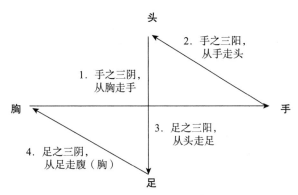

图 1-13　十二经脉的循行规律示意图

2. 十二经脉在体表的分布规律

十二经脉左右对称地分布在头面、躯干和四肢。

（1）四肢部

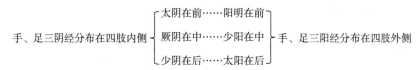

图 1-14　十二经脉在四肢部的分布规律示意图

特殊情况：在小腿的下半部（内踝高点上 8 寸以下部位）和足跗，足三阴经的分布规律是厥阴在前、太阴在中、少阴在后。

（2）躯干部

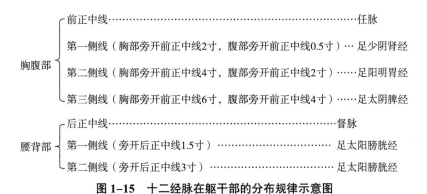

图 1-15　十二经脉在躯干部的分布规律示意图

（3）头面部，只有阳经分布

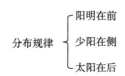

图1-16　十二经脉在头面部（阳经）的分布规律示意图

3. 十二经脉的流注规律

用一句话来概括十二经脉的流注规律，即"肺、大（肠）、胃、脾、心、小肠，膀（胱）、肾、（心）包、（三）焦、胆、肝通"。

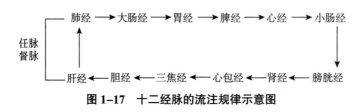

图1-17　十二经脉的流注规律示意图

4. 十二经脉的交接规律

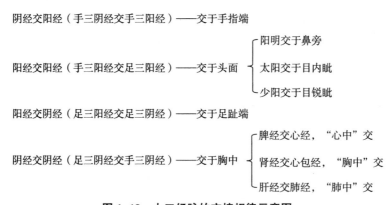

图1-18　十二经脉的交接规律示意图

由于在整个循行过程中，十二经脉中的每一条经脉在体内都"属"本脏腑，而"络""相表里"的脏腑，以及联系相关的组织器官。在体表都有特定的分布部位，从而体现了十二经脉在经络系统中的主导作用。

（三）奇经八脉、十五络脉、十二经别、十二经筋、十二皮部是经络系统的补充

经络系统除十二正经以外，还有奇经八脉、十五络脉、十二经别、十二经筋、十二皮部等。这些部分，进一步加强了十二经脉之间的联系，是经络系统的补充。

1. 奇经八脉

奇经八脉，指督脉、任脉、冲脉、带脉、阴维脉、阳维脉、阴跷脉、阳跷脉的总称。它们与十二正经不同的是，既不直"属"脏腑，又没有表里配合关系，"别道奇行"，故称之为"奇经"；由于有八条，故又名"八脉"。

其中，任脉和督脉也有特定的循行部位和所属的穴位，故将任脉、督脉与十二经脉合称为"十四经"。其他的奇经只循行于十二经脉之间，将部位相近、功能相似的经脉联系起来，进一步起到沟通联络、统摄气血、协调阴阳的作用。

【循行分布】

（1）冲脉、任脉、督脉的循行分布

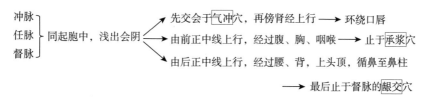

图 1-19　冲脉、任脉、督脉的循行分布示意图

注：

①督脉、任脉、冲脉同起于"胞中"，浅出"会阴"后分为三支，被称为"一源三歧"。

②督脉与手足三阳经都有直接的联系，大椎穴是其交汇点，能够统率全身的阳经，故名"阳脉之海"。

③任脉与手足三阴经都有直接的联系，中极穴、气海穴是其交汇点，能够统率全身的阴经，故名"阴脉之海"。

④冲脉与督脉、任脉同起于"胞中"，先交会于胃经的气冲穴，后傍肾经上行，与"阳脉之海""阴脉之海""先天之本""后天之本"都有直接的联系，有统率十二经的作用，故

称之为"十二经之海""五脏六腑之海"，简称"血海"。

（2）带脉的循行分布

带脉起于季胁，环腰一周。

注：带脉有约束纵行之足阴经和足阳经的作用。此外，带脉与督脉、任脉、冲脉的关系也非常密切。

（3）阴跷脉、阳跷脉的循行分布

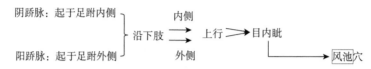

图1-20　阴跷脉、阳跷脉的循行分布示意图

注：跷脉从下肢的内、外侧上行头面，具有交通一身阴气和阳气的作用。此外，由于阴跷脉和阳跷脉都要交会于目内眦，可以主司眼睛的开阖与人的寤寐。

（4）阴维脉、阳维脉的循行分布

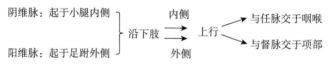

图1-21　阴维脉、阳维脉的循行分布示意图

注：维脉的"维"，有维系、维络的含义，故阳维脉可以维系一身的阳气，阴维脉可以维系一身的阴气。

【作用】

奇经八脉的作用，主要体现在三个方面。

（1）沟通作用：奇经八脉循行于十二经脉之间，将部位相近、作用相似的经脉进一步联系起来，对十二经脉有沟通作用，故有人称奇经八脉为"大的络脉"。

（2）调节作用：奇经八脉犹如自然界的湖泊、水库。当十二经脉气血充足的时候，奇经八脉就加以蓄积；当身体活动需要气血的时候，奇经八脉就进行渗灌。

（3）统率作用：奇经八脉循行于十二经脉之间，有统率全身经气的作用。如督脉与手足三阳经都有直接的联系，有统率全身阳气的作用；任脉与手足三阴经有直接或间接的联系，有统率全身阴气的作用；冲脉与督脉、任脉、胃经、肾经都有直接的联系，有统率十二经经气的作用。

2. 十五络脉

十五络脉是十二络脉、任脉络脉、督脉络脉、脾之大络的统称，其中十二络脉是十二经脉从本经分出而走向表里经的分支。它们都分别以络穴的名称来命名。

【循行走向】

十二络脉：从本经的络穴分出 ——→ 走向相表里的经脉

任脉络脉：从鸠尾穴分出 ——————→ 走向腹部

督脉络脉：从长强穴分出 ——————→ 走向头部
　　　　　　　　　　　　　　　└——→ 左右别走足太阳

脾之大络：从大包穴分出 ——————→ 走向侧胸部

图 1-22　十五络脉循行走向示意图

【作用】

十二络脉的作用：进一步沟通了互为表里的两条经脉

任脉络脉的作用：沟通了腹部的经气

督脉络脉的作用：沟通了头部和背部的经气

脾之大络的作用：沟通了体侧的经气

图 1-23　十五络脉作用示意图

3. 十二经别

十二经别是十二经脉离、入、出、合的别行部分，是十二经脉深入体腔的部分。

【循行特点】

十二经别的循行特点，可以用离、入、出、合四个字来概括。

离：离开本经。十二经别多在四肢的肘膝关节以下部位离开本经。

入：进入胸腹腔。十二经别在进入胸腹腔以后，联系相关脏腑，特别是联系相表里的脏腑。

出：出来。十二经别多从头项出来。

合：合入阳经。阳经的经别合入本阳经，阴经的经别合入相表里的阳经。这样，十二经别就构成六对，称为"六合"。经别的循行特点，体现了"阳气为主"的观点。

【作用】

通过十二经别的离、入、出、合的循行分布，不仅进一步加强了十二经脉之间的联系，而且进一步加强了脏腑之间，特别是表里脏腑之间的联系。此外，由于阴经"不上头"，通过十二经别的"六合"，加强了阴经经脉和头面部的联系，为中医的"开窍理论"提供了依据。当然也扩大了经穴的主治范围，使阴经的穴位也可以用于治疗头面部的病变了。

4. 十二经筋

《说文解字》云："筋，肉之力也。"是说"筋"是产生力量的肌肉。十二经筋是十二经脉之气结聚于肌肉、关节的体系，是十二经脉的外周连属部分。

【循行分布】

十二经筋的分布，与十二经脉的体表通路基本一致。但其循行方向却都是向心性地从四肢末端走向头身。

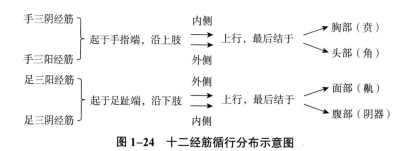

图1-24　十二经筋循行分布示意图

【作用】

十二经筋的作用主要是约束骨骼，利于关节的屈伸运动，以保持人体正常的运动功能。

5. 十二皮部

十二皮部是十二经脉功能活动反映于体表的部位，也是络脉之气散布之所在。

【分布区域】

十二皮部的分布区域，以十二经脉的体表分布范围为依据。其中将督脉循行部位的皮部归为足太阳皮部，将任脉循行部位的皮部归为足少阴皮部。

【作用】

皮部居于人体最外层，是机体的卫外屏障，同时也是反映病候，接受治疗的重要部位。

（四）标本根结理论，补充了经气循行的又一特点

对于经络系统中有关十二经脉的循行走向，还有另外一种观点。这种观点认为，手三阴经不是从胸走手，足三阳经也不是从头走足。十二经脉都起于四肢末端，而走向相应的头、胸、腹部位。这就是所谓的"标本根结"理论。

1. 标本

在中医理论中，"标本"包括的含义很多。如正气为本，邪气为标；先病为本，后病为标……但在针灸学中所指的"标本"，则主要指经络、腧穴部位的上下。部位在上者为"标"，在下者为"本"。

2. 根结

"根结"，指经气的所起与所归。根，即根本、开始，是指四肢末端的井穴。结，即结聚、归结，十二经脉之气都结聚于头、胸、腹三个部位。此即窦汉卿在《标幽赋》中所谓的"四根三结"。

3. 标本与根结

十二经脉的"根"与"本"，"结"与"标"，位置都相近或相同，意义也相似。"根"者，"本"也，皆指经气始生始发之地，为经气之所出。"结"者，"标"也，为经气之所归结。只不过它们在具体内容上又有所区别，即"根之上有本""结之上有标"，是指"标本"的范围较"根结"为广。

4. 标本根结的作用

标本根结理论，补充说明了经气运行、流注的又一种情况，进一步表明了头身与四肢的密切关系，为针灸的"上病下取""下病上取"提供了理论依据。更重要的是，标本根结理论，强调四肢为"经气之所出"，故刺激四肢部的穴位，往往可以起到影响全身的作用。

（五）气街、四海理论，强调经脉之气的横向联系

1. 气街

"气街"，指经气聚会、通行的共同道路。《灵枢·卫气》中指出"胸气有街，腹气有街，头气有街，胫气有街"，称之为"四街"。又云"气在头者，止于脑""气在胸者，止于膺与背俞""气在腹者，止于背俞与冲脉""胫气有街，止于气街"。《灵枢·动输》中又指出"四街者，气之径路也"，说明头、胸、腹、胫（下肢）是经气聚会的径路。

2. 四海

"海"，为百川归聚之处。中医学所指的"四海"，为"脑为髓海""膻中为气海""胃为水谷之海""冲为血海"。

3. 气街与四海的关系

气街和四海的部位非常接近，都是指经络系统的横向联系。这种理论，进一步将"纵行"的十二经脉和奇经八脉联系成统一整体。

表 1-25　气街与四海的关系

部位		四海	气街	意义
头		脑为髓海	头气有街，止于脑	脑为元神之府
胸		膻中为气海	胸气有街，止于膺与背俞	膻中为宗气之所居
腹部	上腹	胃为水谷之海	腹气有街，止于背俞	营卫出自中焦
	下腹	冲为血海	气在腹者，止于脐之左右动脉中	为原气之所出
胫			胫气有街，止于气街	

4. 气街、四海的作用

头气有街，止于脑，脑位于头部。脑为髓海，为元神之府，是神气之本源，脏腑功能活动之主宰。

胸气有街，止于（胸）膺与背俞，膻中位于胸部。膻中为气海，为宗气之所居，可以

灌心以行血脉，灌肺以司呼吸。

腹气有街，胃脘位于上腹部。胃为水谷之海，是全身气血生化之源，又为营气、卫气之所出。腹气有街，止于脐之左右动脉中，冲脉起于"胞中"（下腹部）。冲为血海，又为原气之所出，是人体生命活动的原动力。

神气、宗气、营气、卫气、原气，共同构成人体的"真气"，也就是"正气"。"真气"运行于经脉之中，就是"经气"，即所谓"经气者，真气也"。

由此可见，针灸之所以治疗效果好，而且有即时的治疗作用，就是因为针灸可以激发人体的经气，调节人体的真气，真正达到了扶正祛邪的治疗作用。

二、腧穴是脏腑经络之气输注于体表的部位

腧穴的"腧"与"输"通，有运输、转输的含义；"穴"即孔穴。腧穴在临床上是反映疾病的部位，也是针灸治疗疾病施术的部位。腧穴均分别归属于一定的经络，而经络又隶属于一定的脏腑。这样，腧穴、经络、脏腑之间就形成了不可分割的关系。当体内的脏腑和组织器官有疾病的时候，就可以通过经络反映于体表相关部位和腧穴。同样，对体表的腧穴进行刺激，也可以通过经络将这种刺激感应转输于相关的脏腑和组织器官，达到防治脏腑、组织、器官疾病的作用。

（一）掌握十四经穴是提高针灸疗效的关键

十四经穴，即归属于十二经脉和任督二脉的穴位。由于十二经脉和任督二脉在体内都联系相关的脏腑和组织器官，在体表都有特定的分布部位；而十四经穴都分布在十四经的循行路线上，是相关脏腑的精气输注于体表的部位，可以反映和治疗相关脏腑和经络的病变。所以，熟练掌握十四经穴的定位、操作方法、主治病症是提高针灸疗效的关键。

十四经穴的名称、穴性（即属何种特定穴）、分布部位、取法、刺灸方法、主治病症等内容十分庞杂。如果按讲义的顺序，按部就班地，一个一个穴位去学习和记忆，十分困难。十四经穴不仅数目多（362穴），而且还要特别注意其操作的安全性。因此，学习时不仅花

费时间，还特别不容易记住，更不用说去操作了。

我们在多年的教学实践中发现，十二经脉和任督二脉的穴位，在定位、刺灸方法、主治病症方面都有规律可循。如果能分经、分部位记忆，把主要精力放在记忆四肢部的重点穴和常用穴位上，就可以取到"事半功倍"的效果。

至于躯干部位的穴位，可以采用"穿糖葫芦"的方法，即采用一串串记忆的方法。比如要记忆胃经在胸部的穴位，这些穴位都分布在前正中线旁开 4 寸的乳中线上，于锁骨上缘、下缘和第一、二、三、四、五肋间隙中，可以分别取缺盆、气户、库房、屋翳、膺窗、乳中、乳根。至于刺灸方法，除乳中穴禁针、禁灸外，其余的穴位都平刺或斜刺 0.5 ～ 0.8寸，而且都可以艾灸。就主治病症方面，这些穴位主要用于治疗局部病症，如胸痛、咳嗽等。

又比如要记忆任脉在上腹部的穴位，它们都分布在前正中线上，于脐上 1 寸、2 寸、3寸、4 寸、5 寸、6 寸、7 寸、8 寸（即胸剑联合处），分别取水分、下脘、建里、中脘、上脘、巨阙、鸠尾、中庭。至于刺灸方法，在确定肝脾不肿大的情况下，都直刺或斜刺 1.0 ～ 1.2寸。就主治病症方面，这些穴位主要用于治疗局部病症如胃痛、腹胀、肠鸣等。

再比如要记忆膀胱经背腰部的背俞穴。它们都在后正中线旁开 1.5 寸处，而且都与棘突下相平。它们的分布规律是：肺（俞）三、厥阴（俞）四、心（俞）五、肝（俞）九、胆（俞）十、十一脾（俞）、十二胃（俞）、十三三焦（俞）、十四肾（俞）、十六大肠（俞）、十八小肠（俞）、十九膀胱（俞）。至于刺灸方法，除脾俞以下的穴位可以直刺 0.8 ～ 1.2 寸外，其他的穴位只能向脊柱方向斜刺 0.5 ～ 0.8 寸。就主治病症方面，它们除了可以治疗局部病症以外，还可以治疗相关脏腑和组织器官的病症。

这样，就腾出大量的时间，去学习和记忆四肢部的常用、重点穴位。这对于提高学生的学习兴趣，快速掌握腧穴的相关内容非常有帮助。

1. 手太阴肺经腧穴

【取穴歌】

LU 肺经手太阴，起于中府少商停，

咳喘痰多胸肺病，咯血发热咽喉疼。

中线外六中府云，正与一肋锁下平，

天府侠白肱肌外，距腋三寸四寸擒。

尺泽肘横纹中央，孔最距渊正七寸，

列缺腕上一寸半，经渠寸口陷中寻。

太渊腕横纹尽头，鱼际一掌骨中停，

少商拇指内角处，前后十一依次觅。

注：LU 为肺经的国标英文缩写。

【取穴简表】

表 2-1　手太阴肺经腧穴取穴简表

部位	穴名	穴性	穴位定位		刺灸方法
胸	中府 云门	▲募穴	胸部前正中线旁开 6 寸	平第一肋间隙 锁骨下缘凹陷中	向外斜刺 0.5～0.8 寸， 可灸
上臂	天府 侠白		肱二头肌桡侧，腋前纹头下	3 寸 4 寸	直刺 0.5～0.8 寸， 可灸
肘	尺泽	★合穴	肘横纹中，肱二头肌桡侧凹陷中		直刺 0.8～1.2 寸
前臂	孔最 列缺 经渠 太渊	▲郄穴 ★络穴 八脉 经穴 ★八会 输穴 原穴	太渊与尺泽连线上，太渊上 7 寸 桡骨茎突上缘，当肱桡肌与拇长展肌腱之间 前臂掌面桡侧 太渊上 1 寸 腕横纹上 桡动脉桡侧		直刺 0.5～0.8 寸 向上斜刺 0.5～0.8 寸， 可灸 直刺 0.5～0.8 寸
手掌	鱼际 少商	▲荥穴 ★井穴	手第一掌骨中点桡侧，赤白肉际处 手拇指末节桡侧，距指甲角 0.1 寸		直刺 0.5～0.8 寸 点刺或浅刺 0.1 寸

注：★表示重点穴；▲表示常用穴；八脉，即八脉交会穴；八会，即八会穴。下同。

【主治病症简表】

表 2-2　手太阴肺经腧穴主治病症简表

部位	穴名	穴性	共性	个性
胸	中府 云门	▲募穴	治疗胸闷、胸痛	中府长于治疗咳嗽、咯血、肺痈、肺痨、心悸、怔忡、心痛
上臂	天府 侠白		治疗上臂麻木、疼痛	
肘	尺泽	★合穴	治疗肘关节疼痛	静脉放血治疗小儿惊风、狂躁症、急性胃肠炎
前臂	孔最 列缺 经渠 太渊	▲郄穴 ★络穴 八脉 交经穴 ★八会 输穴 原穴	治疗前臂麻木、疼痛	孔最长于治疗肺结核、支气管扩张出血、痔疮出血 列缺长于治疗咳嗽、气喘、急慢性咽喉痛、口眼歪斜、项强、头痛、溺血、阴茎痛 太渊长于治疗肺经的虚证，以及无脉症、血管性疾病如脉管炎、脑血管意外、血管性疼痛等
手掌	鱼际 少商	▲荥穴 ★井穴	治疗手掌麻木、疼痛	鱼际长于治疗痰火内盛的咳嗽、气喘和急性咽喉疼痛 少商放血用于治疗神志昏迷、高热不退、咽喉肿痛

【主治及常见配伍】

（1）所有的腧穴都能治疗腧穴所在的部位和临近部位的病变。比如天府、侠白都能治疗上臂的麻木疼痛，尺泽、孔最都能治疗前臂的麻木疼痛。

（2）本经在肘关节以下的穴位，都能治疗相关脏腑病症及经脉所过部位的其他病症。比如孔最、列缺、太渊等都长于治疗咳嗽、气喘、胸痛、咯血、上肢内侧疼痛等。

（3）有特殊治疗作用的穴位

①中府为肺之募穴，是治疗心、肺疾患的常用穴位之一。治疗肺痈、肺痨，常与肺俞穴相配，称作"俞募配穴"；治疗咳嗽、咯血，往往配伍孔最、列缺；治疗心悸、怔忡、心

痛，往往配伍膻中、内关、神门。

②尺泽为本经的合穴，别名"鬼受""鬼堂"。静脉放血少许，可以治疗小儿惊风和狂躁型的精神分裂症；治疗急性胃肠炎之泄泻，常配伍委中、足三里、上巨虚。

③孔最是本经的郄穴，长于治疗出血症。治疗肺结核或支气管扩张出血，常配伍肺俞、尺泽；治疗痔疮出血，常配伍上巨虚、承山、合谷。

④列缺是本经的络穴、四总穴、通任脉的八脉交会穴，主治范围甚广。治疗本经病症（咳嗽、气喘），常配伍孔最、合谷、风门；治疗急慢性咽喉痛，常配伍太溪、照海；治疗大肠经病症（口眼歪斜、项强、头痛、牙痛），常配伍合谷、后溪；治疗任脉病症（小便热、溺血、阴茎痛），常配伍中极、关元。

⑤太渊是本经的输穴、原穴、八会穴的脉会。在临床上多用于治疗肺经的虚证，常配伍肺俞、关元、太白；治疗无脉症（包括血管性疾病如脉管炎、脑血管意外、血管性疼痛），常配伍内关、三阴交。另外，太渊配大肠经的络穴偏历，称为"主客原络配穴"，用以治疗咳喘、胸闷、缺盆中痛、噫气、呕吐等病。

⑥鱼际是本经的荥穴，五行属性属火，多用于治疗痰火内盛的咳嗽、气喘和急性咽喉疼痛，常配伍少商点刺放血。

⑦少商是本经的井穴，五行属性属木，多用于治疗神志昏迷和热证，一般用点刺放血疗法。多年的临床经验证明，少商点刺放血治疗急性咽喉疼痛，有立竿见影的效果。

2. 手阳明大肠经腧穴

【取穴歌】

> LI 手阳明大肠，起于商阳止迎香，
> 眼鼻齿喉头面病，肤疾神昏热胃肠。
> 商阳食指角桡边，二三间节前后缘，
> 合谷虎口歧骨内，阳溪腕桡两筋间。
> 溪上三五八九寸，偏历温溜上下廉，
> 池下二寸手三里，曲池屈肘桡纹端。
> 五里池上三寸处，臂臑三角肌下缘，
> 肩髃举臂前窝取，巨骨胛冈锁骨间。

扶突之下是天鼎，扶突平迎两筋间，

禾髎人中旁半寸，鼻翼中点外迎香。

前后共计二十穴，一一数来不用慌。

注：LI 是手阳明大肠经国标英文缩写。

【取穴简表】

表 2-3　手阳明大肠经腧穴取穴简表

部位	穴名	穴性	穴位定位	刺灸方法
手 掌	商阳 二间 三间 合谷	★井穴 ▲荥穴 输穴 ★原穴	食指末节的桡侧，旁开指甲角 0.1 寸 食指桡侧，第二掌指关节 {前 / 后} 赤白肉际处 第一、二掌骨间，约当第二掌骨中点桡侧	点刺或浅刺 0.1 寸 直刺 0.5～0.8 寸， 均可灸，孕妇禁用
腕	阳溪	▲经穴	翘起拇指，腕背横纹桡侧，拇长伸肌腱与拇短伸肌腱之间凹陷中	直刺 0.5～0.8 寸
前 臂	偏历 温溜 下廉 上廉 手三里	▲络穴 郄穴 ▲	屈肘，在前臂背面桡侧，阳溪与曲池的连线上 {3 寸 / 5 寸 / 8 寸 / 9 寸 / 10 寸}	斜刺 0.5～0.8 寸，均可灸 直刺 0.5～0.8 寸，均可灸
肘	曲池	★合穴	屈肘，当尺泽与肱骨外上髁连线的中点	直刺 0.8～1.2 寸，可灸
上 臂	肘髎 手五里 臂臑	▲	屈肘，曲池外上 1 寸，肱骨边缘处 曲池与肩髃的连线上，曲池上 {3 寸 / 7 寸}	直刺 0.8～1.2 寸，均可灸
肩 部	肩髃 巨骨	★	平举上臂，肩部三角肌上，肩峰前下方凹陷中 肩上部，锁骨肩峰端与肩胛冈之间凹陷中	向下斜刺 0.8～1.2 寸 直刺 0.5～0.8 寸， 不可深刺
颈 部	天鼎 扶突		扶突与缺盆连线中点，胸锁乳突肌后缘取穴 喉结旁开 3 寸，胸锁乳突肌两头之间取穴	直刺 0.5～0.8 寸，可灸
面 部	禾髎 迎香	★	上唇部，鼻孔外缘直下，平水沟穴处取穴 鼻翼外缘中点旁开，当鼻唇沟中取穴	斜刺 0.5～0.8 寸 向鼻根方向斜刺 0.5～0.8 寸

【主治病症简表】

表 2-4　手阳明大肠经腧穴主治病症简表

部位	穴名	穴性	共性	个性
手掌	商阳 二间 三间 合谷	★井穴 ▲荥穴 输穴 ★原穴	治疗手掌的麻木疼痛，以及鼻病、齿病、咽喉病、热病	商阳可以治疗高热不退、神志不清 合谷穴可以治疗感冒、高烧不退，各种疼痛、妇科病、肠胃病、头面五官病、盗汗等
手腕	阳溪	▲经穴		
前臂	偏历 温溜 下廉 上廉 手三里	▲络穴 郄穴 ▲	治疗前臂及肘关节的麻木疼痛	下廉、上廉、手三里可以治疗肠胃病
肘	曲池	★合穴		曲池是退烧的要穴，还可以治疗肠胃病、皮肤病、神志病
上臂	肘髎 手五里 臂臑	▲	治疗上臂的麻木疼痛	肘髎主要用于治疗肘关节疼痛
肩部	肩髃 巨骨	★	治疗肩关节的麻木疼痛	肩髃除可以治疗肩关节疼痛外，还可以治疗瘾疹、瘰疬
颈部	天鼎 扶突		治疗咽喉疼痛	
面部	禾髎 迎香	★	治疗口眼歪斜	迎香可以治疗鼻疾，还可以治疗胆道蛔虫症

【主治及常见配伍】

（1）所有穴位都能治疗穴位所在部位和临近部位的病变。如迎香可以治疗鼻疾，肩髃可以治疗肩痛，曲池可以治疗肘关节麻木疼痛。

（2）本经穴位，特别是肘关节以下的穴位，都能治疗经脉所过部位病变。如三间、合谷、手三里都能治疗鼻病、齿病、咽喉病、热病及上肢麻木疼痛。

（3）有特殊治疗作用的穴位

①商阳是本经的井穴，长于治疗热病和神志昏迷。治疗高热汗不出，配伍曲池、大椎；

治疗中风昏厥，配伍十宣、人中。

②合谷是本经的原穴、四总穴，主治范围甚广。治疗肠胃病（胃痛、腹痛、便秘、痢疾），常配伍足三里、上巨虚、天枢；治疗各种痛症（头痛、齿痛、腹痛、关节痛），多对症配穴；治疗伤风感冒，配伍风池、外关、曲池；治疗汗症（包括自汗、盗汗、热病汗不出），配伍复溜、太溪；治疗妇科病，配伍三阴交、地机；治疗皮肤病（疥疮、瘾疹），配伍曲池、血海；双侧合谷配双侧太冲，叫"开四关"，用于治疗气机不利而引起的精神障碍和周身疼痛。

③上廉、下廉和手三里都可以治疗肠胃病（腹痛、肠鸣、泄泻），常配伍足三里、上巨虚。手三里还可以治疗高血压，配伍太冲、太溪；可以消除针感后遗症，采用按摩手法。

④曲池是本经的合穴，其主治主要体现在四个方面：一是治疗肠胃病（腹痛、吐泻、痢疾），常配伍足三里、上巨虚；二是治疗热病、疟疾、心中烦满，常配伍大椎、商阳；三是治疗皮肤病（疮、疥、瘾疹、丹毒），常配伍委中、血海；四是治疗神志病（癫狂、善惊、瘾疹），常配伍人中、十宣。

⑤肘髎是常用穴，治疗肘关节疼痛疗效肯定，多配伍曲池、天井。

⑥肩髃是常用穴，以治疗肩关节疼痛为主，配伍肩髎、肩贞。此外，还可以治疗瘾疹、瘰疬，常配伍合谷、血海。

⑦迎香是本经的重要穴位，除用于治疗鼻疾外，其特点是可以治疗胆道蛔虫，常配伍阳陵泉、内关。另有报道，用点刺内迎香并放血数滴治疗红眼病，效果甚佳；治疗慢性鼻窦炎，需深刺迎香，配伍上星、印堂、合谷，效果亦佳。

3. 足阳明胃经腧穴

【取穴歌】

> ST 足阳明胃经，起于承泣厉兑停，
> 肠胃热与神志病，头面诸疾和血症。
> 瞳孔之下寻四穴，承泣四白巨地仓，
> 承泣眶边四白孔，巨髎鼻旁仓吻旁。
> 大迎颌下寸三陷，颊车咬牙肌高点，
> 下关耳前颧弓下，头维正在鬓角边。
> 人迎喉结旁寸五，人迎气舍间水突，
> 锁上筋间是气舍，缺盆锁骨上窝住。

任脉旁四有六穴，相距尺寸均一肋，

气户库房屋翳下，鹰窗乳中乳根客。

腹部穴位旁二寸，相距均为一寸程，

不容正与巨阙对，承满梁门与关门。

太乙滑肉门天枢，外陵大巨水道住，

归来之下气冲穴，气冲正好平曲骨。

髂前髌外连线上，髀关正好对承扶，

髌上六三二寸处，伏兔阴市梁丘住。

胫骨前嵴外一指，髌下筋外犊鼻栓，

膝下三寸寻三里，六寸上廉九下廉。

膝下八寸是条口，旁外一寸找丰隆，

解溪跗上系鞋处，冲阳跗上动脉中。

陷谷二三骨前陷，内庭二三趾缝间，

厉兑次趾外角处，四十五穴记新田。

注：ST 为胃经国标英文缩写。

【取穴简表】

表 2-5　足阳明胃经腧穴取穴简表

部位	穴名	穴性	穴位定位		刺灸方法
头面部	承泣		目正视，瞳孔直下	眼球与眶下缘之间	令患者闭目，直刺 0.5～0.8 寸，不提插捻转，禁灸
	四白	▲		眶下孔凹陷中	直刺 0.5～0.8 寸，禁灸
	巨髎			平鼻翼下缘	斜刺 0.5～0.8 寸
	地仓	★		平口角处	向颊车方向平刺 0.5～0.8 寸
	大迎		下颌角前方，咬肌附着部的前缘		直刺 0.5～0.8 寸
	颊车	★	下颌角前上方约一横指处，咬牙时咬肌最高点		
	下关	★	颧弓与下颌切迹所形成的凹陷中		
	头维	★	入前发际 0.5 寸，旁开正中线 4.5 寸的鬓角处		向后斜刺 0.5～0.8 寸

部位	穴名	穴性	穴位定位	刺灸方法
颈部	人迎 水突 气舍		胸锁乳突肌前缘 { 喉结旁开 1.5 寸 / 人迎与气舍连线的中点 } 锁骨内侧端上缘，胸锁乳突肌两头之间	避开动脉，直刺 0.5～0.8 寸
胸部	缺盆 气户 库房 无翳 鹰窗 乳中 乳根		锁骨上窝中央 锁骨中点下缘 胸部，前正中线旁开 4 寸 { 第一 / 第二 / 第三 / 第四 / 第五 } 肋间隙中	平刺 0.5～0.8 寸 平刺 0.5～0.8 寸 乳中既不可针，也不可灸 平刺 0.5～0.8 寸
腹部	不容 承满 梁门 关门 太乙 滑肉门 天枢 外陵 大巨 水道 归来 气冲	▲ ★募穴 ▲	上腹部，前正中线旁开 2 寸，脐上 { 6 寸（平巨阙）/ 5 寸（平上脘）/ 4 寸（平中脘）/ 3 寸（平建里）/ 2 寸（平下脘）/ 1 寸（平水分）} 腹中部，肚脐（神阙）旁开 2 寸 下腹部，前正中线旁开 2 寸，脐下 { 1 寸（平阴交）/ 2 寸（平石门）/ 3 寸（平关元）/ 4 寸（平中极）/ 5 寸（平曲骨）}	直刺 0.5～0.8 寸，均可灸 直刺 0.8～1.2 寸，均可灸
阴梁	髀关 伏兔 阴市 梁丘	▲ ★郄穴	大腿前面，当髂前上棘与髌骨外侧端连线上 { 平臀横纹 / 髌骨底上 { 6 寸 / 3 寸 / 2 寸 } }	直刺 1.2～1.5 寸，均可灸
小腿部	犊鼻 足三里 上巨虚 下巨虚 条口 丰隆	 ★合穴 下合穴 ★下合穴 ▲下合穴 ▲ ★络穴	屈膝，髌骨下缘，髌韧带外侧凹陷中 小腿外侧，胫骨前棘旁外一横指，犊鼻下 { 3 寸 / 6 寸 / 9 寸 / 8 寸 } 条口外一横指，犊鼻与解溪连线的中点	向髌韧带方向斜刺 0.5～1.2 寸，禁止用水针 直刺 0.8～1.2 寸，均可灸

＜br＞

续表

部位	穴名	穴性	穴位定位	刺灸方法
足 跗	解溪	★经穴	足背与小腿交界的横纹中点凹陷中	直刺 0.5～0.8 寸， 均可灸
	冲阳	原穴	足背最高点，动脉搏动处	
	陷谷	输穴	足背第二、三跖骨结合部前下方凹陷中	
	内庭	▲荥穴	第二、三趾骨之间，趾蹼缘后方赤白肉际处	
	厉兑	▲井穴	第二趾末节外侧，旁开趾甲角 0.1 寸处	点刺或浅刺 0.1 寸

【主治病症简表】

表 2-6　足阳明胃经主治病症简表

部位	穴名	穴性	共性	个性
面 部	承泣		治疗口眼歪斜、三叉神经痛	承泣、四白可以治疗目疾
	四白	▲		
	巨髎			
	地仓	★		地仓可以治疗流涎
	大迎			
	颊车	★		颊车、下关可以治疗牙齿疼痛，下关还可以治疗耳聋耳鸣
	下关	★		
	头维	★		头维可以治疗偏、正头疼
颈 部	人迎		治疗瘿瘤、咽喉肿痛。 但一般不用	
	水突			
	气舍			
胸 部	缺盆		治疗胸闷胸痛、咳嗽气喘。 但临床一般不用	
	气户			
	库房			
	屋翳			
	膺窗			
	乳中			
	乳根			

部位	穴名	穴性	共性	个性
腹部	不容 承满 梁门 关门 太乙 滑肉门 天枢 外陵 大巨 水道 归来 气冲	▲ ★募穴 ▲	治疗胃胀、腹痛 治疗遗精、阳痿、月经不调、崩中漏下、小便不利等	天枢是大肠的募穴，可以治疗大便秘结不通、泄泻、痢疾
大腿	髀关 伏兔 阴市 梁丘	▲ ★郄穴	治疗大腿的麻木疼痛	梁丘长于治疗急性胃痛、乳痛
小腿	犊鼻 足三里 上巨虚 下巨虚 条口 丰隆	★合穴、 下合穴 ★下合穴 ▲下合穴 ▲ ★络穴	治疗小腿的麻木疼痛、胃痛、腹痛等	犊鼻长于治疗膝关节肿痛 足三里可以治疗各种虚劳症、胃痛、腹痛，还可以治疗产后血晕及神志病 上巨虚和下巨虚都长于治疗肠胃病，如肠鸣、腹痛、便秘、泄泻、肠痈 丰隆长于祛痰而治疗咳嗽、痰多、胸痛、头痛、眩晕、癫狂善笑等
足跗	解溪 冲阳 陷谷 内庭 厉兑	★经穴 原穴 输穴 ▲荥穴 ▲井穴	治疗踝关节扭伤、足背及足趾的麻木疼痛	解溪穴可以治疗热邪内陷之神志病 内庭可以治疗前额头痛、齿龈肿痛、目赤肿痛属热者，还可以治疗口眼歪斜 厉兑长于治疗神志病，如梦魇、癫狂

【主治与常见配伍】

（1）所有穴位都能治疗穴位所在部位和临近部位的病变。如下关、颊车，都可以治疗牙痛；梁门、天枢，都可以治疗腹痛；足三里、上巨虚，都可以治疗小腿的麻木疼痛。

（2）本经穴位，特别是膝关节以下的穴位，都能治疗本腑病变及经脉所过部位的其他病变。如内庭、解溪，都可以治疗前额头痛、口眼歪斜、眼睑跳动、唇缓不收、牙齿疼痛、咽喉肿病、热病、神志病及上肢麻木疼痛等。

（3）有特殊治疗作用的穴位

①四白、地仓、颊车、下关、头维，都是治疗头面五官病的重要穴位，都能治疗口眼歪斜、三叉神经痛。其中四白长于治疗目病，地仓长于治疗流涎，颊车、下关长于治疗牙痛，下关还可以治疗耳聋耳鸣，头维长于治疗偏、正头痛。

②天枢是大肠募穴，对大便异常有双向、良性的调节作用。故凡大肠的病变，如泄泻、便秘，均以本穴为主进行治疗。治疗大便秘结不通，常配伍支沟、上巨虚；治疗泄泻、痢疾，常配伍合谷、上巨虚；治疗慢性腹泻，常配伍足三里、太溪、肾俞；治疗肠梗阻、阑尾炎，常配伍上巨虚、阑尾穴。

③梁丘是本经的郄穴，擅长治疗急性胃痛，常配伍三阴交、合谷；还可以治疗乳痈，配伍乳根、膻中、天宗。但对梁丘穴的刺激量不可太大，否则患者会感觉痛不可忍。

④足三里是本经的合穴，胃的下合穴，强身保健的要穴。可以治疗各种虚劳症（体虚羸瘦、心悸气短），常配伍关元、气海、膏肓；治疗神志病变（癫狂、妄哭），常配伍神庭、神门；治疗产后血晕（出血性休克），常配伍三阴交、隐白；治疗胃痛、腹痛，常配伍合谷、上巨虚。

⑤上巨虚是大肠下合穴，常用于治疗大肠病症，如肠鸣、腹痛、便秘、泄泻、肠痈，可配伍天枢、合谷；治疗肠梗阻、阑尾炎，可配伍天枢、阑尾穴。

⑥条口透刺承山，是治疗肩周炎的经验穴。

⑦下巨虚是小肠下合穴，常用于治疗小肠病症，如泄泻、小腹痛引睾丸，可配伍关元、蠡沟。

⑧丰隆是治痰要穴，包括治疗有形之痰和无形之痰。祛有形之痰常用于治疗咳嗽、痰多、胸痛，可配伍列缺、膻中；化无形之痰常用于治疗头痛眩晕（痰浊中阻、清阳不升），可配伍百会、太阳。治疗大便难（水饮不行、大肠失润），常配伍天枢、足三里；治疗癫狂善笑（痰迷心窍），常配伍神门、内关。

⑨解溪是本经的经穴，五行属性属火，可用于治疗热邪内陷之神志病如癫狂、谵语，常配伍内关、神门。

⑩内庭是本经的荥穴，五行属性属水。针刺时用补法，可以"补水以制火"，用于治疗

热病，常配伍曲池、大椎。此外，内庭还常用于治疗头面五官病中的热证，如治疗前额头痛、齿龈肿痛、目赤肿痛、口眼歪斜等，均用补法。

厉兑是本经的井穴，治疗神志病（梦魇、癫狂）常配伍中冲、隐白。

4. 足太阴脾经腧穴

【取穴歌】

> SP 二十一脾经，隐白大包记分明，
>
> 脾胃肠疾生殖病，湿盛血症亦可寻。
>
> 隐白拇趾内角处，本节前后都太白，
>
> 节后一寸公孙上，踝尖舟骨商丘别。
>
> 踝上三寸三阴交，六寸漏谷十地机，
>
> 内侧踝下阴陵泉，血海髌上二寸骑。
>
> 箕门血海上六寸，冲门曲骨三五偏，
>
> 冲上七寸是府舍，府上三寸腹结添。
>
> 大横肚脐旁四寸，横上三寸是腹哀，
>
> 胸部穴位旁六寸，相距一肋中间陷。
>
> 食窦正在中庭旁，天溪胸乡周荣添，
>
> 大包穴在何处寻，腋中线上六肋间。

注： SP 为脾经国标英文缩写。

【取穴简表】

表 2-7 足太阴脾经腧穴取穴简表

部位	穴名	穴性	穴位定位	刺灸方法
足跗	隐白	▲井穴	足大趾末节内侧，旁开趾甲角 0.1 寸	点刺或斜刺 0.1 寸
	大都	荥穴	足内侧，第一跖趾关节〔前下方 / 后下方〕凹陷中	
	太白	▲输穴 原穴		直刺 0.5～0.8 寸，均可灸
	公孙	★络穴 八脉 交会穴	第一跖骨基底部前下方凹陷中	
	商丘	经穴	内踝前下方，内踝尖与舟骨结节连线的中点	

部位	穴名	穴性	穴位定位	刺灸方法
小腿	三阴交 漏谷 地机 阴陵泉	★交会穴 郄穴 ★合穴	胫骨内侧后缘，内踝尖上 { 3寸 / 6寸 / 10寸 小腿内侧，胫骨内侧髁后下方凹陷中	直刺 1.2～1.5寸，均可灸
大腿	血海 箕门	★	大腿内侧，髌骨底内侧端与冲门的连线上，髌骨底上 { 2寸 / 8寸	直刺 1.2～1.5寸，均可灸
腹部	冲门 府舍 腹结 大横 腹哀		下腹部，耻骨联合上缘中点旁开 3.5寸 下腹部，距前正中线 4寸 { 冲门上 0.7寸 / 大横下 1.3寸 / 平肚脐 / 大横上 3寸	直刺 1.2～1.5寸，均可灸
胸部	食窦 天溪 胸乡 周荣 大包	 ▲	胸外侧，前正中线旁开 6寸，第 { 五 / 四 / 三 / 二 } 肋间隙中 侧胸部，腋中线上，第六肋间隙中	平刺或斜刺 0.5～0.8寸，均可灸

【主治病症简表】

表 2-8　足太阴脾经腧穴主治病症简表

部位	穴名	穴性	共性	个性
足跗	隐白 大都 太白 公孙 商丘	▲井穴 荥穴 ▲输穴 原穴 ★络穴 八脉 交穴	治疗足跗的麻木、肿痛	隐白长于治疗多种出血（如崩漏、呕血、衄血、便血、尿血） 太白长于治疗脾虚诸症 公孙长于治疗胃、心、胸的各种疾患
小腿	三阴交 漏谷 地机 阴陵泉	★交会穴 郄穴 ★合穴	治疗胃脘疼痛、腹胀便溏、身重无力及小腿内侧的麻木疼痛	三阴交长于治疗月经不调、经行腹痛、失眠多梦、胁肋胀痛、皮肤瘙痒等 地机长于治疗脾胃病和水湿为患的疾病 阴陵泉长于治疗水湿为患的各种病症

部位	穴名	穴性	共性	个性
大腿	血海 箕门	★	治疗大腿内侧的疼痛	血海长于治疗泌尿生殖系疾病
腹部	冲门 府舍 腹结 大横 腹哀		治疗腹胀、腹痛、肠鸣	
胸部	食窦 天溪 胸乡 周荣 大包	▲	治疗胸痛、腋下痛	大包的特点是治疗全身疼痛、四肢无力

【主治与常见配伍】

（1）所有穴位都能治疗穴位所在部位和临近部位的病变。如太白、商丘都可以治疗足跗肿痛；漏谷、地机都能治疗小腿内侧的麻木疼痛；大横、腹哀都能治疗腹痛。

（2）本经穴位，特别是膝关节以下的穴位，都能治疗相关脏腑病及经脉所过部位的其他病变。如公孙、三阴交，都能治疗胃脘疼痛、腹胀便溏、身重无力、舌根强痛、下肢内侧疼痛、厥冷等。

（3）有特殊治疗作用的穴位

①隐白是本经的井穴，长于治疗多种出血（如月经不调、崩漏、呕血、衄血、便血、尿血），可配伍三阴交、合谷、血海；治疗神志病（如多梦、惊风、昏厥），可配伍人中、内关、神门。

②公孙是通冲脉的八脉交会穴，常常与内关相配，用以治疗胃、心、胸的疾患。

③三阴交是足三阴经的交会穴，凡三阴经的病变都可以用三阴交治疗。治疗生殖系病（月经不调、痛经），配伍血海、归来；治疗失眠多梦，配伍内关、神门；治疗高血压，配伍曲池、太冲；治疗皮肤瘙痒症，配伍膈俞、血海；治疗胁肋胀痛，配伍支沟、侠溪。

④地机是本经的郄穴，除了长于治疗脾胃病和水液代谢的病变以外，还可以治疗腰痛之不可俯仰，可配伍人中、腰痛点。

⑤阴陵泉是本经的合穴，长于治疗水液代谢病变，可配伍水分、复溜。

⑥血海为"血之海"，长于治疗血分病变。治疗生殖系病（如月经不调、崩漏……等），配伍三阴交、合谷；治疗各种皮肤病（如湿疹、瘾疹、丹毒），配伍膈俞、三阴交、委中；治疗气血不足，配伍足三里、三阴交。

⑦大包是脾经的止穴，又是"脾之大络"。其主治特点是治疗全身疼痛、四肢无力，常配伍四关穴（双侧合谷加双侧太冲）。

5. 手少阴心经腧穴

【取穴歌】

HT 九穴是心经，起于极泉少冲停，

诸痛疮痒神志病，烦热悸汗均可寻。

极泉腋窝动脉边，青灵肱内海上三，

少海曲肘尺纹头，前臂四穴筋桡边。

灵道通里郄神门，相距均有半寸程，

少府四五本节后，少冲小指桡边停。

注：HT 为心经国标英文缩写。

【取穴简表】

表 2-9　手少阴心经腧穴取穴简表

部位	穴名	穴性	穴位定位		刺灸方法
腋窝	极泉	▲	上臂外展，腋窝顶点，腋动脉搏动处		避开动脉，直刺 0.5～1 寸
上臂	青灵		肱二头肌内侧沟中，肘横纹上 3 寸处		直刺 0.5～1 寸，均可灸
肘	少海	▲合穴	肘横纹内侧端与肱骨内上髁连线中点		
前臂	灵道 通里 阴郄 神门	经穴 ★络穴 ▲郄穴 ★输穴 原穴	前臂掌面，尺侧腕屈肌 腱桡侧缘，腕横纹上	1.5 寸 1 寸 0.5 寸 0 寸	直刺 0.5～0.8 寸，均可灸
手掌	少府 少冲	荥穴 ★井穴	第四、五掌骨间，握拳时小指尖到达处 小指末节桡侧，旁开指甲角 0.1 寸处		直刺 0.5～0.8 寸 点刺或浅刺 0.1 寸

【主治病症简表】

表 2-10　手少阴心经腧穴主治病症简表

部位	穴名	穴性	共性	个性
腋窝 上臂 肘	极泉 青灵 少海	▲ ▲合穴	治疗腋窝和上臂的麻木疼痛	少海还可以治疗瘰疬
前臂	灵道 通里 阴郄 神门	经穴 ★络穴 ▲郄穴 ★输穴 原穴	治疗上臂内侧的麻木疼痛，也能治疗心悸怔忡、失眠多梦，癫、狂、痫症	通里长于治疗舌强不语、暴喑 阴郄多用于治疗月经过多、崩漏、衄血 神门长于治疗心悸怔忡、失眠多梦、头痛、眩晕、咳嗽、气喘
手掌	少府 少冲	荥穴 ★井穴	治疗手掌的麻木疼痛	少冲长于治疗中风神昏、高热不退

【主治及常见配伍】

（1）所有穴位都能治疗穴位所在部位和临近部位的病变。如极泉穴可以治疗腋下肿，神门、阴郄可以治疗腕关节疼痛。

（2）本经穴位，特别是肘关节以下的穴位，都能治疗心经病症及经脉所过部位病症。如灵道、通里、阴郄、神门都可以治疗心悸怔忡、失眠多梦、癫症、狂症、痫症和上肢内侧疼痛。

（3）有特殊治疗作用的穴位

①少海是本经的合穴，可以治疗瘰疬，可配伍极泉。

②通里是本经的络穴，长于治疗舌强不语、暴喑，可配伍上廉泉、复溜。

③阴郄是本经的郄穴，多用于治疗月经过多、崩漏、骨蒸、盗汗、吐血、衄血，常配伍三阴交、太溪。

④神门是本经的输穴、原穴，可以治疗吐血、呕血、便血、头痛、眩晕，以及喘逆上气等，配伍血海、太冲、太溪。

⑤少府是本经的荥穴，可以治疗疮疡、阴痒痛，配伍行间、三阴交。

⑥少冲是本经的井穴，长于治疗热病（井主热病）和中风神昏。

6. 手太阳小肠经腧穴

【取穴歌】

SI 小肠手太阳，少泽听宫起止详，

肢痛神昏与热病，疮痒五官疾患良。

少泽小指尺角边，本节前谷后溪添，

腕骨钩骨之前取，阳谷三角骨后缘。

养老尺骨茎突旁，支正腕后五寸量，

小海尺肱骨中取，肩贞纹后一寸上。

臑俞对贞冈下边，天宗贞下窝中间，

秉风冈上窝中取，曲垣冈上内侧端。

外俞陶道边三寸，中俞二寸大椎边，

天窗平结筋之后，天容平角筋之前。

颧髎对眦颧骨下，听宫屏前窝中间，

前后十九一一数，还要液病应增添。

注：SI 为小肠经国标英文缩写。

【取穴简表】

表 2-11　手太阳小肠经腧穴取穴简表

部位	穴名	穴性	穴位定位	刺灸方法
手掌	少泽	★井穴	小指末节尺侧，旁开指甲角 0.1 寸	点刺或浅刺 0.1 寸
	前谷	荥穴	手掌尺侧，第五掌指关节 前 赤白肉际处 后	直刺 0.5 ～ 0.8 寸，均可灸
	后溪	★输穴 八脉		
	腕骨	★原穴	手掌尺侧，钩骨与第五掌指关节基底部之间	
手腕	阳谷	经穴	手掌尺侧，钩骨与尺骨茎突之间凹陷处	直刺 0.5 ～ 0.8 寸
前臂	养老	郄穴	前臂背面尺侧，尺骨茎突近端桡侧凹陷中	直刺 0.5 ～ 0.8 寸，均可灸
	支正	▲络穴	阳谷与小海连线上，腕背横纹上 5 寸	
肘部	小海	▲合穴	尺骨鹰嘴与肱骨内上髁之间凹陷中	直刺 0.5 ～ 0.8 寸

部位	穴名	穴性	穴位定位	刺灸方法
肩背部	肩贞	▲	上臂内收 { 肩关节后下方，腋后纹头上1寸 / 肩贞直上，肩胛冈下缘凹陷中 }	直刺0.5～0.8寸，均可灸
	臑俞 天宗 秉风 曲垣 肩外俞 肩中俞		肩胛冈下窝中央凹陷处，与第四胸椎相平 天宗直上，冈上窝中央，举臂有凹陷处 冈上窝内侧端，臑俞与第二胸椎连线中点 背部，第一胸椎棘突下旁开3寸 背部，第七颈椎棘突下旁开2寸	平刺或斜刺0.5～0.8寸，均可灸
颈部	天窗 天容		平喉结，胸锁乳突肌后缘凹陷中 平下颌角，胸锁乳突肌前缘凹陷中	直刺0.3～0.5寸
面部	颧髎 听宫	▲ ★	目外眦直下，颧骨下缘凹陷中 微张口，耳屏与下颌骨髁状突之间凹陷中	直刺0.5～0.8寸

【主治病症简表】

表2-12　手太阳小肠经腧穴主治病症简表

部位	穴名	穴性	共性	个性
手掌	少泽	★井穴	治疗鼻病、目病、咽喉病、热病、神志病及手指、手掌、手腕的麻木、疼痛	少泽长于治疗产后乳少、高热、神昏
	前谷 后溪	荥穴 ★输穴 八脉		后溪长于治疗落枕、急性腰扭伤
	腕骨	★原穴		腕骨可以治疗阴黄、肋痛、消渴
手腕	阳谷	经穴		
前臂	养老 支正	郄穴 ▲络穴	治疗前臂、肘关节的麻木、疼痛	养老可以治疗目视不明 支正可以治疗疥疮、麦粒肿、消渴
肘部	小海	▲合穴		
肩背部	肩贞 臑俞 天宗 秉风 曲垣 肩外俞 肩中俞	▲	治疗颈项、肩背的麻木、疼痛	臑俞、天宗可以治疗瘰疬、乳痈

部位	穴名	穴性	共性	个性
颈部	天窗 天容			天窗可以治疗咽喉肿痛，但临床一般不用
面部	颧髎 听宫	▲ ★	治疗口眼歪斜	听宫可以治疗耳聋耳鸣

【主治及常见配伍】

（1）所有穴位都能治疗穴位所在部位和临近部位的病变。如后溪、阳谷，都可以治疗小指和无名指的麻木；颧髎、听宫都可以治疗三叉神经痛。

（2）本经穴位，特别是肘关节以下的穴位，都能治疗经脉所过部位病变。如腕骨、阳谷，都能治疗鼻病、目病、咽喉病、热病、神志病及上肢麻木疼痛。

（3）有特殊治疗作用的穴位

①少泽是本经的井穴，长于治疗热病和神志病。治疗神志病，配伍人中、内关；治疗高热无汗，配伍曲池、大椎。此外，少泽还常用于治疗产后乳少，可配伍膻中、足三里。

②后溪是本经的输穴，可以治疗盗汗，配伍复溜、合谷；治疗落枕、急性腰扭伤，配伍落枕穴、腰痛点。

③腕骨是本经的原穴，可以治疗阴黄、胁痛，配伍支沟、足三里、阴陵泉；治疗消渴，配伍太白、太冲、太溪、三阴交。

④支正是本经的络穴，可以治疗消渴，配伍太冲、太白；治疗疥疮、麦粒肿，配伍血海、耳尖穴。

⑤小海是本经的合穴，可以治疗疮疡肿痛，配伍风池、血海。

⑥臑俞、天宗是常用穴，治疗瘰疬，多配伍天井、肘尖；治疗乳痈，配伍少泽、肩井、乳根。

7. 足太阳膀胱经腧穴

【取穴歌】

BL 六七膀胱经，始于睛明止至阴，

神志热疾脏腑病，头项五官及腿疼。

睛明目眦内上角，眉头陷中取攒竹，

眉冲竹上神庭旁，庭旁寸半曲差住。

五处曲差上半寸，处后寸半是承光，

通天光后正寸半，再过寸半络却当。

玉枕脑户旁寸三，天柱平哑筋外边，

背部寸半与三寸，上下对齐两条线。

第一椎下平大柱，第二风门附分住，

三下肺俞与魄户，四下厥阴膏肓俞。

五下心俞平神堂，六下督俞譩譆傍，

七下膈俞对膈关，九下肝俞魂门上。

十下胆俞平阳纲，十一脾俞和意舍，

胃俞胃仓十二下，十三三焦肓门客。

十四肾俞平志室，十五气海六大肠，

关元小肠十七八，十九膀胱平胞肓。

中膂俞平二十下，廿一白环秩边档，

若问八髎何处寻，骶骨两旁陷中央。

尾骨尖旁是会阳，承扶臀下纹中穴，

殷门承扶下六寸，委中正在窝中央。

委阳窝外筋内取，委阳之上是浮郄，

委中承山连线上，二寸合阳五承筋。

承山腨下分肉间，外下一寸飞扬添，

跗阳踝上三寸取，昆仑外踝跟腱间。

踝下申脉骰金门，昆仑直下仆参住，

京骨粗隆外侧行，本节之后是束骨。

本节前边通骨穴，小趾外角找至阴。

注：BL 为膀胱经国标英文缩写。

【取穴简表】

表2-13　足太阳膀胱经腧穴取穴简表

部位	穴名	穴性	穴位定位		刺灸方法
头部	睛明	★	面部，目内眦稍上方凹陷中		刺灸方法同承泣，斜刺0.5~0.8寸，禁灸
	攒竹		面部，眉头陷中，眶上切迹处		
	眉冲		入前发际0.5寸	神庭与曲差之间	
	曲差			神庭旁开1.5寸	平刺或斜刺0.5~0.8寸，可灸
	五处		前正中线旁开1.5寸，入前发际	1.0寸	
	承光			2.5寸	
	通天			4.0寸	
	络却			5.5寸	
	玉枕		后正中线旁开1.3寸	后发际正中直上2.5寸	
	天柱			平哑门穴	直刺0.5~0.8寸，可灸

部位		后正中线上	后正中线旁开1.5寸	后正中线旁开3寸	刺灸方法
					直刺0.5~0.8寸
背腰部	C_7	0大椎			
	T_1	0陶道	01大柱		脾俞以上穴位，平刺或斜刺0.5~0.8寸，多灸
	T_2		02风门	0附分	
	T_3	0身柱	03肺俞	0魄户	
	T_4		04厥阴俞	0膏肓俞	
	T_5	0神道	05心俞	0神堂	
	T_6	0灵台	06督俞	0谚谵	
	T_7	0至阳	07膈俞	0膈关	
	T_8		0		
	T_9	0筋缩	09肝俞	0魂门	
	T_{10}	0中枢	010胆俞	0阳纲	
	T_{11}	0脊中	011脾俞	0意舍	
	T_{12}		012胃俞	0胃仓	
	L_1	0悬枢	013三焦俞	0肓门	脾俞以下穴位，除八髎穴向上斜刺1.2~1.5寸外，其他穴位都直刺1.0~1.2寸
	L_2	0命门	014肾俞	0志室	
	L_1		015气海俞		
	L_4	0腰阳关	016大肠俞		
	L_5		017关元俞		
	So_1	0上髎	018小肠俞		
	So_2	0次髎	019膀胱俞	0胞肓	
	So_3	0中髎	020中膂俞		
	So_4	0下髎	021白环俞	0秩边	
		0会阳			

部位	穴名	穴性	穴位定位	刺灸方法
大腿	承扶 股门 委中 委阳 浮郄	★合穴 下合 ▲下合	大腿后面，臀横纹中点 承扶与委中连线上，承扶下 6 寸 屈膝，腘窝中 ｛腘横纹中点／股二头肌内侧缘 委阳上 1 寸，股二头肌内侧缘	｝直刺 1.5～2.5 寸，委中可点刺放血 直刺 0.8～1.2 寸，可灸
小腿	合阳 承筋 承山 飞扬 跗阳	★ ▲络穴 阳跻郄	委中与承山的连线上，委中下 ｛2 寸／5 寸｝ 小腿后面，腓肠肌人字形肌腹下凹陷中 承山外下 1 寸，昆仑穴直上 7 寸 昆仑穴直上 3 寸	直刺 0.8～1.2 寸，均可灸
足跗	昆仑 仆参 申脉 金门 京骨 束骨 通骨 至阴	★经穴 ★八脉 郄穴 原穴 ▲输穴 荥穴 ▲井穴	外踝尖与跟腱之间的凹陷中 昆仑直下，跟骨外侧赤白肉际处 外踝尖直下凹陷中 外踝前缘直下，骰骨下缘凹陷中 第五跖骨粗隆下方赤白肉际处 第五跖趾关节 ｛后方／前方｝赤白肉际处 第五趾外侧，旁开趾甲角 0.1 寸处	｝直刺 0.5～0.8 寸 ｝直刺 0.5～0.8 寸，可灸 点刺或浅刺 0.5～0.8 寸

【主治病症简表】

表 2-14 足太阳膀胱经腧穴主治病症简表

部位	穴名	穴性	共性	个性
头部	睛明 攒竹 眉冲 曲差 五处 承光 通天 络却 玉枕 天柱		治疗神志病症，如癫症、狂症、痫症、小儿惊风、前额头痛	｝睛明、攒竹、眉冲都能治疗目疾 承光长于治疗目疾 通天长于治疗鼻疾

部位	穴名	穴性	共性	个性
背腰部	大柱 风门、附分 肺俞、魄户 厥阴俞、膏肓俞 心俞、神堂 督俞、谚语		平上七椎的穴位都能治疗心、肺疾病和背痛	大柱长于治疗治疗颈椎病、落枕 风门、附分长于治疗感冒、伤风 肺俞、魄户能反映和治疗肺病 膏肓俞是强身保健的重要穴位 心俞、神堂、厥阴俞能治疗心病
	膈俞、膈关 肝俞、魂门 胆俞、阳纲 脾俞、意舍 胃俞、胃仓 三焦俞、肓门		平中七椎的穴位都能治疗脾胃病和腰背痛	膈俞、膈关长于治疗咳嗽、呃逆 肝俞、魂门、胆俞能治疗肝胆病 脾俞、意舍、胃俞、胃仓能治疗脾胃病
	肾俞、志室 气海俞 腰阳关、大肠俞 关元俞 上髎、小肠俞 次髎、膀胱俞、胞肓 腰俞、中髎、中膂俞 下髎、白环俞、秩边		平下七椎的穴位都能治疗泌尿生殖系病和腰骶疼痛	肾俞、志室能治疗泌尿生殖系疾病 大肠俞、小肠俞长于治疗大肠的病变，如便秘、泄泻 膀胱俞、八髎穴能治疗泌尿生殖系疾病
大腿部	承扶 殷门 委中 委阳 浮郄	★合穴 下合穴 下合穴	治疗大腿后侧疼痛	委中长于治疗腹痛、吐泻、丹毒、疔疮，还可以治疗癫疾 委阳长于治疗小腹胀满、小便不利
小腿部	合阳 承筋 承山 飞扬 跗阳	★ ▲络穴 阳跷郄	治疗小腿麻木疼痛	承筋长于治疗霍乱、转筋 承山是治疗肛门疾患的远端首选穴

部位	穴名	穴性	共性	个性
足跗上	昆仑 仆参 申脉 金门 京骨 束骨 通骨 至阴	★经穴 ★八脉 郄穴 原穴 ▲输穴 荥穴 ▲井穴	治疗足跗肿痛、足后跟疼痛	昆仑以治疗腰背疼痛、踝关节扭伤为特长 申脉配照海，往往用于治疗眼睑开阖异常 至阴是治疗胎位不正的首选穴，多用灸法

【主治与常见配伍】

（1）所有穴位都能治疗穴位所在部位和临近部位的病变。如睛明、攒竹都可以治疗目病，配伍光明、肝俞；天柱、风门都可以治疗头项强痛，配伍列缺、落枕穴；委中、承山都可以治疗小腿的麻木疼痛，配伍足三里、阳陵泉等。

（2）本经穴位，特别是膝关节以下的穴位，都能治疗经脉所过部位的其他病症。如昆仑、申脉，都可以治疗小便不利、遗尿、癫狂、目赤肿痛、迎风流泪、鼻塞流涕、后头痛，以及项、背、腰、臀痛及下肢后侧疼痛等，多对症配穴。

（3）有特殊治疗作用的穴位

①头部的穴位，都可以治疗神志病。如治疗癫、狂、痫症以及小儿惊风，配伍四神聪、神庭。其中承光长于治疗目疾，可配伍眼睛周围的穴位；通天长于治疗鼻疾，配伍印堂、迎香；通天还能治疗瘿气（甲状腺肿大），配伍上廉泉、璇玑、俞府。

②大柱是常用穴，以治疗颈椎病、落枕为特长，常配伍落枕穴、列缺。

③背腰部的背俞穴及同一水平的穴位，都可以反映和治疗相关的脏腑病及组织器官病症，多对症配穴。

④委中是本经的合穴、膀胱下合穴、四总穴，别名"血郄"，主治甚多。治疗腹痛、吐泻，配伍足三里、合谷；治疗丹毒、疗疮，配伍血海、风池、风市；治疗疟疾，配伍外关、合谷；治疗癫疾，配伍人中、四神聪。

⑤委阳是三焦下合穴，可以治疗小腹胀满，配伍足三里、三阴交；治疗小便不利，配伍三阴交、昆仑。

⑥承筋治疗霍乱转筋、痔疾效果较好，可以对症配穴。

⑦承山是治疗肛门疾患的远端首选穴。治疗痔疮、便秘，配伍会阳、承扶、大肠俞；治疗癫疾，配伍四神聪、人中。

⑧申脉是阳跷脉的八脉交会穴，主治范围甚广。治疗癫痫、晕厥、癫狂，配伍人中、十宣；治疗目赤肿痛，配伍太阳、风池；治疗失眠，配伍照海。

⑨昆仑是本经的经穴，以治疗腰背疼痛、踝关节扭伤为特长，还可以治疗难产和神志病。治疗腰背疼痛，配伍肾俞、大肠俞；治疗踝关节扭伤，配伍丘墟、解溪、申脉；治疗神志病，配伍百会、神庭；治疗难产时，配伍至阴。

⑩至阴是本经的井穴，也是治疗胎位不正的首选穴，多用灸法。

8. 足少阴肾经腧穴

【取穴歌】

KI 肾经足少阴，起于涌泉俞府停，

咳喘水肿咽喉痛，泄泻妇科前阴病。

足掌心中求涌泉，舟骨之下然谷现，

内踝之后太溪穴，后下五分求大钟。

水泉太溪下一寸，照海踝下陷中求，

复溜溪上二寸取，交信正好平复溜。

筑宾溪上五寸许，阴谷腘内筋间住，

腹部穴位旁半寸，横骨正好平曲骨。

大赫气穴四满注，肚脐旁外是肓俞，

各穴间距为一寸，肓上二寸商曲处。

石关之上阴都接，通骨之后幽门列，

胸部穴位旁二寸，肋间隙中寻诸穴。

五肋步廊四神封，灵墟神藏与彧中，

俞府正在锁骨下，二十七穴记心中。

注： KI 为肾经国标英文缩写。

【取穴简表】

表 2-15　足少阴肾经腧穴取穴简表

部位	穴名	穴性	穴位定位	刺灸方法
足 跗	涌泉 然谷 太溪 大钟 水泉 照海	▲井穴 荥穴 ★输穴 原穴 ▲络穴 郄穴 ★八脉	足底，足心前 1/3 凹陷中 足内侧，舟骨粗隆下缘赤白肉际处 内踝后方，内踝尖与跟腱之间的凹陷中 内踝后下方，跟腱附着部内侧前方凹陷中 太溪直下 1 寸，跟骨结节内侧凹陷中 足内侧，内踝尖下缘凹陷中	直刺 0.5～0.8 寸，均可灸 斜刺 0.5～0.8 寸，均可灸
小 腿	复溜 交信 筑宾 阴谷	★经穴 阴跷脉 郄穴 阴维脉 郄穴 合穴	太溪直上 2 寸 { 跟腱前缘取穴 / 复溜与胫骨内后缘之间 } 太溪直上 5 寸，腓肠肌肌腹下缘取穴 腘窝内侧，屈膝时半腱肌与半膜肌之间	直刺 0.8～1.2 寸，均可灸
下 腹 部	横骨 大赫 气穴 四满 中注 肓俞		下腹部，耻骨联合中点旁开 0.5 寸 下腹部，前正中线旁开 0.5 寸，平脐下 { 4 寸 / 3 寸 / 2 寸 / 1 寸 } 腹部，脐旁 0.5 寸	针前排小便，孕妇禁针，直刺 0.8～1.2 寸，均可灸
上 腹 部	商曲 石关 阴都 通骨 幽门		上腹部，前正中线旁开 0.5 寸，平脐上 { 2 寸 / 3 寸 / 4 寸 / 5 寸 / 6 寸 }	直刺 0.8～1.2 寸，均可灸
胸 部	步廊 神封 灵墟 神藏 彧中 俞府	 ▲	胸部，前正中线旁开 2 寸，平第 { 五 / 四 / 三 / 二 / 一 } 肋间隙中 前正中线旁开 2 寸，锁骨下缘	平刺或斜刺 0.5～0.8 寸，均可灸

【主治病症简表】

表 2-16 足少阴肾经腧穴主治病症简表

部位	穴名	穴性	共性	个性
足跗	涌泉 然谷 太溪 大钟 水泉 照海	▲井穴 荥穴 ★输穴 原穴 ▲络穴 郄穴 ★八脉	治疗足后跟疼痛	涌泉长于治疗昏厥、癫、惊风、颠顶痛 然谷长于治疗肾虚泄泻、黄疸、消渴 太溪长于治疗咳嗽气喘、失眠健忘、消渴 大钟长于治疗痴呆、嗜卧，咳血、气喘 照海长于治疗咽喉肿痛、失眠、嗜卧、癫症、惊恐等
小腿	复溜 交信 筑宾 阴谷	★经穴 阴跷脉 郄穴 阴维脉 郄穴 合穴	治疗气喘、咳血、咽痛、水肿、便秘、腹泻、腰痛	复溜长于治疗盗汗、身热无汗 阴谷长于治疗阴部瘙痒、疝气痛
下腹部	横骨 大赫 气穴 四满 中注 肓俞		治疗下腹痛、泌尿生殖系疾病	
上腹部	商曲 石关 阴都 通骨 幽门		治疗腹胀、腹痛、肠鸣	石关、阴都可以治疗阴部瘙痒、疝气 通骨可以治疗心悸、怔忡
胸部	步廊 神封 神藏 灵墟 或中 俞府	▲	治疗胸闷、胸痛、咳嗽、气喘	俞府多用于治疗肾虚咳嗽、气喘

【主治与常见配伍】

（1）所有穴位都能治疗穴位所在部位和临近部位的病变。如大钟、水泉都可以治疗足后跟疼痛；阴谷可以治疗腘窝疼痛；俞府可以治疗咽喉疼痛。

（2）本经穴位，特别是膝关节以下的穴位，都能治疗相关脏腑病症及经脉所过部位的其他病症。如太溪、复溜都可以治疗气喘、咳血、咽痛、水肿、便秘、腹泻、腰痛、下肢软弱无力、足心发热等症。

（3）有特殊治疗作用的穴位

①涌泉为本经的井穴，长于治疗神志病症。治疗头昏、眼花、颠顶痛（肝肾同病），配伍太冲；治疗失眠多梦（心肾不交），配伍神门、三阴交；治疗昏厥、癫狂、惊风，配伍人中、百会。但由于针刺本穴比较疼痛，故除了治疗昏厥外，一般不取本穴。

②然谷是本经的荥穴，治疗肾虚泄泻、完谷不化，配伍足三里、太白；治疗黄疸、消渴，配伍灵台、腕骨；治疗小儿脐风，配伍人中。

③太溪为本经的输穴、原穴，治疗肾不纳气之咳嗽气喘，配伍太渊、列缺；治疗心肾不交之失眠健忘，配伍神门、三阴交；治疗肾不主水之消渴，配伍太白、太冲、太渊。

④大钟是本经的络穴，治疗痴呆、嗜卧，配伍通里；治疗肺肾同病之咳血、气喘，配伍太渊、列缺。

⑤照海是通阴跷脉的八脉交会穴，治疗失眠、嗜卧，配伍申脉；治疗癫症、惊恐，配伍内关、神门；治疗咽喉肿痛，配伍列缺、鱼际。

⑥复溜是本经的经穴，长于治疗盗汗、身热无汗，可配伍合谷、阴郄。

⑦阴谷是本经的合穴，可以治疗阴部瘙痒、疝气，配伍血海、曲池、大敦。

⑧下腹部的穴位如石关、阴都可以治疗妇人不孕，配伍三阴交、合谷。阴都还可以治疗疟疾、黄疸，配伍至阳、腕骨；腹通谷可以治疗心悸、怔忡，配伍神门、内关。

9. 手厥阴心包经腧穴

【取穴歌】

> PC 厥阴心包经，始于天池中冲尽，
>
> 心胸肺胃神志病，诸痛疮痒亦可寻。
>
> 天池乳头外一寸，天泉腋下二寸觅，
>
> 曲泽腱内肘纹上，前臂数穴两筋凭。
>
> 去腕五三二寸上，郄使内关与大陵，
>
> 劳宫握拳掌中央，中冲中指尖端停。

注： PC 为心包经国标英文缩写。

【取穴简表】

表 2–17　手厥阴心包经腧穴取穴简表

部位	穴名	穴性	穴位定位	刺灸方法
胸部	天池	▲	乳头旁开 1 寸，第四肋间隙中	沿肋间隙平刺 0.5～0.8 寸
上臂	天泉		腋前纹头下 2 寸，肱二头肌两头之间	直刺 0.5～0.8 寸，可灸
肘	曲泽	★合穴	肘横纹上，肱二头肌腱尺侧缘	直刺 0.5～1 寸，可灸
前臂	郄门 间使 内关 大陵	郄穴 ▲经穴 ★络穴 八脉 ▲输，原	掌长肌腱与桡侧腕屈肌腱之间，腕横纹上 ⎧5 寸 ⎨3 寸 ⎩2 寸 腕横纹上，掌长肌腱与桡侧腕屈肌腱之间	直刺 0.5～0.8 寸，均可灸
手掌	劳宫 中冲	▲荥穴 ★井穴	第二、三掌骨之间，握拳时中指尖到达之处 手中指末节尖端中央	直刺 0.3～0.5 寸，可灸 点刺或浅刺 0.1 寸

【主治病症简表】

表 2–18　手厥阴心包经腧穴主治病症简表

部位	穴名	穴性	共性	个性
胸部	天池	▲	治疗胸闷、胸痛、咳嗽、气喘和上臂的麻木疼痛	
上臂	天泉			
肘	曲泽	★合穴		曲泽长于治疗热病、中暑、咳嗽、气喘
前臂	郄门 间使 内关 大陵	郄穴 ▲经穴 ★络穴 八脉 ▲输穴 原穴	治疗前臂的麻木疼痛	郄门长于治疗咳血、吐血、衄血 间使治疗癫痫、疟疾、月经不调、闭经 内关长于治疗各种疼痛、高热不退、咳嗽、气喘 大陵长于治疗神志病，多用于治疗狂证
手掌	劳宫 中冲	▲荥穴 ★井穴	治疗掌中热、疼痛	劳宫治疗口疮、口臭、鼻衄 中冲长于治疗中风不语及小儿惊风、高热

【主治及常见配伍】

（1）所有穴位都能治疗穴位所在部位和临近部位的病变。如天池穴可以治疗胸闷、胸痛、咳嗽、气喘；内关可以治疗前臂内侧的麻木疼痛。

（2）本经穴位，特别是肘关节以下的穴位，都能治疗相关脏腑病症及经脉所过部位病症。如内关、间使都可以治疗心悸、怔忡、胸痛、胃痛、失眠、多梦。

（3）有特殊治疗作用的穴位

①曲泽穴是本经的合穴，可以治疗热病、中暑，配伍委中、曲池；治疗咳嗽、气喘，配伍列缺、尺泽。

②郄门是本经的郄穴，可以治疗咳血、吐血、衄血，配伍孔最、地机。

③间使是本经的经穴，可以治疗疟疾，配伍大椎、外关；治疗月经不调、闭经，配伍合谷、三阴交；治疗癫痫，配伍水沟、太冲、申脉、照海。

④内关是本经的络穴，又是通阴维脉的八脉交会穴，可以治疗多种疼痛，一般都对症配穴。治疗高热不退，配伍曲池、大椎；治疗咳嗽、胸痛，配伍列缺、太渊穴。总之，内关为全身镇静镇痛的要穴，多用于治疗胃、心、胸疾患，即古人所谓"胸胁内关应"。

⑤大陵是本经的输穴、原穴，又为"十三鬼穴"之一。长于治疗神志病，多用于治疗狂证，配伍人中、四神聪。

⑥劳宫穴是本经的荥穴，还可以治疗口疮、口臭，配伍内庭、太冲；治疗鼻衄，配伍迎香、孔最；治疗中暑，配伍委中、曲池。

⑦少冲为本经的井穴，长于治疗神志病和热病。治疗中风不语、小儿惊风，配伍人中、涌泉；治疗热病，配伍曲池、合谷；治疗中暑，配伍曲池、委中。

10. 手少阳三焦经腧穴

【取穴歌】

SJ 少阳三焦经，起于关冲竹空停，

腹胀水肿胸胁痛，侧头耳目热神昏。

无名指外取关冲，液门四五指蹼中，

中渚液门后一寸，腕背筋外阳池送。

前臂骨间有五穴，二三三四七寸接，

外关支沟与会宗，三阳络与四渎穴。

鹰嘴窝中天井现，井上一寸清冷渊，

消泺清冷中间取，臑会肩髎直下三。

肩髎肩峰后下陷，天髎肩井曲垣间，

天牖平角筋之后，耳垂后下翳风现。

翳风角孙连线上，瘛脉颅息青筋边，

角孙折耳耳尖取，耳门屏上切迹前。

和髎耳根前一指，丝竹空在眉梢端，

前后二十三个穴，一一数来莫记偏。

注：SJ 为三焦经国标英文缩写。

【取穴简表】

表 2–19　手少阳三焦经腧穴取穴简表

部位	穴名	穴性	穴位定位	刺灸方法
手掌	关冲 液门 中渚	★井穴 荥穴 ★输穴	无名指尺侧，旁开指甲角 0.1 寸 手背第四、五掌指关节 ⎨ 前缘赤白肉际处 后，四、五掌骨间凹陷中	点刺或浅刺 0.1 寸 ⎨ 直刺 0.5～0.8 寸，可灸
手腕	阳池	▲原穴	腕背横纹上，指伸肌腱尺侧凹陷中	直刺 0.3～0.5 寸
前臂	外关 支沟 会宗 三阳络 四渎穴	★络穴 八脉 ★经穴 郄穴	前臂背侧， 阳池穴上 ⎨ 2 寸 — 桡骨、尺骨之间 3 寸 3 寸，尺骨的桡侧缘 4 寸 7 寸 — 桡骨、尺骨之间	直刺 0.5～0.8 寸，均可灸
肘部	天井	合穴	上臂外侧，屈肘时当肘尖直上 1 寸凹陷中	直刺 0.5～0.8 寸，可灸
上臂	清冷渊 消泺 臑会		肘尖与肩髎连线上 ⎨ 天井穴上 1 寸 臑会与清冷渊穴连线的中点 肩髎下 3 寸，三角肌后下缘	直刺 0.5～0.8 寸，均可灸
肩部	肩髎 天髎	▲	平举上臂，肩峰后下方凹陷中 肩胛上角处，当肩井与曲垣连线的中点	斜刺 0.8～1.2 寸，可灸 直刺 0.5～0.8 寸

部位	穴名	穴性	穴位定位	刺灸方法
头颈部	天牖 翳风 瘈脉 颅息 角孙	★	平下颌角，胸锁乳突肌后缘凹陷中 耳垂后方，当乳突与下颌角之间的凹陷中 翳风与角孙的弧形连线 上 1/3 交点处 下 1/3 交点处 折耳向前，耳尖直上入发际处	直刺 0.5～0.8 寸 平刺 0.5～0.8 寸
面部	耳门 耳和髎 丝竹空	★ ▲	张口，耳屏与下颌骨髁状突之间，平屏上切迹 平耳屏根之前方，当鬓发后缘，颞浅动脉的后方 眉毛外侧端，眉梢凹陷处	直刺 0.5～0.8 寸 平刺 0.5～0.8 寸

【主治病症简表】

表 2-20　手少阳三焦经腧穴主治病症简表

部位	穴名	穴性	共性	个性
手掌	关冲 液门 中渚	★井穴 荥穴 ★输穴	治疗掌中热、手指麻木疼痛	关冲长于治疗热病、中暑 液门长于治疗消渴和偏瘫初期之手背肿 中渚长于治疗耳聋耳鸣
手腕	阳池	▲原穴		阳池长于治疗消渴
前臂	外关 支沟 会宗 三阳络 四渎	★络穴 八脉 ★经穴 郄穴	治疗前臂的麻木疼痛，也可以治疗偏头痛、耳聋耳鸣、咽喉病	外关长于治疗感冒、高热不退、胁肋疼痛、关节疼痛、偏瘫及小儿麻痹后遗症 支沟长于治疗大便秘结和胁肋疼痛
肘部	天井	合穴	治疗上臂的麻木疼痛	天井还可以治疗胁肋痛、瘿气和癫痫
上臂	清冷渊 消泺 臑会			
肩部	肩髎 天髎	▲	治疗肩关节疼痛	肩髎还可以治疗风疹

部位	穴名	穴性	共性	个性
头颈部	天牖 翳风 瘈脉 颅息 角孙	★	治疗偏头疼	翳风、角孙还可以治疗头晕、目眩
面部	耳门 耳和髎 丝竹空	★ ▲	治疗口眼歪斜	耳门、耳和髎还可以治疗耳聋、耳鸣 丝竹空还可以治疗目疾

【主治与常见配伍】

（1）所有穴位都能治疗穴位所在部位和临近部位的病变。如阳池可以治疗手腕疼痛；天井可以治疗肘关节疼痛；翳风、角孙都可以治疗面痛、偏头痛等。

（2）本经穴位，特别是肘关节以下的穴位，都能治疗经脉所过部位病症。如中渚、外关、支沟都可以治疗偏头痛、耳聋耳鸣、咽喉病、热病、神志病及上肢麻木疼痛。

（3）有特殊治疗作用的穴位

①关冲是本经的井穴，长于治疗热病和神志病。治疗热病、中暑，配伍曲池、委中；治疗神昏，配伍人中、神庭。

②液门是本经的荥穴，可以治疗偏瘫初期之手背肿，配伍水分、外关、合谷；治疗消渴，配伍腕骨、胃管下俞。

③腕骨是本经的原穴，常常用于治疗消渴，配伍胃管下俞、然骨。

④外关是本经的络穴，又是通阳维脉的八脉交会穴，在临床上应用最多。治疗热病，配伍曲池、大椎；治疗胁肋疼痛，配伍阳陵泉、期门；治疗关节疼痛，一般对症配穴；治疗气机不畅、肝气内郁，配伍太冲、侠溪；治疗偏瘫、小儿麻痹后遗症，配伍曲池、足三里。

⑤支沟是本经的经穴，其主治特点主要表现在两个方面：一是治疗胁痛的远端首选穴，配伍章门、期门；二是治疗便秘的远端首选穴，配伍天枢、上巨虚。

⑥天井是本经的合穴，治疗胁肋痛，配伍支沟；治疗瘰气，配伍肘尖、极泉；治疗癫痫，配伍百会、四神聪。

⑦肩髎常用于治疗肩关节周围炎，配伍肩髃、肩贞或肩前（俗称"肩三针"）；治疗风疹，配伍风市、血海；治疗胁痛，配伍支沟、阳陵泉。

11. 足少阳胆经腧穴

【取穴歌】

GB 少阳是胆经，起瞳子髎止窍阴，

头侧耳目咽喉痛，神志昏迷与热病。

眦外五分瞳子髎，平耳切迹听会找，

上关下关上一寸，头维斜下颔厌照。

悬颅悬厘要分清，颔厌曲鬓三等分，

曲鬓角孙前一寸，率谷角上半寸停。

天冲正在率谷后，相距正好距半寸，

率谷完骨连线上，浮白窍阴要记清。

乳突之后寻完骨，本神庭外三寸住，

阳白眉中上一寸，庭维之间临泣树。

泣后目窗正营现，相距正好一寸间，

寸半承灵后承光，旁开中线二寸半。

脑空正与脑户平，平府筋间风池见，

大椎肩峰间肩井，渊腋辄筋四肋间。

日月期门下一肋，京门十二肋骨端，

章下平脐寻带脉，五枢髂前半寸边。

枢下五分取维道，居髎髂前骨转间，

环跳髀枢宛中现，风市垂手中指端。

中渎膝下正五寸，股骨髁外是阳关，

阳陵阳关下三寸，阳交外丘骨后前。

五寸光明四阳辅，三寸悬钟腓骨前，

丘墟外踝前下方，四五趾间临泣现。

泣下半寸五会凭，泣会之间隔一筋，

侠溪四五纹端停，四趾外侧足窍阴。

注：GB 为胆经国标英文缩写。

【取穴简表】

表 2-21　足少阳胆经腧穴取穴简表

部位	穴名	穴性	穴位定位		刺灸方法
头 部	瞳子髎	★	目外眦旁外，眶骨外侧凹陷中		斜刺 0.5～0.8 寸，禁灸
	听会	★	张口，下颌骨髁状突后缘		直刺 0.5～0.8 寸
	上关		下关直上，颧骨弓上缘凹陷中		直刺 0.5～0.8 寸
	颔厌		头侧，头维与曲鬓的弧形连线	上 1/4 与中点交界处	平刺 0.5～0.8 寸，均可灸
	悬颅			中点	
	悬厘			中点与下 1/4 交界处	
	曲鬓		耳尖鬓发后缘直上，平角孙穴		
	率谷		角孙直上，入发际 1.5 寸		
	天冲		耳根后缘直上入发际 2 寸，率谷后 0.5 寸		
	浮白		天冲与完骨的弧形连线	上 1/3 与下 2/3 交点处	平刺 0.5～0.8 寸，一般不灸
	头窍阴			上 2/3 与下 1/3 交点处	
	完骨		耳后乳突的后下方凹陷中		
	本神	▲	入前发际 0.5 寸，神庭穴旁开 3 寸		
	阳白	▲	瞳孔直上，眉毛上 1 寸		
	头临泣		瞳孔直上，入前发际	0.5 寸	
	目窗			1.5 寸	
	正营			2.5 寸	
	承灵			4.0 寸	
	脑空	★	枕外隆凸的上缘外侧，与脑户穴相平		
	风池		平风府，当斜方肌与胸锁乳突肌之间取穴		向鼻尖方向直刺 0.5～0.8 寸
肩	肩井		肩上，大椎与肩峰连线的中点		直刺 0.5～0.8 寸，孕妇禁针，不可深刺
胸 腹 部	渊腋		侧胸部，第四肋间隙中	腋中线上，腋下 3 寸	平刺或斜刺 0.5～0.8 寸，均可灸
	辄筋			渊腋前 1 寸	
	日月	★胆募	乳中线上，第七肋间隙中		
	京门	肾募	第十二浮肋游离端取穴		
	带脉		章门穴直下，平神阙穴处取穴		直刺 0.5～0.8 寸，可灸
	五枢		髂前上棘前方，平脐下 3 寸处		
	维道		五枢穴前下 0.5 寸处取穴		
股 部	居髎		髂前上棘与股骨大转子连线的中点		直刺 1.2～1.5 寸，可灸
	环跳		股骨大转子与骶管裂孔连线的外 1/3 处		直刺 2.5～3.5 寸，可灸
大 腿 部	风市		股外侧肌与股二头肌腱之间，腘横纹上	7 寸，正当裤缝中	直刺 1.2～1.5 寸，可灸
	中渎			5 寸	
	膝阳关		阳陵泉上 3 寸，股骨外上髁上方凹陷中		

部位	穴名	穴性	穴位定位	刺灸方法
小腿部	阳陵泉 阳交 外丘 光明 阳辅 悬钟	★合穴 下合 筋会 阳维郄 郄穴 ▲络穴 ★髓会	小腿外侧，腓骨小头前下方凹陷中 小腿外侧，7寸{腓骨后缘/腓骨前缘} 外踝尖上 5寸{腓骨前缘} 4寸 3寸	直刺1.2～1.5寸，均可灸
足跗部	丘墟 足临泣 地五会 侠溪 足窍阴	原穴 ▲输穴 荥穴 ▲井穴	外踝前下方，趾长伸肌腱外侧凹陷中 第四、五跖趾关节后方，小趾伸肌腱{外侧凹陷中/内侧凹陷中} 第四、五跖趾关节前缘赤白肉际处 第四趾外侧，旁开趾甲角0.1寸处	直刺0.5～0.8寸，均可灸 点刺或浅刺0.5～0.8寸

【主治病症简表】

表2-22 足少阳胆经腧穴主治病症简表

部位	穴名	穴性	共性	个性
头部	瞳子髎	★		瞳子髎是治疗目疾的首选穴之一，也可用于口眼歪斜和偏头痛
	听会	★		听会是治疗耳疾的首选穴之一，也可以治疗口眼歪斜和牙疼
	上关 颔厌 悬颅 悬厘 曲鬓 天冲 浮白 头窍阴 完骨 本神 阳白 头临泣 目窗 正营 承灵 脑空	 ▲ ▲	都能治疗穴位所在部位的局部病症。如偏头痛、目锐眦痛、耳聋耳鸣、颈项疼痛	阳白长于治疗偏正头痛、口眼歪斜和目疾 头临泣可以治疗齿痛、鼻疾、目疾
	风池	★		风池穴长于祛风，是治疗头面诸疾的首选穴位；也是治疗外风引起的感冒和内风引起的中风、眩晕、口眼歪斜的首选穴

部位	穴名	穴性	共性	个性
肩	肩井		治疗肩背痛	治疗颈项痛、上臂不举、中风瘫痪、乳痛、难产
胸腹部	渊腋 辄筋 日月	★胆募	治疗胸胁疼痛	日月为胆的募穴，以治疗胆腑病如胆囊炎、胆结石、胆道蛔虫为其特长
	京门	肾募		京门是肾的募穴，可治疗肾虚引起的小便不利、水肿、泄泻，但临床很少用
	带脉		治疗腰胯疼痛	带脉多用于妇科病，如月经不调、赤白带下
	五枢 维道			五枢、维道多用于治疗少腹痛、疝气、阴挺、月经不调
股部	居髎 环跳		治疗腰髋疼痛	环跳还可以治疗皮肤瘙痒
大腿部	风市 中渎 膝阳关		治疗大腿的麻木疼痛	风市可以治疗皮肤瘙痒
小腿部	阳陵泉	★合穴 下合 筋会 阳维郄	治疗下肢痿痹疼痛、胸胁痛、目锐眦痛、目疾、耳疾、疟疾	阳陵泉是胆的下合穴，又是八会穴中的筋会，是治疗筋骨病和胆腑病的常用重点穴
	阳交 外丘 光明 阳辅 悬钟	▲络穴 ★髓会		光明是治目病的常用穴之一 悬钟是髓会，多用于治疗筋骨痿软
	丘墟 足临泣 地五会 侠溪 足窍阴	原穴 ▲输穴 荥穴 ▲井穴	治疗足跗肿痛	丘墟、足临泣都能治疗口苦咽干、耳聋耳鸣、口眼歪斜、目赤肿痛、偏正头痛、胁肋疼痛 足窍阴是胆经井穴，能治热病、神昏

【主治与常见配伍】

（1）所有穴位都能治疗穴位所在部位和临近部位的病变。如瞳子髎、阳白都可以治疗头痛、目赤肿痛；环跳、居髎都可以治疗腰胯疼痛（坐骨神经痛）；阳陵泉、光明都可以治疗小腿的麻木疼痛。

（2）本经穴位，特别是膝关节以下的穴位，都能治疗经脉所过部位的其他病症。如丘墟、足临泣都可以治疗口苦咽干、耳聋耳鸣、口眼歪斜、目赤肿痛、偏正头痛、胁肋疼痛、下肢外侧疼痛等。

（3）有特殊治疗作用的穴位

①头部的穴位都能治疗神志病。如颔厌穴治疗癫痫、瘛疭；率谷治疗小儿惊风，还可以治疗酒醉后头痛、呕吐等，多对症配穴。

②风池是祛风要穴，可以治疗外风引起的感冒、伤风和风湿痹痛，配伍外关、合谷；还可以治疗内风引起的中风瘫痪、口眼歪斜，多对症配穴。

③肩井是常用穴，也是危险穴位。可以治疗中风瘫痪、下肢痿痹，配伍足三里、阳陵泉；治疗难产，乳痈、乳少，配伍天宗、乳根。

④日月是胆的募穴，常用于治疗胆的疾患。如胆囊炎、胆结石、胆道蛔虫等，常配伍阳陵泉、丘墟、胆囊穴。

⑤带脉常用于治疗月经不调、痛经、赤白带下，配伍三阴交、合谷、子宫穴。

⑥居髎和环跳常用于治疗腰胯疼痛，配伍伏兔、承扶等。居髎治疗疝气，多对症配穴；环跳治疗风疹，也对症配穴。

⑦风市长于祛风而治疗遍身瘙痒，可配伍风池、合谷、三阴交。

⑧阳陵泉是胆经合穴、胆的下合穴，八会穴中的筋会，常用于治疗胆囊疾患、胁肋疼痛，配伍日月、期门、胆囊穴；还可以治疗小儿惊风、肌肉抽搐、脚转筋等，配伍四神聪、内关、神庭。

⑨光明是治疗近视眼、远视眼、视神经萎缩的远端首选穴位，多配伍眼周的穴位，如睛明、太阳等穴。

⑩悬钟是髓会，因"髓养骨"，故凡筋骨病，如下肢痿痹、半瘫、截瘫，常以本穴为主治疗，可配伍阳陵泉、足三里等。

12. 足厥阴肝经腧穴

【取穴歌】

> LR厥阴是肝经，起于大敦止期门，
> 肝胆妇科前阴病，心肺脾肾病亦寻。
> 大敦大趾外角边，行间一二趾蹼端，

太冲一二本节后，中封商丘解溪间。

蠡沟中都胫骨面，距踝五寸七寸边，

膝关阴陵后一寸，腘窝内端是曲泉。

阴包髌骨上四寸，五里阴廉冲下边，

离冲正好二三里，内收长肌之外廉。

急脉正在横骨上，中线旁外两寸半，

章门十一浮肋下，期门乳下六肋间。

注：LR 为肝经国标英文缩写。

【取穴简表】

表 2-23　足厥阴肝经腧穴取穴简表

部位	穴名	穴性	穴位定位	刺灸方法
足跗	大敦 行间 太冲 中封	▲井穴 ★荥穴 ★输，原 经穴	足大趾末节外侧，旁开趾甲角 0.1 寸 第一、二跖趾关节前缘，趾蹼的赤白肉际处 第一、二跖骨结合部前下方凹陷中取穴 解溪与商丘连线的中点，胫骨前肌腱内侧	点刺或浅刺 0.1 寸 直刺 0.5～0.8 寸， 均可灸
小腿	蠡沟 中都 膝关 曲泉	络穴 郄穴 ▲合穴	胫骨内侧面中央，内踝尖上 { 5 寸 / 7 寸 阴陵泉后 1 寸，腓肠肌内侧头的上部取穴 腘横纹内上方，半腱肌与半膜肌止端前缘凹陷中	斜刺 0.5～0.8 寸， 均可灸 直刺 0.8～1.2 寸， 均可灸
大腿	阴包 足五里 阴廉 急脉		股骨内上髁上 4 寸，股内侧肌与缝匠肌之间 耻骨结节下方，长收肌 { 3 寸 / 2 寸 外缘，气冲穴直下 耻骨联合下缘中点旁开 2.5 寸，当气冲穴外下方，腹股沟股动脉搏动处	直刺 0.8～1.2 寸， 均可灸 避开动脉，直刺 0.5～0.8 寸
胸胁	章门 期门	★	侧腹部，第十一浮肋游离端下方 乳中线上，第六肋间隙中取穴	平刺或斜刺 0.5～ 0.8 寸，均可灸

表 2-24　足厥阴肝经腧穴主治病症简表

部位	穴名	穴性	共性	个性
足跗	大敦 行间 太冲 中封	▲井穴 ★荥穴 ★输穴 原穴 经穴	治疗足跗肿痛	大敦可以治疗疝气、癫痫、神昏 行间可以治疗胸腹痛、头痛目赤 太冲是临床常用重点穴之一，不仅能治疗上、中、下三焦病症，而且可治疗头面五官病 中封可以治疗小便不利、遗精、阳痿、腰痛
小腿	蠡沟 中都 膝关 曲泉	络穴 郄穴 ▲合穴	治疗小腿麻木、疼痛	 曲泉可以治疗癫狂
大腿	阴包 足五里 阴廉 急脉		治疗大腿麻木、疼痛	足五里可以治疗小便异常和阴囊湿疹 阴廉多用于治疗月经不调 急脉多用于治疗阴挺和疝气
胸胁	章门 期门	 ★	治疗肝胆病，脾胃病	章门长于治疗脾胃病 期门长于治疗肝胆病

【主治与常见配伍】

（1）所有穴位都能治疗穴位所在部位和临近部位的病变。例如中封可以治疗踝关节扭伤；蠡沟、中都可以治疗小腿的麻木疼痛；章门、期门都可以治疗胁肋胀痛。

（2）本经穴位，特别是膝关节以下的穴位，都能治疗相关脏腑病症及经脉所过部位的其他病症。如太冲、行间可以治疗胸胁胀满、腰胁疼痛、小便不利、疝气、少腹肿胀等病症。

（3）有特殊治疗作用的穴位

①大敦是本经的井穴，长于治疗疝气，还能够治疗遗尿、癃闭、癫症。

②太冲是本经的输穴、原穴，有疏肝解郁、平肝潜阳的作用，主治范围甚广。凡上、中、下三焦的病症和头面五官病，都可以以本穴为主进行治疗，多对症配穴。

③中封是本经的经穴，常用于治疗小便不利、遗精、阳痿、腰痛，可配伍三阴交、合谷。

④大腿部的穴位中，曲泉可以治疗癫狂；足五里可以治疗小便不利、阴囊湿疹；阴廉可以治疗月经不调、赤白带下；急脉可以治疗阴挺、疝气；多对症配穴。

⑤章门是脾募、脏会，可以治疗脾虚泄泻、呕吐，也可以治疗痞块（脾肿大），配伍

上、下巨虚。

⑥期门是肝的募穴，长于治疗奔豚胁痛。此外，《伤寒论》中用此穴治疗妇人"热入血室"。

13. 任脉腧穴

【取穴歌】

RN二四任脉经，起于会阴承浆停，

妇科病与神志病，腹胸颈面诸病寻。

会阴前后二阴间，曲骨横骨中间安，

中极关元石门穴，脐下四三二寸悬。

寸半气海一阴交，神阙正在脐中间，

水分建里中上脘，相距均为一寸边。

巨阙肚脐上六寸，鸠尾正在蔽骨端，

中庭胸剑联合处，离脐正好八寸间。

膻中两乳头间取，玉堂正平三肋边，

紫宫距堂一肋整，华盖胸骨角上安。

璇玑胸骨柄中间，天突胸骨上窝边，

廉泉结上舌本下，承浆颏唇沟中间。

注：RN为任脉国标英文缩写。

【取穴简表】

表2-25　任脉腧穴取穴简表

部位	穴名	穴性	穴位定位		刺灸方法
下腹部	会阴		会阴部，前、后阴之间取穴		临床一般不用
	曲骨		下腹部，前正中线上，当脐中下	5寸	针前排小便。直刺1.0～1.5寸，均可灸，少女不宜针刺石门穴
	中极	★膀胱募		4寸	
	关元	★小肠募		3寸	
	石门	★三焦募		2寸	
	气海			1.5寸	
	阴交			1寸	
	神阙		肚脐中央		一般不针，多灸

部位	穴名	穴性	穴位定位	刺灸方法
上腹部	水分 下脘 建里 中脘 上脘 巨阙 鸠尾 中庭	▲ ▲ ★胃募 腑会 心募	上腹部，前正中线上，当脐中上 1寸 2寸 3寸 4寸 5寸 6寸 7寸 8寸	直刺1~1.5寸，均可灸 向下斜刺0.5~1寸 平刺0.5~0.8寸
胸部	膻中 玉堂 紫宫 华盖 璇玑 天突	★心包募 气会 ▲	胸部，前正中线上，平第四、三、二、一肋间隙中 天突下1寸，胸骨柄中央 胸骨柄上窝中	平刺0.5~0.8寸，均可灸 针尖向下，于胸骨后直刺0.5~1寸
颈部	廉泉 承浆	▲ ★	颈部，前正中线上，喉结上方，舌骨上缘凹陷中 面部，颏唇沟正中凹陷处	向舌根方向斜刺0.5~0.8寸 斜刺0.5~0.8寸

【主治病症简表】

表2-26　任脉穴位主治病症简表

部位	穴名	穴性	共性	个性
下腹部	会阴 曲骨 中极 关元 石门 气海 阴交 神阙	 ★膀胱募 ★小肠募 ★三焦募	不方便操作，少用 都能治疗穴位所在的局部病症，如少腹痛、月经不调、赤白带下、遗精、阳痿、恶露不尽、小便不利、遗尿、白浊、淋证、绕脐痛	治疗溺水窒息、产后昏迷，但一般不用 曲骨可以治疗疝气和阴囊湿疹 中极可以治疗疝气和阴囊湿疹 关元、气海有强壮作用，可以治疗中风脱症、中气不足、肌体羸瘦 神阙治疗中风脱症，用大艾炷隔附子饼灸

部位	穴名	穴性	共性	个性
上腹部	水分 下脘 建里 中脘 上脘 巨阙 鸠尾 中庭	▲ ▲ ★胃募 腑会 心募	治疗绕脐痛、腹胀痛、胃脘痛、胸胁支满、腹坚硬胀、肠鸣、腹胀、泄泻、食不化等	水分可以治疗水肿 中脘是治疗六腑病、肠胃病的主要穴位 巨阙可以治疗心悸、怔忡、失眠 鸠尾多用于治疗癫痫 中庭可以治疗咳嗽、气喘
胸部	膻中 玉堂 紫宫 华盖 璇玑	★心包募 气会	治疗胸胁支满、胸膺疼痛、咳嗽气喘、心烦心悸	膻中可治疗气机逆乱引起咳嗽、气喘、呕吐、呃逆、胸胁胀痛等，还可以治疗乳少 华盖、璇玑可以治疗喉痹
颈部	天突 廉泉	▲ ▲	治疗咽痛、暴喑	天突还可以治疗咳嗽气喘、咯唾脓血 廉泉可以治疗中风失语
面部	承浆	★		承浆可以治疗口眼歪斜、唇紧流涎、癫病

【主治与常见配伍】

（1）所有穴位都能治疗腧穴所在部位和邻近部位的病变，包括脏腑和组织器官病变。如下腹部穴位主要用于治疗下焦病，且多具强壮作用；上腹部穴位主要用于治疗中焦病；胸部穴位主要用于治疗上焦病；颈部的穴位主要用于治疗咽喉肿痛；面部的穴位主要用于治疗口眼歪斜、齿痛、唇紧、流涎等。

（2）有特殊治疗作用的穴位

①下腹部的关元、气海等都具强壮作用，可以治疗中风脱症、脏气不足、肌体羸瘦等疾患，可配伍足三里、膏肓俞。

②神阙（肚脐）是人体与母亲维系之处，有很广泛的治疗作用。据临床报道，艾灸神阙对慢性泄泻、五更泻、产后尿潴留都有明显的治疗效果，可配伍天枢、阴陵泉、上巨虚；药物外敷神阙，也可以取得同样的治疗效果。此外，隔药灸或在本穴拔罐，对治疗荨麻疹，疗效甚好。

③膻中穴是心包募，气会。凡气机逆乱引起的诸症，如肺气上逆引起的咳嗽、气喘，胃气上逆引起的呕吐、呃逆，肝气不疏引起的胸胁胀痛等均可用本穴治疗，多随症配穴。此外，膻中配伍足三里、天宗，还可以治疗乳汁分泌少。

④中脘穴是胃募、腑会。凡六腑病或肠胃病，均可以本穴为主治疗，可配伍胃俞、足三里。此外，还可以治疗癫痫或脏躁，多配伍神庭、四神聪。

⑤鸠尾是治疗癫痫的常用穴，多配伍人中、百会、内关、神门。

14. 督脉腧穴

【取穴歌】

阳脉之海督脉经，长强龈交二八停，

角弓反张妇科病，脏腑热病头项疼。

长强尾骨肛门间，腰俞骶管裂孔端，

阳关平嵴十六下，命门十四椎下边。

十三悬枢一脊中，十椎之下是中枢，

九椎之下筋缩对，至阳灵台七六住。

神道位于五椎下，身柱正在三椎间，

一椎之下找陶道，七颈椎下大椎添。

哑门发上正半寸，发上一寸风府现，

脑户枕外隆突上，后发际上二寸边，

余穴相距均寸半，强间后顶百会前。

前顶之前是囟会，前发际上二寸添，

一寸上星神庭半，素髎正在鼻尖端。

水沟人中沟中取，兑端人中沟下端，

龈交上唇之内觅，正在系带齿龈间。

ＤＵ穴位何处寻，腰背头面正中线。

注： DU为督脉国标英文缩写。

【取穴简表】

表 2-27　督脉腧穴取穴简表

部位	穴名	穴性	定位定位	刺灸方法
背腰部	长强	▲络穴	在尾骨端上，尾骨尖端与肛门连线的中点	临床一般不用
	腰俞		骶部，后正中线上，正当骶管裂孔中	向上斜刺0.5～1寸，可灸
	腰阳关 命门 悬枢	▲	腰部后正中线上，第 四二一 腰椎棘突下	直刺0.8～1.2寸，均可灸
	脊中 中枢 筋缩 至阳 灵台 神道 身柱 陶道	▲ ▲ ▲	在背部后正中线上，第 十一 十 九 七 六 五 三 一 胸椎棘突下凹陷中	向上斜刺0.5～1寸，均可灸
	大椎	★	第七颈椎棘突下凹陷中	直刺0.5～1寸
头颈面部	哑门	▲	后发际正中直上 0.5寸，第一颈椎下凹陷中	直刺0.5～0.8寸，不可灸，不可深刺
	风府	★	1寸，斜方肌之间凹陷中	
	脑户		2.5寸，枕外隆突上缘	
	强间		4寸	
	后顶		前发际正中直上 6.5寸	平刺0.5～0.8寸，均可灸
	百会	★	5寸，两耳尖连线的中点	
	前顶		3.5寸	
	囟会		2寸	
	上星		1寸	
	神庭	▲	0.5寸	
	印堂	▲	两眉头连线的中点	
	素髎		面部，当鼻尖正中央	
	人中	★	面部，当人中沟上1/3与下2/3交点处	向上斜刺0.3～0.5寸
	兑端		人中沟下端皮肤与红唇之移行处	
	龈交		上唇内，上唇系带与齿龈之移行处	

【主治病症简表】

表 2-28　督脉腧穴主治病症简表

部位	穴名	穴性	共性	个性
背腰部	长强	▲络穴	下七椎的穴位都能治疗遗尿、癃闭、遗精、阳痿,以及腰痛	长强可以治疗溺水,但操作不便,少用
	腰俞			
	腰阳关			
	命门	▲		命门与肾俞平,长于治疗泌尿生殖系疾病
	悬枢		中七椎的穴位都能治疗胃痛、腹痛、呕吐、泄泻,以及背痛	
	中枢			
	筋缩	▲		筋缩与肝俞平,长于治疗太息、抽搐、转筋
	至阳			至阳是治疗黄疸的要穴,但针灸临床一般不用
	灵台			
	神道		上七椎的穴位都能治疗咳嗽、气喘、心悸、胸闷及肩背痛	神道与心俞平,长于治疗心悸怔忡、失眠多梦
	身柱	▲		身柱与肺俞平,长于治疗咳嗽气喘、胸闷胸痛
	陶道			
	大椎	★		大椎长于治疗高热、颈强、头痛、感冒等
头颈面部	哑门	▲	治疗后头痛	哑门长于治疗暴喑、声哑,只针不灸
	风府	★		风府长于治疗感冒、头痛及头晕、肢麻、风疹
	脑户			
	强间			
	后顶			
	百会	★	治疗前头痛	百会有强壮和升阳举陷作用,可治疗阴挺、脱肛
	前顶			
	囟会			
	上星		治疗口眼歪斜	上星长于治疗鼻膜炎、鼻窦炎、鼻衄
	神庭	▲		神庭、印堂长于治疗小儿惊风、癫狂、失眠、嗜睡
	印堂	▲		
	素髎			
	人中	★		人中多用于治疗中风、昏迷、中暑、休克等
	兑端			
	龈交			

【主治与常见配伍】

(1)所有穴位都能治疗脊柱疾患、颈项强急,甚则角弓反张。

上七椎的穴位都能治疗上焦的病变,如咳嗽、气喘、心悸、胸闷。

中七椎的穴位都能治疗中焦的病变,如胃痛、腹痛、呕吐、泄泻。

下七椎的穴位都能治疗下焦的病变，如遗尿、癃闭、遗精、阳痿。

（2）有特殊治疗作用的穴位

①长强是救急要穴，但由于使用不方便，而且不好消毒，故临床上很少使用。

②命门穴与肾俞相平，多用于治疗肾虚诸症。如治疗尿频、遗尿，配伍关元、气海；治疗肾虚泄泻，配伍天枢、气海；治疗习惯性流产，配伍肾俞、志室。

③至阳是治疗黄疸病的首选穴，但由于黄疸病有血液传染的嫌疑，一般都不采用针灸治疗。

④筋缩与肝俞相平，肝与风同性，肝主筋。故凡肝风内动、肝肾阴虚不能养筋之抽搐、转筋及筋骨痿软之症，均可用筋缩治疗，配伍内关、阳陵泉、绝骨。

⑤神道与心俞相平，可用于治疗心悸怔忡、失眠多梦、遗精健忘，配伍神门、内关、心俞、膻中。

⑥身柱与肺俞相平，可用于治疗感冒发热，配伍曲池、大椎；治疗咳嗽气喘、胸闷胸痛，配伍列缺、孔最、尺泽。

⑦大椎是手足三阳经与督脉的交会穴，长于治疗热病（包括潮热、实热、虚热、湿热），常配伍曲池、十宣、合谷；也用于治疗颈椎病、头痛项强，配伍风池、天柱、落枕。采用点刺后拔罐放血治疗荨麻疹、痤疮、感冒、哮喘等，疗效都十分肯定。

⑧哑门是治哑之门，也是致哑之门。在主治上，哑门为治疗暴喑、声哑的首选穴之一，多配伍通里、鱼际。但在刺灸方法上，最好不灸，以免"灸之令人喑"（《针灸甲乙经》）。

⑨风府为治风之府，长于祛风。不仅可以治疗内风引起的疾患，如头晕、肢麻、风疹，常配伍百会、曲池、血海；也治疗外风引起的疾患如感冒、头痛，常配伍太阳、外关、合谷。

⑩百会有强壮和升阳举陷作用，常用于治疗脾虚泄泻，配伍脾俞、天枢；治疗虚损诸疾，配伍膏肓俞、气海；治疗中风偏瘫不语，配伍哑门、风池。

此外，上星长于治疗鼻疾。在临床上，凡与鼻相关的疾病，如鼻膜炎、鼻窦炎、鼻衄，笔者多用本穴配伍印堂、迎香、合谷、列缺治疗，效果极佳。神庭、印堂长于安神定志，用于治疗神志病，如小儿惊风癫狂、吐舌弄舌、失眠、嗜睡，常配伍间使、神门、人中。治疗角弓反张，配伍大椎、腰俞。人中、素髎是救急要穴，凡中风、昏迷、中暑、休克、癫狂、痫症，首选本穴进行治疗。

从上可以看出十四经穴主治方面的共性，一般穴位都能治疗穴位所在部位的病症，有的还可以治疗本经循行所联系的脏腑和组织器官的病症。需要强调的是，十二经脉在四肢部位的穴位，特别是特定穴，不仅可以治疗穴位所在部位的病变和经脉循行过程中所联系的组织器官病变，而且多具有影响全身的作用，这才是值得花时间去记忆的穴位。

（二）经外奇穴有奇效

经外奇穴，简称"奇穴"，是指没有归属于十四经的腧穴。因其效果奇特，故称奇穴。

【经外奇穴的特点】

（1）经外奇穴的主治范围，一般都比较单纯。例如牵正穴主要用于治疗口眼歪斜，阑尾穴主要用于治疗阑尾炎。

（2）多数奇穴对某些病症有特殊的疗效。如用腰痛穴治疗腰痛、落枕穴治疗落枕，多有立竿见影的效果。

（3）奇穴分布都比较分散，没有一定的规律。有的分布在十四经的循行路线上，有的虽没有分布在十四经的循行路线上，但它们与经络系统的联系却是十分密切的。

（4）有的经外奇穴，由多个穴位组成。例如十宣穴，由手指尖的十个穴位组成；八风穴，由足背上的八个穴位组成；四缝穴，由手指掌面四个穴位组成等。

（5）有的经外奇穴，实际上还是经穴。例如四花穴，就是由双侧的胆俞、膈俞四个穴位组成。

【常用经外奇穴定位歌】

经外奇穴有奇效，头面躯干四肢找。

百会四周神聪穴，前后左右一寸凹，

颞部凹陷找太阳，眉毛中点是鱼腰。

舌骨之上上廉泉，承浆两边夹承浆，

翳风之后翳明穴，耳尖耳郭上方找。

大椎两旁寻定喘，胃管下俞八椎边，

夹脊背腰椎边住，十五椎下下极俞。

中极旁外子宫穴，四指掌面取四缝，

十宣十指尖端处，手背腰痛点正好。

中泉指总伸肌外，肩髃下边是肩前，

鹤顶髌骨底中央，膝眼髌下藏两边。

虫窝血海上一寸，阑尾三里之下边，

胆囊穴现陵泉下，十趾尖端是气端。

【常用经外奇穴定位方法及主治病症简表】

表 2-29　常用经外奇穴定位方法及主治病症简表

部位	穴位名称	定位	刺灸方法	主治病症
头顶	▲四神聪	百会前后左右各 1 寸，共 4 个穴位	平刺 0.5 ～ 0.8 寸，可灸	头顶痛、眩晕、失眠、癫狂
眼周	▲太阳	眉梢和目外眦连线中点外 1 寸左右的凹陷中	直刺 0.8 ～ 1.2 寸	偏正头痛、失眠、眩晕、前额痛、鼻渊
	鱼腰	眉毛中点，对准瞳孔处	平刺 0.3 ～ 0.5 寸	眼睑下垂、目疾、口眼歪斜
口周	上廉泉	颈上部正中，下颌下缘与舌骨体之间的凹陷中	向舌根方向斜刺 0.8 寸	舌强失语、咽喉痛
	夹承浆	承浆穴左右各 1 寸凹陷中，共 2 穴	平刺 0.5 ～ 0.8 寸，不灸	口眼歪斜
耳周	翳明	翳风穴后 1 寸	直刺 0.5 ～ 1.0 寸	头痛、失眠、耳疾
	▲耳尖	折耳向前时，耳郭上方尖端处	直刺 0.1 ～ 0.2 寸，或者点刺放血	目疾，高热
腰背部	▲定喘	大椎穴左右各旁开 0.5 寸，共 2 穴	颈椎方向斜刺 0.8 寸	咳嗽、气喘
	胃管下俞	第八胸椎棘突下旁开 1.5 寸	斜刺 0.5 ～ 0.8 寸	胃痛、消渴病
	▲华佗夹脊	第一胸椎至第五腰椎各棘突下旁开 0.5 寸，每侧 17 穴，共 34 穴	向脊柱方向斜刺 0.8 ～ 1.2 寸	腰背强急、同一水平背俞穴的主治范围
	下极俞	后正在线上，第三腰椎棘突下	直刺 0，5 ～ 0.8 寸	腰痛
腹部	子宫	脐下 4 寸，前正中线旁开 3 寸	直刺 0.8 ～ 1.2 寸，多灸	妇科病如月经不调

部位	穴位名称	定位	刺灸方法	主治病症
上肢	▲十宣	十指尖端去甲游离缘0.1寸处	点刺	昏迷、中暑、小儿惊风
	▲四缝	食指至小指四指的掌面，近端指关节横纹中点	点刺	小儿疳积、百日咳
	▲腰痛点	手背第二、三，四、五掌骨间，掌指关节与腕背横纹连线中点	向掌中斜刺0.5～0.8寸	手背痛、急性腰扭伤
	中泉	阳溪与阳池连线的中点，指总伸肌腱桡侧	向掌中斜刺0.5～0.8寸	手背痛、胸满、胃痛
	肩前	腋前皱襞的尽头处与肩髃穴连线的中点	直刺0.8～1.2寸	肩背痛、肩周炎
下肢	▲鹤顶	髌骨上缘中点上方凹陷处	直刺0.8～1.2寸	膝关节疼痛、鹤膝风
	▲膝眼	髌骨下，髌韧带两侧之凹陷中，左右各1穴	向膝中斜刺0.8～1.2寸，可灸	膝关节肿痛、鹤膝风
	百虫窝	血海穴上1寸	直刺0.8～1.2寸	蛔虫病、皮肤瘙痒
	▲阑尾穴	足三里下1.5～2寸，有明显压痛处	直刺0.8～1.2寸	阑尾炎
	▲胆囊穴	阳陵泉下1寸左右，有明显压痛处	直刺0.8～1.2寸	胆囊炎
	气端	足十趾尖端	点刺	神昏、高热

【常用经外奇穴主治与常见配伍】

（1）四神聪是治疗头顶痛、眩晕、失眠、癫狂的常用穴位，多配伍百会、内关、神门。

（2）鱼腰有清利头目的作用，主要用于治疗前额头痛，常配伍神庭、太阳、头维、阳白；也可以治疗目疾，配伍太阳、睛明。

（3）太阳穴是治疗偏、正头痛和目疾的常用穴位。治疗偏、正头痛，常配伍头维、印堂、神庭、角孙、率谷；治疗眼睛疾患，如近视、远视、目赤肿痛，常配伍眼周的穴位如睛明、鱼腰、四白。此外，还可以治疗口眼歪斜，配伍下关、颊车、迎香、地仓等。

（4）十宣多用于治疗昏迷、中暑、小儿惊风，配伍人中、承浆；也可以治疗高热不退，配伍少商、商阳。

（5）四缝主要用于治疗小儿疳积和百日咳。采用在四缝点刺放血的方法治疗小儿疳积，疗效甚佳；治疗百日咳，则常配伍神门、列缺、鱼际。

（6）腰痛点主要用于急性腰扭伤，针刺腰痛点以后，让患者活动腰部，一般治疗1～2

次就能痊愈；也能治疗腰痛，配伍肾俞、大肠俞、委中。

（7）华佗夹脊是从第一胸椎至第五腰椎，各椎棘突下旁开 0.5 寸的穴位，每侧都有 17 个穴位。它的主治范围甚广，一般与同一水平的背俞穴相同。此外，还可以治疗颈项强急，腰背疼痛，多随症配穴。

（8）鹤顶、膝眼多用于治疗鹤膝风，配伍曲泉、膝阳关；也可以治疗膝关节痛，配伍血海、梁丘、足三里等。

（9）阑尾穴具有清热解毒的功效，多用于治疗急、慢性阑尾炎，配伍上巨虚、足三里、水分、合谷、天枢；也可治疗胃肠病变，配伍足三里、上巨虚。

（10）胆囊穴也具有清热解毒的功效，多用于治疗急、慢性胆囊炎，胆石症、胆道蛔虫、胆绞痛，常配伍胆俞、胰俞、内关、肝俞、日月、期门。

（11）气端穴是治疗中风昏迷的常用穴位，多配伍人中、涌泉、十宣。

（三）特定穴具有特殊的治疗作用

特定穴是指既有特殊名称，又有特殊治疗作用的若干类经穴，包括五输穴、原穴、络穴、郄穴、八脉交会穴、下合穴、背俞穴、募穴等。

1.五输穴

五输穴是十二经脉分布在肘膝关节以下的井、荥、输、经、合五类腧穴的简称。每条经有 5 个五输穴，十二条经共有 60 个五输穴。这是古人将经脉之气的运行比作自然界的水流，由小到大，由浅入深，用以说明经气在运行中所过部位的深浅不同，所具有的作用也不同。即《灵枢·九针十二原》中所云："所出为井，所溜为荥，所注为输，所行为经，所入为合。"

附：五输穴歌

少商鱼际与太渊，经渠尺泽肺相连，

商阳二间三间穴，阳溪曲池大肠牵。

厉兑内庭属胃经，陷骨解溪三里停，

隐白大都属于脾，太白商丘并阴陵。

少府少冲与神门，灵道少海属于心，

少泽前骨后溪穴，阳谷小海小肠经。

至阴通谷束骨连，昆仑委中膀胱现，

涌泉然骨太溪上，复溜阴谷肾经传。

中冲劳宫心包络，大陵间使曲泽牵，

关冲腋门中诸穴，支沟天井三焦言。

窍阴侠溪临泣胆，阳辅还连阳陵泉，

大敦行间太冲看，中封曲泉属于肝。

【分布规律】

五输穴都分布在四肢肘膝关节以下部位。其中井、荥、输穴，一般为四肢末端向心性数的第一、二、三个穴位（胆经例外，是第四个穴位）；经穴分布在腕、踝关节附近；合穴分布在肘膝关节附近。

【五行属性】

阴经五输穴的五行属性分别为木、火、土、金、水，呈相生关系；阳经五输穴的五行属性分别为金、水、木、火、土，也呈相生关系。具体内容见表2-30。

表2-30　五输穴的五行属性表

阴经五行属性	（属木）	（属火）	（属土）	（属金）	（属水）
五输穴	井穴	荥穴	输穴	经穴	合穴
阳经五行属性	（属金）	（属水）	（属木）	（属火）	（属土）

从上可以看出，五输穴的五行属性都呈相生关系。只不过阴经始于"木"，阳经始于"金"。即所谓"阴井木""阳井金"；"阴荥火""阳荥水"；"阴输土""阳输木"；"阴经金""阳经火"；"阴合水""阳合土"。

凡五行属性与本经五行属性相同的五输穴，即是本经的"本穴"。然后根据"生我者为母""我生者为子"的原则，就可以确定这条经脉的"母穴"和"子穴"了。

如肺经属金，肺经是阴经。肺经的经穴经渠属金，经渠就是肺经的"本穴"；肺经的输穴太渊属土，土生金，太渊就是肺经的"母穴"；肺经的合穴尺泽属水，金生水，尺泽就是肺经的"子穴"。

同理，胃经属土，胃经是阳经。胃经的合穴足三里属土，足三里就是胃经的"本穴"；胃经的经穴解溪属火，火生土，解溪就是胃经的"母穴"；胃经的井穴厉兑属金，土生金，厉兑就是胃经的"子穴"。

【临床应用】

五输穴的临床应用，分为择时与不择时两种用法。

（1）不择时用

①五输穴主病

《灵枢·顺气一日分为四时》曰："病在脏者取之井，病变于色者取之荥，病时间时甚者取之输，病变于音者取之经，经满而血者、病在胃及饮食不节得病者取之合。"

《难经·六十八难》曰："井主心下满，荥主身热，输主体重节痛，经主喘咳寒热，合主逆气而泄。"近代医家做了"井主神昏，井主身热"的补充。

②母子补泻法：分为"本经补母泻子法"和"他经补母泻子法"两种。

本经补母泻子法：即某经病属虚的，可以选本经的"母穴"治疗；属实的，可以选本经的"子穴"治疗。例如咳嗽气喘属肺经有病，属虚的，可以选本经的"母穴"太渊治疗；属实的，可以选本经的"子穴"尺泽治疗。

他经补母泻子法：即某经病属虚的，可以选"母经"的"本穴"治疗；属实的，可以选"子经"的"本穴"治疗。例如咳嗽气喘属肺经有病，属虚的，可以选"母经"——脾经（肺经属金，脾经属土，土生金，故脾经为其"母经"）的本穴太白治疗；属实的，可以选"子经"——肾经（肺经属金，肾经属水，金生水，故肾经为其"子经"）的本穴阴谷治疗。

（2）择时用

①结合四季应用：即"春刺井，夏刺荥，季夏（长夏）刺输，秋刺经，冬刺合"。

②子午流注针法：分为"纳甲法"和"纳子法"两种（详见"子午流注"针法）。

2. 原穴和络穴

原穴是脏腑原气输注、经过、留止的部位，与三焦密切相关，因三焦是原气之别使。

十二经络穴是十二经的络脉由经脉别出部位的腧穴，也是表里两经联络之处。加上任脉络穴鸠尾、督脉络穴长强、脾之大络大包，共计十五，称为"十五络"。

附：十二原穴歌

> 原穴原气留止处，阴经阳经各有别，
>
> 手足阴经输代原，阳经肢端第四穴。
>
> 神门大陵与太渊，阳池合谷腕骨接，
>
> 太溪太冲与太白，冲阳丘墟京骨列。

附：十五络穴歌

> 肺络列缺肠偏历，胃络丰隆脾公孙，
>
> 心络通里小支正，膀胱飞扬大钟肾。
>
> 心包三焦内外关，肝络蠡沟胆光明，
>
> 督络长强任鸠尾，脾之大络大包存。

【分布规律】

原穴都分布在四肢肘膝关节以下部位。阴经的原穴为四肢末端向心性数的第三个穴位，即"以输代原"；阳经的原穴，一般为四肢末端向心性数的第四个穴位（胆经例外，是第五个穴位）。

十二络穴都分布在四肢肘膝关节以下部位，任脉络穴鸠尾分布在上腹部，督脉络穴长强分布在尾骶部，脾之大络大包分布在胁肋部。

【临床应用】

（1）原穴的临床应用：既可以反映相关脏腑的疾病，又可以治疗相关脏腑的疾病。

（2）络穴的临床应用：十二经络穴，既可以治疗本经病症，又可以治疗相表里经脉的病症。任脉络穴鸠尾，可以治疗腹部病症；督脉络穴长强，可以治疗头部和背部病症；脾之大络大包，可以治疗胁肋部的病症。

（3）主客原络配穴：本经的原穴配合相表里经脉的络穴，或者相表里经脉的原穴配合本经的络穴，都叫"主客原络配穴"。它的配穴原则是以表里脏腑、经脉病变之先后，或者病变之主次而配穴。运用时，一般以先病或者病变为主的脏腑、经脉为"主"，取其经的原穴；后病或者病变为次的为"客"，取其经的络穴。例如，如果肺病为主而大肠病为次，取肺经的原穴太渊，配大肠经的络穴偏历；但如果大肠病为主而肺病为次，则取大肠经的原穴合谷，配肺经的络穴列缺。

3. 背俞穴和腹募穴

背俞穴，是五脏六腑之精气输注于背腰部的腧穴。俞为阳，均分布在背腰部膀胱经的第一侧线上，是"阴病行阳"的重要处所。

腹募穴，是五脏六腑之精气汇聚于胸腹部的腧穴。募为阴，均分布在胸腹部，是"阳病行阴"的重要处所。

附：十二背俞穴歌

> 肺三包四心椎五，九肝十胆脾胃俞，
>
> 十三三焦十四肾，十六十八属肠俞，
>
> 还有膀胱十九下，距督正好寸半中。

附：十二腹募穴歌

> 膻中心包巨阙心，小肠关元焦石门，
>
> 膀胱中极胃中脘，六穴都在任脉寻。
>
> 本经肺肝加上胆，他经大肠及脾肾。
>
> 肺府肝期胆日月，肠枢脾章肾京门。

【分布规律】

（1）背俞穴的分布规律：背俞穴均分布在背腰部膀胱经的第一侧线上，并且按照脏腑位置的高低依次向下排列。其规律是：肺（俞）三、厥阴（俞）四、心（俞）五、九肝（俞）、十胆（俞）、十一脾（俞）、十二胃（俞）、十三三焦（俞）、十四肾（俞）、十六大肠（俞）、十八小肠（俞）、十九膀胱（俞）。

注：肺三，指肺俞穴位于第三胸椎棘突下，旁开后正中线 1.5 寸；厥阴四，指厥阴俞位于第四胸椎棘突下，旁开后正中线 1.5 寸。余同。

（2）腹募穴的分布规律：腹募穴有 6 个分布在任脉上，3 个分布在本经上，3 个分布在他经上。具体内容见图 2-31。

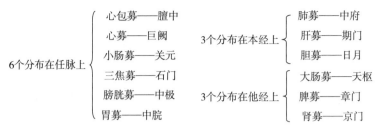

图 2-31　腹募穴分布示意图

【临床应用】

背俞穴和腹募穴的临床应用基本相同。

（1）反映相关脏腑病：主要表现在当脏腑有了疾病时，就会在相关的背俞穴和腹募穴上出现压痛、敏感、麻木、迟钝、皮下组织变异（如结节、条索状反应物）等，有很高的诊断价值。

（2）治疗相关脏腑病：背俞穴和腹募穴都可用于治疗相关脏腑的病症。不过背俞穴的主治特点以扶正补虚、调节脏腑机能为主，偏于治疗相关脏腑的慢性、虚弱性疾病，往往与原穴配合应用。募穴的主治特点是以祛邪泻实为主，具有通调脏腑、行气止痛之功，偏于治疗相关脏腑的急性病症，往往与下合穴配合应用。此外，下腹部的募穴，如关元、石门、中极等，都具有强壮作用而用于治疗虚劳羸瘦、遗精阳痿、崩中漏下、中风虚脱之证。

（3）治疗五官病和"五体病"：背俞穴和腹募穴虽然可以治疗相关脏腑所开窍的五官病和"五体病"（皮、肉、脉、筋、骨病症），但在临床上很少应用。

（4）俞募配穴：在临床上，背俞穴和腹募穴往往配合应用。以同一个脏腑的背俞穴和募穴相配，叫"俞募配穴"，用于加强治疗同一脏腑疾病的效果，充分体现了经络、腧穴协调阴阳的作用。

4. 郄穴和八会穴

郄穴是各经的经气深聚部位的腧穴。除十二经脉各有一个郄穴外，阴、阳跷脉，阴、阳维脉也各有一个郄穴，共计十六个，叫"十六郄"。

八会穴，是人体的脏腑、气血、筋脉、骨髓等精气聚会的八个穴位。

附：十六郄穴歌

十六郄穴治急病，阳郄疼痛阴血症。

肺郄孔最肠温溜，小肠养老心阴郄，

三焦会宗包郄门，脾郄地机胃梁丘，

肾郄水泉膀金门，胆郄外丘肝中都，

阴阳跷脉跗阳（交）信，阴阳维脉（阳）交筑宾。

附：八会穴歌

腑会中脘脏章门，血会膈俞气膻中，

脉会太渊髓绝骨，筋会阳陵骨大杼。

【分布规律】

（1）郄穴的分布规律：除胃经的郄穴梁丘分布在膝关节以上部位外，其他郄穴都分布在四肢肘膝关节以下部位。

（2）八会穴的分布规律：八会穴分布在全身各处。具体内容见图 2-32。

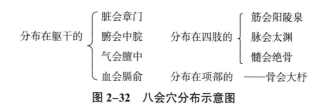

图 2-32　八会穴分布示意图

【临床应用】

（1）郄穴的临床应用：既可以反映相关脏腑、经脉的病症，也可治疗相关脏腑、经脉的急性病症。其中阴经的郄穴，多用于治疗急性出血；阳经的郄穴，多用于治疗急性疼痛。如肺经的郄穴孔最常用于治疗急性出血，或咳血，或痔疮出血；胃经的郄穴梁丘常用于治疗急性胃痛。

（2）八会穴的临床应用：八会穴主要用于治疗相关的脏、腑、气、血、筋、脉、骨、髓的病变。如五脏有病，多取脏会章门治疗；咳嗽、气喘，可以取气会膻中治疗；各种出血，可以取血会膈俞治疗；筋骨痿软，可以取筋会阳陵泉、髓会绝骨治疗等。

（3）郄会配穴：即是将郄穴和八会穴配合应用。如治疗咳喘病，可以用肺经的郄穴孔最，配合气会膻中；治疗急性胃痛，可以用胃经的郄穴梁丘，配合腑会中脘。

5. 下合穴

下合穴，又叫"六腑下合穴"，是六腑之气下合于足三阳经上的 6 个穴位。

附：下合穴歌

胃腑下合三里乡，上下巨虚大小肠，

膀胱下合委中穴，三焦下合在委阳，

胆腑下合阳陵泉，腑病用之效必彰。

【分布规律】

下合穴都分布在足三阳经上。具体内容见图 2-33。

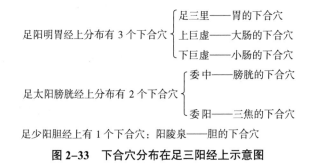

足阳明胃经上分布有 3 个下合穴 ⎰ 足三里——胃的下合穴
⎱ 上巨虚——大肠的下合穴
⎱ 下巨虚——小肠的下合穴

足太阳膀胱经上分布有 2 个下合穴 ⎰ 委中——膀胱的下合穴
⎱ 委阳——三焦的下合穴

足少阳胆经上有 1 个下合穴：阳陵泉——胆的下合穴

图 2-33　下合穴分布在足三阳经上示意图

【临床应用】

下合穴具有通、降作用，主要用于治疗相关的六腑病症。如足三里多用于治疗胃痛、呕吐；阳陵泉多用于治疗胆囊炎、胆结石、胁痛、黄疸；上巨虚多用于治疗泄泻、痢疾、脱肛、阑尾炎；委中、委阳多用于治疗尿频、癃闭、遗尿等。

6. 八脉交会穴

古人根据腧穴的主治特点，认为在四肢部有与奇经八脉经气相通的 8 个穴位，就是八脉交会穴。实际上，这 8 个穴位并不与奇经八脉相交会，只是"经气相通"而已。

附：八脉交会穴歌

公孙冲脉胃心胸，内关阴维主治同，

临泣胆经连带脉，外关阳维锐眦逢，

后溪督脉内眦颈，申脉阳跷络亦通，

列缺任脉行肺系，照海阴跷膈咽喉。

【分布规律及所通八脉】

八脉交会穴都分布在四肢肘膝关节以下部位。其中内关、列缺、后溪、外关分布在上肢的腕关节附近；公孙、照海、申脉、足临泣分布在下肢踝关节附近。它们与八脉的关系见图 2-34。

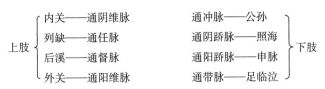

图 2-34　八脉交会穴与八脉的关系示意图

【临床应用】

（1）单独运用：八脉交会穴单独应用时，用于治疗相关的奇经八脉病症。

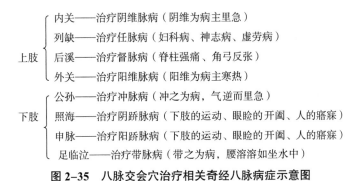

图 2-35　八脉交会穴治疗相关奇经八脉病症示意图

（2）配对应用：即将八脉交会穴配成惯用的四对，用以治疗相关疾病。

内关配公孙——治疗胃、心、胸的病症
列缺配照海——治疗胸膈、肺系、喉咙病症
后溪配申脉——治疗目内眦、头项、肩胛、腰背病症
外关配足临泣——治疗目外眦、耳后、偏头痛、胁肋病症

图 2-36　惯用的四对八脉交会穴所治疾病示意图

（3）择时运用

灵龟八法：将"逐日干支数"加上"临时干支数"的总和，阳日用九除，阴日用六除，所得之余数所对应的八脉交会穴，就是当日当时应取的八脉交会穴（详见"灵龟八法"）。

飞腾八法：只以"临时干支数"中的天干进行推算，找出对应的八脉交会穴。（详见"飞腾八法"）。

7. 交会穴

交会穴是两条或两条以上的经脉交叉、会合部位的穴位。其中所属的经脉叫"本经"，其他的经脉叫"他经"。

【交会穴的分布规律】

全身的交会穴很多，分布在全身各处。其中三阴交是足三阴经的交会穴，关元、中极是足三阴经与任脉的交会穴，大椎是手、足三阳经与督脉的交会穴。

【交会穴的临床应用】

交会穴不仅用于治疗"本经"及其相关脏腑、组织、器官的病症，而且可用于治疗相交会的"他经"及所属脏腑、组织、器官的病症。如三阴交是足三阴经的交会穴而属于脾经，所以它既可以治疗脾经病症，也可以治疗肝经和肾经的病症；中极、关元是足三阴经与任脉交会穴而属于任脉，所以它既可以治疗任脉病，也可以治疗足三阴经的病症；大椎穴是手、足三阳经与督脉的交会穴而属于督脉，所以它既可以治疗督脉病症，也可以治疗手三阳经和足三阳经的病症。

下篇

· 突出针灸特色是关键

针灸疗法，是中医学的一个重要组成部分。针灸治疗疾病，也必须根据中医的脏腑经络学说，运用四诊、八纲理论，将临床上各种不同的证候加以分析、归纳，以确定疾病的病因、病机、病位、病性（在脏、在腑，在表、在里，属寒、属热，属虚、属实）。然后依照理→法→方→穴→术的程序，在辨证准确的基础上，按理立法、按法处方、按方配穴、按穴施术。或针刺、或艾灸、或针灸并用，或补或泻、或攻补兼施，以通其经络、调其气血，使阴阳重新归于相对的平衡，达到治愈疾病的目的。所以我们觉得，在针灸的临床工作中，有几点值得重视。

一、针灸的辨证方法要以经络辨证为主

针灸治疗疾病的机理，与中药治疗疾病的机理不完全一样。中药有寒、热、温、凉四气（性），酸、苦、甘、辛、咸五味，从而具有升降浮沉的功效。所以治疗热证，必须用性寒、性凉的药，即所谓"热则寒之"；治疗寒证，则必须用性热、性温的药，即所谓"寒则热之"；治疗虚证，必须用补气、补血、滋阴、助阳的药，即所谓"虚则补之"；治疗实证，必须用清热、泻火、祛湿、除痰的药，即所谓"实则泻之"。

针灸治疗疾病是通过刺激穴位、疏通经络而达到治疗效果的。穴位不具有寒、热、温、凉四气，没有酸、苦、甘、辛、咸五味，也没有升降浮沉的功效。虽然在众多的穴位中，有的穴位长于扶正，如关元、气海、膏肓、足三里；有的穴位长于祛邪，如合谷、十宣、气端。但多数穴位的功效都取决于机体的功能状态。也就是说，当机体处于邪盛的时候，针刺某个穴位，就具有祛邪的作用；而当机体处于正虚的时候，针刺同一个穴位，就具有扶正的作用。可见，穴位多具有双向的良性调节作用。比如针刺足三里，既能治疗高血压，也能治疗低血压；针刺内关，既能治疗心动过速，也能治疗心动过缓等。

虽然中医的辨证方法很多，比如八纲辨证、脏腑辨证、气血津液辨证、卫气营血辨证、三焦辨证等。但针灸的辨证方法，必须以经络辨证为主，要以经络证治为主要依据。实际上，经络辨证也涉及了以上其他辨证方法的内容。

所谓经络辨证，是以经络学说为主要依据的辨证方法，也是针灸治病的主要辨证方法。在每一条经络的循行过程中，体内会联系特定的脏腑和组织器官，在体表有特定的分布路线。所以，当体内的脏腑、组织器官和本经脉发生病变时，就会在体表经络的循行路线上出现相应的反映。比如局部的红、肿、热、痛，或者局部的麻木、痿软、瘫痪，也会出现相关穴位的压痛、敏感等。而刺激该经络循行路线上的相关穴位，就可以达到治疗相关脏腑及经脉的病症。

（一）如何应用经络辨证

1. 辨证归经

所谓的"辨证"，就是辨别脏腑经脉的病证。所谓的"归经"，就是要将脏腑经脉的病证归属于一定的经脉。只要我们熟悉了经脉所属脏腑的生理功能和经脉的循行路线，也就不难辨清脏腑经脉的病证了。"是动病"和"所生病"，实际上也是脏腑的生理功能异常以后所出现的病证。

辨证归经就是以临床证候表现为依据的归经形式，是在熟悉经脉的循行路线和经脉病候的基础上的一种辨证方法。学习针灸，一定要熟背经脉的循行，对经脉循行过程中所联系的脏腑和组织器官要做到一目了然，这样才能为我们的诊断提供理论依据。

2. 辨位归经

辨位归经是直接按病变部位作为依据的归经形式，这是在熟悉经脉循行体表的分布部位基础上的一种辨证方法。

（1）当病变部位只涉及某一条经脉分布时，就可以确定是这一条经脉的病变。例如前额头痛，肯定是阳明头痛；颠顶头痛，肯定是厥阴头痛。

（2）当病变部位有数条经脉分布时，就应该结合其兼症来考虑辨位归经。例如舌体病变，由于脾经"连舌本，散舌下"，肾经"循喉咙，夹舌本"，心经络脉"系舌本"。所以，口舌生疮兼见小便热赤而痛者，归为心经病变；口舌干燥，兼见腰膝酸软、耳聋耳鸣者，归为肾经病变；舌本强痛，兼见腹胀、纳差者，归为脾经病变。

3. 经络诊察归经

（1）经络望诊：即通过望体表可见的经络现象来辨证归经。比如在某经络循行路线上出现了皮肤病、皮肤显痕、皮肤感觉异常等，就可以确定是何经的病证了。

（2）经络触诊：或者采用循经按压的方法，即沿着经脉的循行路线进行按压、揉动，以测知肌肤浅层和肌肉深层的异常变化，如通过疼痛、结节、肿块、条索状物以确定病变的经脉；或者用经穴压痛的方法，即按压相关经穴的反应，如通过压痛、敏感、麻木、迟钝、舒适，或者皮下组织隆起、结节、松软、凹陷等以确定病变的经脉。当然，这些异常反应，往往出现在背俞穴、募穴、原穴、郄穴等特定穴。

此外，还可以采用"经络电测定法"和"知热感度测定法"来确定病变的经脉。

（二）针灸的选穴和处方如何体现经络辨证

针灸处方，是在辨证立法的基础上，根据病情的需要，选用适当的穴位，采用一定的针灸方法来进行治疗。处方是否得当，直接关系治疗的效果。

1. 选穴原则

在针灸处方中，应该选哪条经的穴位？选什么样的穴位？就必须首先要弄清每一条经脉主治什么样的病症，即每一条经脉的主治概要是什么。在《腧穴学》讲义里，论述腧穴都有近治作用、远治作用、特殊作用。针灸取穴，就是根据腧穴的这些作用来决定的。概括起来，针灸的取穴原则有局部取穴、远部取穴、辨证取穴和随症取穴几种方法。

（1）局部选穴：即在病变部位就近取穴，多用于治疗体表部位有明显和比较局限的症状，体现了"经络所在，主治所为"的治疗规律。治疗时，可以取经穴、奇穴，也可取阿是穴；可以只取一条经的穴位，也可以数条经的穴位同用。

例如治疗胃痛，可以在腹部取中脘、梁门；治疗腰痛，可以在腰部取肾俞、大肠俞；治疗目赤肿痛，可以在眼周取睛明、太阳；治疗耳聋耳鸣，可以在耳朵周围取听宫、翳风。此法在临床上较为常用，是针灸治疗疾病的特点所在，也是针灸大夫都知道的选穴方法。

（2）远部选穴：即在距离病变部位较远的部位取穴，体现了"经络所通，主治所及"的取穴规律。一般取十四经穴，或者取本经穴位，或者取表里经穴位，或者取同名经穴位。

例如治疗胃痛，可以取胃经远端的穴位梁丘、足三里；治疗咳嗽，可以取肺经远端穴位尺泽、孔最、列缺；治疗眼病，可以取肾经、肝经、胆经远端的穴位太溪、太冲、光明等。此即《灵枢·经脉》所谓的"病在上者，下取之；病在下者，高取之；病在头者，取之足；病在腰者，取之腘"。

（3）辨证选穴：每一个脏腑都有其特定的生理功能。当脏腑的生理功能发生改变时，就会出现特定的病理变化。所谓"辨证"，就是辨别这些病理变化所表现出来的证候，它本身就包含有疾病的病因、病机、病位、病性等内容。

例如当患者出现恶寒、发热、头痛、身痛、脉浮紧、苔薄白时，就可以诊断为风寒感冒。其病因是感受风寒，病机为卫阳被遏，病位在肺经，病性属寒、属实。这时治疗要以肺经和大肠经的经穴为主，多选用列缺、合谷。针刺用泻法，可以用艾灸。

又例如当患者出现咳嗽气喘、胸脘痞闷、喉中痰鸣、痰多色白而黏、舌苔厚腻、脉滑时，就可以诊断为痰浊中阻型咳嗽，属肺脾同病。病因是脾失健运，聚湿为痰；病机为痰浊中阻，肺气上逆；病位在肺脾，病性属于虚中夹实。此时治疗就应当以肺经、大肠经、脾经、胃经的经穴为主，多选用尺泽、列缺、合谷、三阴交、丰隆等穴。针刺用平补平泻手法，可以加艾灸。

（4）随症选穴：主要针对临床上个别突出的症状而确定的选穴方法。这是根据腧穴的特殊作用提出来的，选用的又多为特定穴，属于"经验选穴"的范畴。

例如治疗发热，取大椎、曲池；治疗痰多，取足三里、丰隆；治疗大便异常，取天枢、上巨虚；治疗血虚，取膈俞、血海；治疗气虚，取气海、关元；治疗汗多，取合谷、复溜；治疗胃脘痛，取内关、公孙等。

当然，以上四法在临床上既可以单独选取，也可以配合应用。不过，以配合应用最多。

2.配穴方法

在针灸临床上，单穴应用的例子并不多，往往是两个或两个以上的穴位配合应用，这就涉及配穴问题。具体的配穴方法多种多样，从大的方面讲，可以分为按部配穴和按经配穴两大类。

（1）按部配穴：是结合身体的一定部位进行配穴的一种形式，可以充分发挥腧穴的近治作用和远治作用。

①局部配穴：对于病变部位比较明确，而且局限的症状比较突出，可以采用局部配穴法以疏通经络，调和气血。

例如治疗前额头痛，可以取足阳明经的穴位头维，配伍经外奇穴太阳和督脉穴位印堂；治疗胃脘疼痛，可以取任脉的穴位中脘、下脘，配伍胃经的不容、梁门、天枢；治疗膝关节肿痛，可以取胃经的犊鼻，配伍经外奇穴鹤顶、内膝眼；治疗腱鞘囊肿，可以在病变局部选数经的穴位，采用围刺的方法进行治疗等。

②上下配穴：上、下是相对而言的。凡上部穴位与下部穴位配伍应用，都叫"上下配穴"。

例如治疗阳明头痛，取头部的头维、太阳、印堂，配伍上肢的合谷、列缺；治疗急性胃痛，取上腹部的中脘、梁门，配伍下肢的梁丘、足三里；治疗脱肛，取局部的次髎，配伍头部的百会等。"八脉交会穴"的配对应用，就属于典型的上下配穴。例如上肢的内关配伍下肢的公孙，用以治疗胃痛、心悸、胸闷；上肢的列缺配伍下肢的照海，用以治疗肺系、膈肌、喉咙的病变等。

③前后配穴：又称"腹背阴阳配穴"。前指胸腹部，为阴；后指背腰部，为阳。将胸腹部的穴位与背腰部的穴位配合应用，叫"前后配穴法"。《灵枢·官针》中所指的"偶刺法"，特定穴中的"俞募配穴"都属本法。

例如治疗胃痛，取腹部的中脘、梁门，配伍背部的肝俞、胃俞；治疗咳嗽，取胸部的中府、膻中，配背部的肺俞、膈俞等。

④左右配穴：是以经络循行的左右交叉特点为依据，在《黄帝内经》的"巨刺""缪刺"的原则下，配穴处方的一种方法。其含义有二：既可以左病取右、右病取左，又可以左右同取。

例如治疗风中经络而出现的半身不遂，既可以采用左病取右、右病取左的"巨刺""缪刺"法，又可以采用左侧和右侧的腧穴同时并用的方法进行治疗。

（2）按经配穴

①本经配穴：即当某一脏腑、经脉发生病变而未涉及其他脏腑、经脉时，就只在该经脉上选取穴位，配成处方进行治疗。例如治疗肺病咳嗽，可以只选取肺经的中府、尺泽、孔最、列缺等穴治疗。

②表里经配穴：根据《素问·阴阳应象大论》"从阴引阳，从阳引阴"的理论制定的一种配穴方法。即当某一脏腑、经脉发生病变时，除了选取本经脉的穴位外，同时配以相表里经脉的穴位进行治疗。

例如治疗胃痛，可以取胃经的梁门、足三里，配以脾经的三阴交、公孙；治疗胁肋胀痛，可以取肝经的期门、太冲，配以胆经的日月、阳陵泉等。

特定穴中的"主客原络配穴"，就是本法在临床上的具体应用。

③同名经配穴：是在同名经"同气相通"理论指导下的一种配穴方法。

例如治疗牙痛，可以选取手阳明经的口禾髎、合谷，配伍足阳明经的下关、内庭；治疗失眠多梦，可以选取手少阴经的通里、神门，配以足少阴经的太溪、照海等。

④子母经配穴：在"虚则补其母，实则泻其子"的理论指导下，根据脏腑、经脉的五行属性而采用的一种"他经补泻法"。

例如肺痨多虚，治疗肺痨咳嗽，可以取肺经（属金）的中府、太渊，配合"母经"脾经（属土，土生金）的"本穴"太白（阴经的输穴属土）等。

又如风寒感冒多属实。治疗风寒感冒引起的咳嗽，可以取肺经（属金）的尺泽、列缺，配合"子经"肾经（属水，金生水）的"本穴"阴谷（阴经的合穴属水）。

⑤交会经配穴：是根据经脉的交叉、会合情况来配穴。

例如鼻旁为手阳明经和足阳明经交会之处，故治疗鼻塞、流涕、鼻衄，可以选用局部的穴位迎香，配合手阳明经的合谷、足阳明经的内庭治疗。目外眦是手太阳经、手少阳经和足少阳经的交会之处，所以治疗目赤肿痛，可以选取足少阳经的瞳子髎，配合手少阳经的外关和手太阳经的养老穴治疗等。

（三）经络辨证验案举例

验案一 经络辨证治疗皮肤瘙痒案

我曾经遇到一位男性患者，因为左下肢皮肤瘙痒来找我。当他卷起裤腿时，我发现在他小腿的脾经和胃经的分布路线上布满了红色的小丘疹、瘙痒异常。当我问及他食欲好不好、肚腹痛不痛、大便是否正常时，患者惊呼"神了！神了！你只看我小腿的红疹，怎么知道我食欲不好、肚腹疼痛、大便稀溏？"我告诉他说："不是我神了，是我们的老祖宗神了。你皮肤发痒地方的经络正好与你的脾脏、胃脏、大肠相互沟通，所以当你的脾胃功能出现毛病时，就在你小腿脾经和胃经的循行路线上反映出来了。"然后针刺他左腿的血海、梁丘、足三里、阳陵泉、上巨虚、丰隆、三阴交、太冲，连续针刺6次，不仅食欲转佳、腹痛、泄泻痊愈，左下肢的皮肤瘙痒也痊愈了。

按：经络是"内属于腑脏，外络于支节"的通路。它们在体内有特定"属""络"的脏腑，在体表有自己的分布路线。所以，当脏腑或者组织器官发生疾患的时候，就可以通过经络，在相关的部位、穴位上反映出来。针刺这些部位上的穴位，就可以有的放矢地进行治疗，而且能明显提高疗效。这就是《灵枢·卫气》中所说的"能别阴阳十二经者，知病之所生；候虚实之所在者，能得病之高下"。也正如《灵枢·官能》中所云："察其所痛，左右上下，知其寒温，何经所在。"可以看出，经络学说是针灸疗法的核心理论。

验案二　经络辨证治疗黑苔案

某女，22岁，本校学生。自述无意中发现自己舌苔发黑，除口微渴、寐欠安外，无其他不适。

刻诊：舌尖发红，舌苔中部发黑而津少，脉弦数。

辨证：心络阻滞，瘀热内郁。

治疗：通经活络，清泻郁热。

处方：聚泉、上廉泉、内关、通里、三阴交、太冲、太溪、内庭。

其中内庭用补法，余穴平补平泻，留针30分钟，每周治疗3次。四肢部穴位左右交叉，轮流取穴。仅仅治疗2次，患者舌苔由黑色转为黄褐色，口渴减。前后共治疗4次，患者黑苔褪尽，症悉愈。

按：在临床上，黑苔主里症、重症。苔黑而津少为热极，苔黑而润为寒极。本案虽有黑苔，却无热极、寒极之征。从经脉的循行看，手少阴络脉"循经入于心中，系舌本，属目系"；足少阴经脉"循喉咙，夹舌本"；足太阴经脉"连舌本，散舌下"；足厥阴经脉"从目系下颊里，环唇内"。故治疗取手少阴经的络穴通里，配合足太阴经的三阴交、足少阴经原穴太溪、足厥阴经原穴太冲和局部穴位聚泉、上廉泉，以疏通"舌本"经气而退黑苔。患者少寐，配内关以安神；患者口微渴、舌面少津，配足阳明经的荥穴内庭以泻热；又因阳经荥穴的五行属性为水，用补法，取"补水以制火"之意。

验案三　经络辨证治疗"阴痛"案

曾遇一位70岁老妪，患老年性阴道炎多年，阴部疼痛不可名状。本市各大医院中西药治疗无效，到北京某医院治疗也无效，几度想自杀未果，一次偶然的机会找到我们。

从经络循行看，循行到阴部的经络有五条。其中任脉、督脉、冲脉都"起于胞中，浅出会阴"。肝经循行"入毛中，环阴器，抵小腹"。胆经循行"出气街，绕毛际，横入髀厌中"。治疗该病，首先应该考虑到要以任脉、肝经和胆经经穴为主。

针灸治疗时，取任脉经穴关元、中极，配合局部双侧的归来、子宫。再加以取胆经的五枢、维道、阳陵泉、丘墟和肝经的足五里、曲泉、蠡沟、中封。留针30分钟，出针后在大敦穴放血数滴。每周治疗3次，12次为1个疗程。以后治疗，除腹部穴位外，四肢部穴位左右交叉，轮流取穴。仅仅治疗6次，患者自觉阴部疼痛明显好转，前后共治疗12次而愈。

按：患者为70岁的老人，气血亏虚在所难免。由于肝主疏泄、主藏血、在体为筋，而且肝经的循行"循股阴，入毛中，环阴器，抵小腹"。胆经的循行"循胁里，出气冲，绕毛际，横入髀厌中"。所以阴部病变的治疗，要以肝经的穴位和胆经的穴位为主。患者的临床症状以阴部疼痛难忍为主，说明循行于阴部的肝经和胆经的气血出现了瘀滞，表现为"不通则痛"。针灸治疗，就要以疏通肝经和胆经为主，并配合任脉经穴关元、中极，以及局部穴位归来、子宫以疏通经络。在肝经井穴大敦放血数滴，目的也在于使经络"不通"的症状得到改善，使"不通"得"通"，从而达到了治疗的目的。这就是《灵枢·刺节真邪》中所谓的"用针者，必先察其经络之虚实……此所谓解结也"，也如《灵枢·九针十二原》中所说的"以微针通其经络，调其气血"。

我们在针灸临床上，凡是属于阴部的病症，如阴囊湿疹、疝气、前列腺肥大、子宫脱垂、脱肛等，多宗此法处理。

验案四　经络辨证救治"气厥"案

某女，56岁，本校职工家属。

患者素体较弱，心理素质欠佳。突闻丈夫驾驶的小车出了车祸，不仅摔死了两位其他单位的同事，而且自己也严重受伤，当即昏厥不醒。当我们赶到她家时，其他老师已经针刺了人中、涌泉、合谷、内关等救急穴位，但患者仍然未醒。我们问清楚情况，推断她昏厥不醒的原因可能与着急、惊吓相关，当属厥症中的"气厥"。于是马上用28号1寸毫针，针刺她双脚上肝经的井穴大敦。患者当即大叫一声，醒了过来。

注：厥，一指病症"四肢厥冷"；又指病机"气血逆乱"。中医根据其临床表现的不同，分为气厥、血厥、痰厥、寒厥、热厥、蛔厥等。"厥症"形成的原因，多为气血不能上充于脑，阳气不能达于四末所致。或者肝气内郁，气机逆乱而成气厥；或者暴怒气逆，血随气升而成血厥；或者恼怒气逆，痰气交阻而成痰厥；或者元阳亏虚，寒邪直中而成寒厥；或者热盛津伤，经气逆乱而成热厥等。

该患者素体较弱，心理素质欠佳。突闻丈夫出了车祸，又惊又急，致使肝气内郁，气机逆乱，出现短暂性的意识和行动的丧失。如果不及时救治，后果不堪设想。虽然其他老师已经针刺了人中、涌泉、合谷、内关等救急穴位，但由于肝气内郁仍未得到舒展，故仍然未醒。大敦是肝经的井穴，为肝经的经气之所出。用粗针针刺大敦，使肝气内郁得解，气机逆乱改善而能奏效。

结语：《灵枢·经脉》云"经脉者，所以能决死生，处百病，调虚实，不可不通。"《灵枢·经别》亦云："十二经脉者，人之所以生，病之所以成，人之所以治，病之所以起，学之所始，工之所止也。"所以，针灸的辨证方法，必须以经络辨证为主，正如明代中医师李梴在《医学入门》中所说的"医而不知经络，犹如夜行无烛，业者不可不知"。

二、针灸临床要注重使用特定穴

人体身上有 362 个经穴和几十个经外奇穴。但在针灸临床上，我们用得最多的还是特定穴。

因为每一类特定穴，都有其特定的治疗范围和特定的治疗病种。比如井穴和荥穴，往往用于治疗神志病变和热症。背俞穴和原穴，往往用于反映和治疗五脏病症；募穴和下合穴，往往用于反映和治疗六腑病症；八脉交会穴，往往用于反映和治疗相关的奇经八脉的病症；原穴和相关的络穴相配，往往用于治疗表里两经的病症；郄穴，往往用于治疗急症等。

（一）五输穴的临床应用

五输穴，是十二经脉分布在肘膝关节以下的井、荥、输、经、合五类腧穴的简称。每条经的五输穴有 5 个，十二条经共有五输穴 60 个。五输穴在临床上的应用，可以分为择时用与不择时用两种方法。

1. 不择时应用

不择时应用，是指五输穴在"子午流注"针法之外的临床应用。对于其不择时的临床应用，《难经·六十八难》云："井主心下满，荥主身热，输主体重节痛，经主喘咳寒热，合主逆气而泄。"后代医家补充有"井主神昏""井主身热"。

验案一　井穴少商、商阳放血治疗咽喉肿痛案

某男，21 岁，本校学生。

患者自述 10 天前患重感冒，出现恶寒、发热、头痛、身痛、咽喉痛。经西药输液和口

服抗生素、解热镇痛药物后，发热和感冒症状有所好转。但咽喉疼痛加剧，自觉咽喉部有灼热感，吞咽时有堵塞感。

刻诊：咽喉部明显充血，扁桃体Ⅱ度肿大，舌红苔黄，脉浮数。

辨证：感冒过后，肺热津伤。

针灸处方：少商_双、商阳_双、耳尖_双。

操作方法：先将其耳郭按揉至红润充血。碘伏常规消毒局部皮肤后，用一次性注射针头点刺双侧耳尖，挤出鲜血3～5滴，用消毒干棉球按压止血。然后用细绳捆住其拇、食二指，令其充血，用一次性注射针头点刺双侧少商、商阳，挤出鲜血3～5滴，用消毒干棉球按压止血。每周治疗3次。

疗效观察：第二次复诊时，自述咽喉痛明显好转，咽部灼热感和堵塞感也明显减轻。再如上法治疗，前后共治疗4次，除扁桃体仍Ⅱ度肿大外，症状全部消失，随访至今未犯。

按：咽喉肿痛，以咽喉红肿疼痛、吞咽不适为特征，属中医学喉痹、喉风、乳蛾的范畴。《诸病源候论》曰："喉痹者，喉里肿塞痹痛，水浆不得入也。"《普济本事方》曰："治喉痹，以砭针刺肿处，出血立效。"本案患者为感冒后期之咽喉疼痛，属风热火毒循经上犯"肺门"（喉咙）所致。治疗当以清肺泻热，消肿止痛为主。少商为肺经井穴，商阳为大肠经井穴，耳尖为泻热的经验穴。通过刺络放血疗法，使无形之热随有形之血而去，咽喉疼痛自然痊愈。

2. 择时应用

择时应用，是指五输穴在传统的"子午流注"等针法中的应用。

中医学在整体观念的指导下，以二十四节气应四季，以十二时辰应昼夜，认为人体的生理活动、病理变化也会随之而出现周期性的变化。"子午流注"针法，就是注重以时间为依据，根据人体气血运行像潮水一样，随着时间变化有涨有落，而表现出周期性的盛衰开阖的一种时间医学疗法。这种疗法，根据人体气血流注脏腑、经络的日、时，再配合天干、地支、阴阳、五行、五输穴、原穴等，联合组成逐日按时开穴的治疗方法。正如《素问·八正神明论》中所指出的"凡刺之法，必候日月星辰，四时八正之气，气定乃刺之"。"子午流注"针法就是根据这种规律性的变化而创立的针灸治疗大法，用于治疗各种病症，获效甚佳。

在具体运用中，"子午流注"针法又分为"纳干法"（或称"纳甲法"）和"纳支法"

（或称"纳子法"）。"纳甲法"是一种按天干推算开穴的方法，根据患者就诊时的日干支、时干支，结合十二经脉的井、荥、输（原）、经、合的五行属性而按时开穴；"纳支法"是一种广义的"子午流注"取穴法，推算较为简易。这两种推算开穴的方法，对于慢性疾病，特别是一些疑难杂症，疗效十分肯定。为了推算开穴的方便，我们经过多年的摸索、观察、总结，创立了《掐指推算"子午流注"简便开穴法》，在针灸临床上应用十分便捷。

验案二 "子午流注·纳子法"推算开穴配合无烟灸治疗泄泻案

某女，49岁，家庭妇女。

患者自述患泄泻多年，经常于早上5～6点钟出现腹痛、泄泻。腹痛喜温喜按，大便清稀不成形，泻出多为不消化食物。

刻诊：患者形体消瘦，形寒肢冷，面色㿠白。舌胖，舌边有齿痕，苔薄白，脉沉细。

辨证：脾肾阳虚。

针灸处方：患者就诊时，正值上午8点半（辰时）左右。故以大肠经合穴曲池为主穴，配合中脘、天枢双、外关右、合谷右、足三里左、上巨虚左、太溪左。

操作方法：患者取仰卧位，碘伏常规消毒局部皮肤后，用一次性30号1～1.5寸毫针进行针刺。主穴用捻转补法，其他穴位用平补平泻。并采用无烟灸条施以温针灸，留针30分钟。嘱其每周治疗3次，最好在上午8点左右来诊，12次为1个疗程。每次治疗时，除主穴和中脘、天枢穴外，四肢部穴位左右交叉，轮流取穴，操作方法同前。前后共治疗2个疗程，患者泄泻症状基本消失，食欲增加，大便调畅。

按：泄泻是以大便次数增多，便质清稀为主要特征的病症。病变部位在肠，但与脾、胃、肝、肾密切相关。本案患者的泄泻多发生在早上5～6点钟，中医称为"五更泄泻"。辨证为脾肾阳虚，属于"泄泻"中的虚证。按照"子午流注·纳子法"的"补母泻子"原则，在大肠经值日"卯时"的后一个时辰"辰时"（7～9点钟），取大肠经的母穴曲池（大肠经属金，合穴曲池属土，土生金）为主穴，属于"虚则补其母""随而济之"。配合胃之募穴中脘、大肠之募穴天枢、大肠之下合穴上巨虚、大肠经之原穴合谷，以及胃之下合穴足三里以健脾和胃，利湿止泻；再配合肾经之原穴太溪以温补肾阳，固涩止泻。外关为三焦之络穴，三焦主枢、主渎，有疏理气机、利水止泻的作用。至于用无烟灸条施以温针灸，是因为本证属于脾肾阳虚，阳虚生内寒，有"寒则灸之"之意。

验案三 "子午流注·纳甲法"推算开穴，治疗中风后遗症案

某男，62 岁，退休工人。

患者自诉 2 个月前中风昏迷，收住某医院。经 CT 检查，确诊为高血压引起的脑出血。经用止血、降压、对症等抢救处理 3 天后苏醒。现神志清楚，病情基本稳定，但右侧肢体痿废不用。治疗 2 个月后出院。

刻诊：患者右半身肢体活动不利，由家属 2 人扶入。下肢肌力Ⅲ级，上肢肌力Ⅰ级。说话口齿不清，神疲体倦，睡眠尚可，食少纳呆，二便调和。舌质暗，苔薄白，脉细涩。

辨证：气虚血瘀，经筋失养。

针灸处方：掐指推算患者就诊时辰为"丁丑日·甲辰时"，按照"子午流注·纳甲法"推算，当开胆经合穴阳陵泉，"夫妻互用"开胆经荥穴侠溪。

主穴：阳陵泉双、侠溪双。

配穴：风池双、大椎、肩髃右、曲池右、外关右、合谷右、血海右、足三里右、悬钟右、三阴交右、太冲右。

操作方法：主穴用补法，其他穴位用平补平泻，留针 30 分钟。嘱咐患者每周治疗 3 次，6 次为 1 个疗程。治疗期间要注意加强功能锻炼，以后治疗依"子午流注·纳甲法"逐日按时所开之穴位为主穴，配穴同上。操作方法同前。

疗效观察：前后共治疗 3 个疗程，患者右侧下肢活动逐渐灵活，肌力恢复到Ⅳ级，可以独自拄棍行走。右侧上肢的肌力恢复到Ⅱ级。发音口齿逐渐清晰，食欲转佳。嘱其继续加强功能锻炼而愈，随访至今未复发。

按：患者以右侧半身肢体活动不利为主症，中医诊断为中风之"中经络"。治疗当以益气活血，通络纠偏为法。掐指推算患者就诊的时辰为"丁丑日·甲辰时"，按照"子午流注·纳甲法"推算，当开阳陵泉和侠溪穴。《经》云"治痿独取阳明"，肩髃、曲池、合谷、足三里都为阳明经的穴位，加上足太阴经的穴位血海、三阴交，可以通经络、益气血、治痿痹；再配合风池、太冲以息风，大椎、阳陵泉、悬钟以强筋骨。方、穴、术对证，故疗效较佳。

（二）八脉交会穴的临床应用

八脉交会穴，又称"流注八穴""交经八穴"，是指奇经八脉与十二正经的经气相通的

八个穴位。其中包括分布在上肢的列缺、后溪、内关、外关四穴，以及分布在下肢的照海、申脉、公孙、足临泣四穴。首见于宋子华的《流经八穴》，后因窦汉卿擅长用此穴而被称为"窦氏八穴"。

八脉交会穴，既与奇经八脉的经气相通，又与十二正经的经气相合，故临床应用十分广泛。我们将其临床应用归纳为"随时配穴法"和"按时配穴法"两种。

1. 随时配穴法

随时配穴法又分为单独应用、配对应用和配合应用三种情况。

（1）单独应用：是指单选用一个八脉交会穴以治疗疾病。由于八脉交会穴既与奇经八脉经气相通，又分属于十二经脉，所以当奇经八脉或十二经脉有病时，既可以单独应用一个八脉交会穴治疗，也可以配合其他非八脉交会穴的穴位治疗。

例如公孙穴，既是冲脉的八脉交会穴，又是脾经的络穴。《难经·二十九难》云："冲之为病，气逆而里急。"《奇经八脉考》云："冲为经脉之海，又曰血海，其脉与任脉皆起于少腹之内胞中。"《灵枢·经脉》云："足太阴之别名曰公孙……其别者入络肠胃。厥气上逆则霍乱，实则肠中切痛，虚则鼓胀，取之所别也。"凡属厥气上逆之病症，如咳嗽、呃逆、呕吐；脾胃病症，如胃痛、腹胀；妇科病症，如月经不调、痛经等，我们均单用公孙或随症配合其他穴位进行治疗。

验案一　以八脉交会穴公孙为主治疗呃逆案

某男，68岁，退休干部。

患者自述3天前吃饭时，因与家人拌嘴生气而出现胃中不适、胁肋胀痛，继而出现呃逆不止，不分昼夜。常自觉有一股气从腹中上逆，致喉间呃逆有声，响声雷动而不能自主。西医诊断为膈肌痉挛，但服镇静药无效。中医诊断为肝胃不和，服中药（药物不详）亦无效。

刻诊：患者面目憔悴，时时捶胸，阵阵呃逆。苔薄黄，脉弦数。

辨证：肝胃不和，胃气上逆。

针灸处方：公孙_双、天突、膻中、合谷_双、太冲_双。

操作方法：患者取仰卧位。碘伏常规消毒局部皮肤后，用一次性30号1寸毫针进行针刺。合谷、太冲用捻转泻法，余平补平泻。留针30分钟，每周治疗3次。

疗效观察：第二次复诊时，患者呃逆明显好转，夜晚已经能安然入睡。如上法继续治疗，前后共针刺 3 次而愈，随访至今未发。嘱其以后少生气，饮食清淡，忌烟酒。

按： 呃逆为胃气上逆之症。该患者之呃逆由生气而发，并兼见胁肋胀痛。证属肝胃不和、胃气上逆之证。治疗当以疏肝和胃，平冲降逆为法。公孙既是脾经络穴，又是八脉交会穴而通冲脉；既可以健脾和胃，又可以平冲降逆。再配合大肠经原穴合谷、肝经原穴太冲，并用泻法，可以疏肝解郁、和胃止呃。此外，膻中为任脉经穴、气会，可以理气和中。至于选取天突穴，更是因为它是治疗呃逆的经验要穴。选穴对证，故疗效较好。

（2）配对应用：是指将八脉交会穴配成惯用的四对，用以治疗相关脏腑和组织器官的病症。这四对是内关配公孙，用以治疗胃病、心病、胸病；列缺配照海，用以治疗肺病、胸膈病、咽喉病；后溪配申脉，用以治疗目内眦及肩胛病；外关配足临泣，用以治疗目外眦及肩部病。

例如列缺配照海。由于列缺为肺经的络穴而通任脉，照海为肾经的穴位而通阴跷脉。《灵枢·经别》云："手太阴之正，别入少阴渊腋之前……上出缺盆，循喉咙。"《奇经八脉考》云："任为阴脉之海，其脉起于中极之下……上喉咙。"《灵枢·经脉》云："肾足少阴之脉……其直者，从肾上贯肝膈，入肺中，循喉咙，夹舌本。"《奇经八脉考》云："阴跷者，足少阴之别脉，其脉起于跟中……同足少阴循内踝，下照海穴，至喉咙。"可见，列缺和照海通过手太阴肺经、任脉、足少阴肾经、阴跷脉会合于肺部、胸膈、喉咙。

凡肺病、胸膈病、咽喉病，用列缺配照海治疗，都能取得比较好的治疗效果。

验案二　八脉交会穴"配对应用"治疗久咳案

某女，46 岁，工人。

患者自述自幼经常咳嗽气喘，至今已近 40 年，每年入冬加重。5 天前不慎感冒，又引发急性咳嗽，服用抗生素、甘草片、氨茶碱等药无效。平素咳嗽气喘，咳痰浓稠，不易咯出，咳甚则呕吐，胃脘痞闷。胸透显示肺部纹理增粗，余正常。

刻诊：患者形体消瘦，精神萎靡，时有咳嗽。舌苔黄腻，脉滑。

辨证：脾胃虚弱，痰热壅肺。

针灸处方：主穴照海_双、列缺_双。配穴膻中、中脘、关元、尺泽_左、内关_左、合谷、鱼际_左、足三里、丰隆_右、太溪_右。

操作方法：患者取仰卧位。碘伏常规消毒局部皮肤后，用 1～1.5 寸毫针进行针刺。先针主穴，后针配穴，针用平补平泻，留针 30 分钟。以后治疗，除胸腹部穴位外，四肢部穴位左右交叉、轮流取穴，每周治疗 3 次，12 次为 1 个疗程。

疗效观察：治疗 1 次后，患者自觉胃脘痞闷减轻，咳喘明显缓解。前后共治疗 1 个疗程，咳喘基本得到控制。

按：患者自幼经常咳嗽气喘，至今已近 40 年，致使脾胃虚弱，在所难免。加之咳痰浓稠，不易咯出，咳甚则呕吐，胃脘痞闷，舌苔黄腻，脉滑。证属痰热壅肺，肺气上逆之久咳。治疗当以健脾和胃，清热除痰，理气止咳为法。《素问·咳论》云："五脏六腑皆令人咳，非独肺也。""胃咳之状，咳而呕。"故将本证归属于"胃咳"范畴，宜从肺、胃施治。古人亦云"脾为生痰之源，肺为储痰之器"，故治疗以照海配列缺利咽止咳。取中脘、足三里、丰隆以健脾和胃，化湿祛痰；取膻中、尺泽、内关、鱼际以宽胸理气，止咳平喘；取关元、太溪以滋阴利咽，益肾定喘。诸穴配合，使气行津布，痰浊得除，肺脏得安，则咳喘自宁。

（3）配合应用：是指除上述四对以外的八脉交会穴的配合应用。例如照海与申脉，照海是足少阴肾经的穴位，而直接与阴跷脉相通；申脉是足太阳经的穴位，而直接与阳跷脉相通。《灵枢·脉度》云："（阴）跷脉者，（足）少阴之别……属目内眦，合于太阳、阳跷而上行。"《灵枢·经脉》云："足太阳之脉，起于目内眦……"《奇经八脉考》云："阳跷者，足太阳之别脉……出于外踝下足太阳申脉穴……至目内眦，与手足太阳、足阳明、阴跷五脉会于睛明穴……"《灵枢·寒热病》云："阴跷阳跷，阴阳相交，阳入阴、阴出阳，交于目内眦。阳气盛则瞋目，阴气盛则瞑目。"可见，凡属眼睑运动异常、失眠症、下肢运动异常等疾病，均可用照海配申脉进行治疗。

验案三　八脉交会穴"配合应用"治疗"目眴"案

某男，62 岁，退休干部。

患者自述 20 余年前，由于连续工作 4 昼夜而不得休息，开始出现眼睛发酸、发困，继而出现双侧的眼睑眴动不止，以至引起眼角、鼻翼、口角也不停地抽动。以上情况，每因用眼过度而出现或者加重。出门走路时，虽然戴着墨镜，但眼睑也眴动不停。20 年来，服用过很多中西药，效果都不显著。

刻诊：患者上下眼睑不停地眴动，甚至引起鼻翼、口角也不停地抽动。患者不自主地时时用手擦揉眼周。眼圈发黑，眼周皮肤粗糙。自述睡眠不佳，腰膝酸软。舌红少苔，脉沉弱。

辨证：肝肾不足，阴虚风动。

针灸处方：主穴照海_双、申脉_双。配穴风池_双、攒竹_双、太阳_双、颧髎_双、合谷_右、内关_右、足三里_左、三阴交_左、太冲_左。

操作方法：患者仰卧床上。碘伏常规消毒局部皮肤后，用一次性30号1～1.5寸毫针进行针刺。先针主穴，后针配穴；用平补平泻手法，留针40分钟。以后每周治疗3次，12次为1个疗程。除头面部穴位外，四肢部穴位左右交叉，轮换取穴。并嘱咐患者注意休息，加强营养。少食辛辣，忌烟酒。

疗效观察：1个疗程后，患者自觉眼睑抽动有所好转，连续针刺10个疗程而愈。

按： "目𥉂"，又称眼睑𥆧动，是指患者不自觉地出现上、下眼睑眨动，严重的引起鼻翼和口角也时时抽动。虽无大碍，但严重影响患者的休息和情绪。本例患者因连续工作4昼夜不得休息而得病，加上病程已20余年。久病必虚，气血不足，阴虚风动在所必然。

方中照海是足少阴肾经经穴而通阴跷脉，申脉是足太阳经经穴而通阳跷脉。《灵枢·寒热病》云："阴跷阳跷，阴阳相交，阳入阴，阴出阳，交于目内眦。阳气盛则瞋目，阴气盛则瞑目。"《经》云："治风先治血，血行风自灭。"方中的风池为祛风要穴，也是治疗头面五官病的要穴。攒竹、太阳、颧髎属局部取穴，可以通经络、活气血、止抽搐。合谷为四总穴，"面口合谷收"。用足三里、三阴交疏通经络，补益气血。用太冲配合照海滋补肝肾，息风止搐。全方配合，共收补益气血、滋补肝肾、养血祛风、息风止搐之功。

2. 按时配穴法

所谓八脉交会穴的"按时配穴法"，是指以八脉交会穴为基础，根据日、时"干支"按时开穴的一种治病方法。包括"灵龟八法"和"飞腾八法"两种。

"灵龟八法"是根据《洛书·九宫图》和《灵枢·九宫八风》中的方位和八风对人体的侵害，配合八脉交会穴，按日、时"干支"开穴以治疗疾病的方法。而"飞腾八法"只以时辰的天干进行推算，逢时开穴治病。由于这两种按时开穴治病方法的效果好，历来受到针灸界的重视。只是由于理论比较深奥，加上受日、时"干支"按时开穴的限制，所以目前运用者不多。笔者在遇到疑难病症时，也用"掐指推算"的开穴法来治疗疾病。

验案四　八脉交会穴"按时配穴"治疗胃痛案

某女，54岁，家庭主妇。

患者自述患慢性胃痛20余年。上腹部经常出现饥饿样隐隐作痛，尤以冬季为甚。得温、得食稍缓，压之、按之则舒。常伴有呕吐清水，嗳气频频，大便溏薄等症状。经钡餐造影，确诊为十二指肠球部溃疡。3天前发现大便色黑，今天上午又连续黑便3次，量较多。

刻诊：患者面色少华，疲乏无力，汗出，腹无所苦。舌质淡，苔薄白，脉沉细。

辨证：脾胃虚弱，气不统血。

针灸处方：当时正值"己巳日·壬申时"，按照掐指推算"灵龟八法"开穴，逐日、临时干支数为10+7+6+7=30，阴日用六除，得整数。阴日依六论来对号入座，下午申时（下午3～5点）应开公孙穴（详见《掐指推算"子午流注"与"灵龟八法"》一书）。故针灸治疗以先取公孙为主，配合膻中、中脘、梁门_双、孔最_右、合谷_右、足三里_左、太冲_左。

操作方法：碘伏常规消毒局部皮肤以后，用一次性30号1～1.5寸毫针，先针刺公孙穴，再针刺其他穴位。用平补平泻手法，留针30分钟。以后每周治疗3次，6次为1个疗程。每次治疗，都以掐指推算"灵龟八法"当时所开八脉交会穴为主穴，其他穴位不变。除胸腹部穴位外，四肢部穴位左右交叉，轮换取穴。

疗效观察：出针后，患者即感觉胃脘部十分舒坦。1个疗程后，胃痛、黑便基本得到控制。再治疗1个疗程以巩固疗效，嘱其注意调理自己的情绪，忌食辛辣、冷硬食物。

按：本案患者胃痛20余年，喜温喜按，当属脾胃虚寒无疑。胃寒不运，故胃痛隐隐；虚而得食稍安，寒而得温则散，故喜温喜按；脾胃虚弱，升降失常，故呕吐清水、大便溏薄；脾虚不能统血，故大便出血。治疗当以温运脾阳，和中止痛、止血为法。按照掐指推算"灵龟八法"开穴，当日当时正当公孙值日。公孙为脾经络穴，又为通冲脉的八脉交会穴，有健脾和胃、缓急止痛的作用。故先取公孙为主以温阳止痛；后取中脘、梁门、足三里、合谷以和胃止痛；再取膻中、太冲以疏肝理气。此外，孔最为肺经的郄穴，长于止血。方、穴、术对证，疗效甚著。

（三）郄穴的临床应用

郄穴是十二经脉、阴阳跷脉、阴阳维脉的经气汇聚之处，全身共有16个郄穴，称为"十六郄"。它们多分布在四肢肘、膝关节以下部位。在临床上，郄穴既可以反映相关脏腑、经脉的病症，也可以治疗相关脏腑、经脉的急性病症。其中，阴经的郄穴多用于治疗急性出血，阳经的郄穴多用于治疗急性疼痛。

验案一　应用肺经郄穴治疗咯血案

某男，58岁，干部。

患者自诉咳嗽、气短、胸闷、咯血已经两年多。初起时，在某医院住院治疗，确诊为支气管扩张，经过输液、打针而愈。出院后经常复发，因担心西药用得太多，副作用大而来要求针灸治疗。

刻诊：患者自觉胸中不适，面色晦暗，出气急促，时时咳嗽，咳声低微，痰中带血。舌淡苔薄黄，脉弦细。

辨证：气血两虚，肺有郁热。

针灸处方：肺俞_双、中府_双、孔最_右、列缺_右、太渊_右、内关_右、神门_右、足三里_左、丰隆_左、三阴交_左、太冲_左。

操作方法：患者先采用俯卧位，碘伏常规消毒局部皮肤后，用一次性30号1寸毫针点刺双侧的肺俞穴，不留针。后采用仰卧位，碘伏常规消毒后，用一次性30号1寸毫针点刺双侧的中府穴，不留针。再用一次性30号1～1.5寸毫针针刺四肢部穴位。孔最穴用捻转补法，其他穴位用平补平泻，留针30分钟。以后每周治疗3次，12次为1个疗程。嘱咐患者饮食宜清淡，禁忌烟酒。之后的治疗，除肺俞_双、中府_双外，四肢部穴位左右交叉，轮流取穴。

疗效观察：出针后，患者感觉胸中十分舒坦。1个疗程后，咳嗽、气短、胸闷、咯血等症状逐渐减轻。前后共治疗2个疗程而愈。

按：患者患支气管扩张，咳嗽、咯血两年多，元气大伤、气血不足在所必然。但由于当前患者的主要矛盾是仍然咯血，根据中医"急则治标，缓则治本"的原则，急取肺经郄穴孔最，且用补法以止血。肺俞为肺的背俞穴，中府为肺的募穴，太渊为肺经原穴，加上肺经络穴列缺，用以补肺益气、降气止咳。此外，取胃经合穴足三里、络穴丰隆、脾经经穴三阴交，以健脾和胃、祛痰止咳；取心包经络穴内关和心经原穴神门，以养血、安神、止咳；取肝经原穴太冲，以疏肝解郁、理气泻热。方、穴对证，故能奏效。

验案二　应用胃经郄穴治疗急性胃痛案

多年以前，我们家来了一位丹麦的外国朋友。由于贪食我们家的川菜美味，不久就出现胃痛难忍、恶心欲吐。我急忙让他平卧，碘伏常规消毒局部皮肤后，针刺他左腿的梁丘、上巨虚和右手的内关、合谷。不到一刻钟，自诉胃痛缓解，欲上卫生间。其后，诸症全无。

按：贪食过多，食停胃中，致使气机不行，不通则痛。治疗当以行气止痛为法。梁丘是胃经的郄穴，长于治疗急性疼痛。配上心包经的络穴、止痛要穴内关，在于增强安神定痛的作用。食停胃中，得有出路，胃痛方能缓解，故取大肠的下合穴上巨虚，配合大肠经的原穴合谷以泻下通便。取穴虽少，也照样奏效。

（四）背俞穴与腹募穴的临床应用

背俞穴，是脏腑精气输注于背腰部的腧穴。腹募穴，是脏腑的精气汇聚于胸腹部的腧穴。在针灸临床上，凡是脏腑有疾，我们都常用背俞穴配合对应的募穴治疗，称为"俞募配穴"。

验案　"俞募配穴"治疗哮喘案

某男，20岁。

患者自诉2岁半时患肺炎未彻底治愈，致使咳喘至今，一年四季在气候变化时均发哮喘。发病时先出现鼻痒、喷嚏，接着就喘息不止。严重时，则出现呼吸困难、口唇青紫、大汗淋漓、四肢冰凉。痰黄而黏稠，晚上盗汗，食欲不振，大便干结。曾服中西药物，仅能暂时控制症状，哮喘极易复发。

刻诊：身体瘦小，神情倦怠，咳嗽喘息，喉中痰鸣。听诊双肺布满哮鸣音。舌绛、苔黄、脉细。

辨证：肺脾肾虚，痰热阻肺。

针灸选穴：建议在哮喘发作时，暂时用西药以"治标"，缓解期用穴位贴敷疗法以"治本"。当时正值"三伏天"，劝其隔天来治疗1次。第一次选穴有肺俞双、心俞双、膈俞双，第二次选穴有中府双、璇玑、膻中、中脘、气海，第3次选穴有膏肓双、脾俞双、肾俞双，第四次选穴有魄户双、神堂双、膈关双。

操作方法：令患者取俯卧位或仰卧位。碘伏常规消毒局部皮肤后，用30号1寸毫针进行点刺，用捻转补法。然后将预先制备好的"咳喘宁"贴膏贴敷在针刺过的穴位上，用胶布固定。告诉患者药膏留置6～8小时，如果感觉贴药处灼烧不适，可以提前取下。以后在每年的"三伏天"来接受"冬病夏治"治疗。3年的"冬病夏治"为1个疗程。平时注意保暖，忌食生冷，不吸烟，少喝酒。

疗效观察：用本法治疗1个疗程后，患者自述哮喘发病频率明显减少，咳、喘、痰症状明显减轻，发作时间明显缩短，再没有出现呼吸困难。痰色变为淡黄而稀，食欲渐好，大便变软，盗汗情况也有减轻，双肺呼吸音粗糙，但未闻及哮鸣音。

按：支气管哮喘是一种过敏性疾病，以发作性伴有喘鸣音，且以"呼多吸少"为特征的呼吸困难为特征，严重时出现口唇发绀，大汗淋漓，四肢冰凉。多在接触过敏原后，或换季时发病，也有对寒冷空气过敏而引发或加重者。对本病的治疗，西医多采用激素类和茶碱类药物。虽然有及时的平喘作用，但因其副作用太大，而且不能根治，所以患者除了在发作时选用西药以"治标"外，往往寻求其他的治疗方法以"治本"。

本案患者为肺、脾、肾均不足，痰热阻肺型哮喘。治疗当以补肺益肾，健脾逐饮，活血化瘀，清化热痰为法。方中肺俞为肺之背俞穴，中府为肺之募穴，俞募相配，有疏风利咽、降气平喘的作用，是治疗哮喘的一对主要配穴。心俞为心的背俞穴，脾俞为脾的背俞穴，肾俞为肾的背俞穴，膈俞为血会，膻中为气会，中脘为腑会，气海为肓之原穴，膏肓为强壮穴，诸穴配合以扶正培本、健脾除痰、理气宽中、行气活血、滋阴降火、降气平喘。加上"三伏天"自然界隆盛的阳气和贴膏的效果，达到时间、药物、穴位三结合的协调作用，对支气管哮喘的疗效十分肯定。

（五）腹募穴与下合穴的临床应用

腹募穴又称募穴，是脏腑精气汇聚于胸腹部的穴位。下合穴，是六腑之气下合于足三阳经上的6个穴位。在针灸临床上，凡是六腑的病变，我们常常用募穴配合相对应的下合穴治疗。

验案　募穴配合下合穴治疗泄泻案

某女，52岁。

患者自诉3年来大便时溏时泻，迁延反复。常觉口中黏腻，饮食无味，食欲不振。前日与朋友聚会，食后即感脘腹不适。次日出现脘腹胀痛，肠鸣腹泻，泻下粪便臭如败卵，泻后痛减。

刻诊：患者形体消瘦，面色萎黄，神疲倦怠，嗳腐酸臭。舌苔厚腻，脉滑。

辨证：脾胃虚弱，宿食内停。

针灸处方：膻中、中脘、天枢$_双$、气海、曲池$_右$、外关$_右$、合谷$_右$、足三里、阳陵泉$_左$、上巨虚$_左$。

操作方法：令患者仰卧床上。碘伏常规消毒局部皮肤后，用一次性 30 号 1～1.5 寸毫针进行针刺。用平补平泻手法，留针 30 分钟。一周治疗 3 次，12 次为 1 个疗程。之后的治疗，除胸腹部穴位外，四肢部穴位左右交叉，轮换取穴。

疗效观察：出针后，患者自觉脘腹痛减。嘱其以后注意饮食节制，忌食辛辣刺激和不易消化的食品，并注意调理自己的情绪。前后共治疗 12 次而愈。

按：腹泻是临床常见病、多发病，以排便次数增多、粪质稀溏或完谷不化，甚至泻出如水样为特点，属于中医学"泄泻"范畴。本案患者习惯性腹泻 3 年，素体脾胃虚弱。脾虚化源不足，不能充形体，故形体消瘦、神疲倦怠；气血虚不能上荣于面，故面色萎黄。此次又因饮食不慎，致使宿食停滞，难以消化而致泄泻。食积于中，腐熟不及则见脘腹胀痛、不思饮食；腐气上熏，则嗳腐酸臭；腐败食物下注，则泻下之物酸腐臭秽；宿食外出而泻，则泻后痛减。

由于肠胃相连，大肠为"传导之官"，大便的异常总与大肠的传导功能异常相关。故针灸治疗取胃之腹募穴中脘，配胃之下合穴足三里；取大肠之募穴天枢配大肠之下合穴上巨虚。此外，取大肠经之合穴曲池、原穴合谷，以恢复脾胃的消化功能和大肠的传导功能；膻中为"气会"，阳陵泉为胆的下合穴，外关为三焦经络穴，可以行腑气、助消化。由于方、穴对证，故能奏效。

（六）特定穴太冲的临床配对应用举隅

太冲，既是肝经的输穴，又是肝经的原穴，其应用十分广泛。头面五官病、上焦心肺病、中焦脾胃病、下焦肝肾及肠道的疾病，均是太冲的主治范围。笔者在针灸临床上，往往将太冲与其他常用穴位配成相对固定的组方应用。虽然取穴简单，但疗效甚著。

1. 太冲配百会、四神聪、内关治疗颠顶疼痛案

颠顶疼痛，又叫"厥阴头痛"。由于肝经循行"前出额，与督脉会于颠"，故当肝经阴寒之气内盛，循经上犯，蒙蔽清阳，导致清阳不升，则出现颠顶痛甚。

太冲为肝经原穴，能疏肝解郁、降逆止痛；百会为督脉的穴位，四神聪为经外奇穴而

位于颠顶，能疏通颠顶局部经气而止疼痛；内关为心包经络穴，又是通阴维脉的八脉交会穴，长于安神定志、缓急止痛。四穴相配，实属"上病下取"的"上下配穴"。

某女，23 岁。

患者自述几年前开始出现不明原因的颠顶疼痛。疼痛发作时，头昏目眩，昏昏欲睡，并伴恶心呕吐。劳累和恼怒时，头痛发作或者加重。

刻诊：患者精神倦怠，默默不语。苔白腻，脉弦。

辨证：肝经阴寒之气循经上犯。

针灸处方：百会、四神聪、内关_左、太冲_右。

操作方法：患者取仰卧位。碘伏常规消毒局部皮肤后，用一次性 30 号 1 寸毫针针刺；用平补平泻手法，留针 30 分钟。每周治疗 3 次，12 次为 1 个疗程。以后治疗，四肢部穴位左右交叉，轮流取穴。

疗效观察：仅仅治疗 2 次，头痛明显减轻，共治疗 1 个疗程而愈。嘱其以后加强锻炼，加强营养，并注意调理自己的情绪。

2. 太冲配睛明、太阳、合谷治疗目赤肿痛案

目赤肿痛为多种眼部疾患中的一个急性症状，古代文献又称为"风热眼""暴风客热""天行赤眼"。其引起的原因，多与肝胆热盛，循经上犯相关。

由于"肝开窍于目"，肝经循行"循喉咙之后，上入颃颡，连目系"。太冲为肝经的输穴、原穴，能疏肝解郁、清泄肝胆；足太阳经循行"起于目内眦"，睛明为足太阳经穴，能清泄热邪、活血通络；太阳穴是经外奇穴而位于眼旁，也能疏通局部经气，长于治疗眼睛疾患；合谷为四总穴，"面口合谷收"，故头面诸疾均可取合谷治疗。四穴相配，能使肝热得清，瘀热得除，目赤肿痛自然可以痊愈。当然，如果能配合在耳尖点刺放血，疗效会更好。

某男，23 岁，本校学生。

患者自诉素体阳盛，每因过食辛辣和生气后，就会出现目赤肿痛。此次因与人争执，大怒之后，目赤肿痛又发，伴见头昏、耳鸣、口苦、烦热、便秘、尿赤。西医诊断为急性卡他性结膜炎。

刻诊：双眼结膜布满红丝、羞明、流泪、多眵。舌红，苔薄黄，脉弦数。

辨证：肝胆热盛，循经上犯。

针灸处方：晴明_双、太阳_双、合谷_左、太冲_右。

操作方法：患者取仰卧位。碘伏常规消毒局部皮肤后，用一次性 30 号 1 寸毫针进行针刺。晴明用针直刺 0.5 寸，施以平补平泻，不留针。余穴用捻转泻法，留针 20 分钟。出针后，点刺双侧耳尖放血数滴。一周治疗 3 次，6 次为 1 个疗程。之后的治疗，四肢部穴位左右交叉，轮流取穴。

疗效观察：治疗 1 次后，目赤肿痛明显好转，1 个疗程而愈。嘱其禁忌烟酒，避免生气。

3. 太冲配神庭、神门、三阴交治疗失眠案

失眠，又叫不寐，古代文献称为"不得眠"，是以经常不得入睡为特征的一种疾患。临床的表现不一，有难以入睡者，有睡而易醒者，有时睡时醒者，有彻夜难眠者。顽固性的失眠，往往伴有头晕、头痛、健忘、怔忡等症状。中医学认为，心藏神。故凡是化源不足，心失所养；或者心肾不交，心火独亢；或者肝火上扰，心神不宁；或者脾胃不和，浊气熏心，都可能引起失眠。

太冲为肝经原穴，能疏肝气、益肝血；督脉循行"入属于脑"，神庭为督脉经穴，有养脑安神的作用；神门为心经原穴，能养心血、定神志；三阴交为足三阴经的交会穴，能补血、疏肝、益肾。四穴配合，可以使心血得养，肝胆得调，肾气充足，魂魄守舍，则失眠自愈。

当然，在针灸临床上，还可以根据不同的致病原因，适当加减化裁。如属心脾两虚者，可以加足三里以补养心脾；属心肾不交者，加太溪以交合心肾；属肝火上扰者，加行间、阳陵泉以清泻肝胆；属脾胃不和者，加足三里、丰隆以和胃导滞；属心胆虚怯者，加行间、侠溪以补心壮胆、安神定志。

某女，65 岁。

患者自诉一年前胆囊摘除手术后，一直睡眠欠佳。近日来因家事烦扰，病情加重。整天神志恍惚，丢三落四，夜晚烦躁不眠，并伴有心悸心慌，易惊喜哭。

刻诊：神情恍惚，目光闪烁。舌淡，脉弦细。

辨证：心胆虚怯，血不养心。

针灸处方：神庭、神门_左、三阴交_右、太冲_右。

操作方法：患者取仰卧位。碘伏常规消毒局部皮肤后，用一次性 30 号 1 ～ 1.5 寸毫针

针刺，用平补平泻，留针 30 分钟。每周治疗 3 次，12 次为 1 个疗程。之后的治疗，四肢部穴位左右交叉，轮流取穴。

疗效观察：3 个疗程后，症状逐渐减轻，现已完全恢复正常。嘱咐其多与别人交流，注意调理自己的情绪。

4. 太冲配期门、支沟、内关、阳陵泉治疗胁肋疼痛案

引起胁痛的原因很多，但多与肝胆相关。因为肝经循行"上贯膈，布胁肋"，胆经循行"循胁里，出气街"。故凡肝气不疏，或肝阴不足，或肝胆湿热，均可引起胁痛。

太冲为肝经原穴，能疏肝解郁、滋补肝血；期门为肝的募穴，功同太冲且位于胁肋；支沟为三焦经络穴，是治疗胁痛的有效经验穴；内关为心包经络穴，又为阴维脉的八脉交会穴，长于安神定痛；阳陵泉为胆经合穴、胆的下合穴，长于疏肝利胆、活血定痛。诸穴同用，对各种原因引起的胁痛均能奏效。当然，对于外伤瘀血阻络者，可以加膈俞，或者局部配穴以化瘀止痛；对于肝胆湿热蕴结者，可以加丰隆、丘墟以清热利湿；对于肝阴不足者，可以加中封、太溪以滋补肝肾。

某男，76 岁。

患者自述胁痛多年，每于生气或者劳累后加重。伴见脘腹胀满不适，频频嗳气，嗳气或者矢气后诸症有减。此次因与家人生气，症状加重。纳差，泛恶，大便不调，郁郁寡欢。B 超检查示肝右前叶上可见 3 个 2cm×2.5cm 大小的囊状阴影。西医确诊为肝囊肿。

刻诊：面色晦暗，情绪不佳，时时叹气。苔薄黄，脉弦细。

辨证：肝气内郁，肝胃失和。

针灸处方：期门_双、支沟_左、内关_左、阳陵泉_右、太冲_右。

操作方法：患者取仰卧位。碘伏常规消毒局部皮肤后，用一次性 30 号 1～1.5 寸毫针针刺。用平补平泻手法，留针 30 分钟。一周治疗 3 次，12 次为 1 个疗程。以后治疗，四肢部穴位左右交叉，轮流取穴。

疗效观察：1 个疗程后，自觉胁痛明显好转。2 个疗程后，胁肋疼痛基本得到控制。B 超复查，肝囊肿未见增减。嘱其以后注意饮食清淡，加强锻炼，并注意调理自己的情绪。

5. 太冲配内关、足三里、公孙治疗胃痛案

胃痛又叫"胃脘痛"，是一种常见的反复发作的症状。胃痛多见于西医的急性胃炎、慢

性胃炎、胃溃疡、十二指肠球部溃疡、胃神经官能症等。其鉴别点在于：急性胃炎发病急，疼痛剧烈；慢性胃炎发病缓，疼痛隐隐；胃溃疡多在餐后 0.5～1 小时犯病，部位多在剑突下或稍偏左；十二指肠球部溃疡多在餐后 3 小时左右犯病，部位多在上腹部偏右，而且进食后可以缓解；胃神经官能症痛无定处，痛及胸膺、胁肋，与精神因素密切相关。溃疡病往往有出血倾向，应引起注意。

太冲配内关、足三里、公孙，多用于治疗肝气犯胃、肝胃不和型胃痛，以胃脘胀满疼痛，连及两胁，嗳气返酸，喜太息为特点。因肝经循行"夹胃，属肝，络胆"，当肝气不疏，横逆犯胃，致使气郁于内，胃失和降而致胃痛。

太冲为肝经原穴，有疏肝解郁、行气导滞的作用；内关为心包经络穴，又为八脉交会穴而通阴维脉，有宁心安神、缓急止痛的作用；公孙为脾经络穴，又为八脉交会穴而通冲脉，有平冲、缓急、止痛的作用，这就是针灸歌诀常说的"内关公孙胃心胸"；足三里为胃经的合穴、胃的下合穴、四总穴，长于健脾胃、促运化、通腑气、止疼痛。故诸穴同用，对肝胃不和型胃痛每每有显效。

某女，49 岁。

患者自述几年前，因与爱人争执生气而致胃痛。以后胃痛经常发作，胀甚于痛，疼痛连及两胁。每于心情抑郁或者生气时，胃痛发作或者加重，嗳气或矢气后痛减。胃镜检查，确诊为慢性萎缩性胃炎。服用中、西药，只能暂时缓解疼痛症状。

刻诊：就诊时正值胃痛发作，双手按腹，时时嗳气，表情十分痛苦。脉弦细，苔薄黄。

辨证：肝气犯胃，肝胃不和。

针灸处方：内关左、足三里右、公孙右、太冲右。

操作方法：患者取仰卧位。碘伏常规消毒局部皮肤后，当即用一次性 30 号 1～1.5 寸毫针进行针刺。用平补平泻手法，留针 30 分钟。一周治疗 3 次，6 次为 1 个疗程。以后治疗，四肢部穴位左右交叉，轮流取穴。

疗效观察：留针 20 分钟后，胃痛明显缓解。连续治疗 2 个疗程，疼痛完全得到控制。嘱其以后注意饮食要有节制，适当控制自己的情绪。

6. 太冲配合谷、三阴交、太溪治疗月经不调案

月经不调是以月经周期异常为主症的月经病，引起的原因很多。临床表现有月经先期、月经后期和先后无定期几种情况。由于肝藏血，主疏泄，而且肝脉"循股阴，入毛中，环

阴器，抵小腹"。肾为先天之本，主藏精，而且肾经循行"从肾上贯肝膈"。故月经不调，多从肝肾论治。

太冲为肝经原穴，能疏肝解郁、补益肝血；太溪为肾经原穴，能填精补髓，滋水涵木；合谷为手阳明原穴，三阴交为足三阴经的交会穴，合谷与三阴交相配，有调肝、补脾、益肾的作用，是治疗月经不调的一对有效配穴。四穴配合，对各种原因引起的月经不调，都有比较好的治疗作用。

临证时多随症加减：如月经先期，可以加复溜以补髓填精，滋水涵木；月经后期，可以加血海、足三里，并施艾灸以补益气血，祛除寒邪；先后不定期，可以加丘墟、足三里以疏肝益肾，补血调经。

某女，21岁。

患者自述月经17岁初潮，经期一直错乱。月经时前时后，经量时少时多，淋漓不尽，经色淡，时有瘀块。经期少腹微微作痛，胸胁乳房胀痛，时时叹息。

刻诊：形体偏胖，面色晦暗。苔薄黄，脉弦细。

辨证：肝肾不足，气滞血瘀。

针灸处方：合谷_左、三阴交_右、太溪_右、太冲_右。

操作方法：患者取仰卧位。碘伏常规消毒局部皮肤后，用一次性30号1～1.5寸毫针进行针刺，用平补平泻手法，留针30分钟。嘱其以后只需每月从月经前开始，连续针灸6次为1个疗程，3个疗程后观察效果。以后治疗，四肢部穴位左右交叉，轮流取穴。

疗效观察：3个疗程后，月经基本恢复正常。嘱咐她平时注意调理情绪，注意劳逸结合，忌食生冷和辛辣食物。

（七）特定穴合谷的临床配对应用举隅

合谷是大肠经的原穴、四总穴，也是止痛要穴，临床应用也非常广泛。笔者在针灸临床上，往往将合谷与其他常用穴配成相对固定的组方应用。组方虽然简单，但也取得比较显著的效果。

1. 合谷配合风池、下关、颧髎治疗牙痛案

牙痛，指牙齿因各种原因引起的疼痛而言，是口腔疾患中常见的症状之一。中医学根

据其临床表现的不同，分为风火牙痛、胃火牙痛、肾虚牙痛 3 种证型。俗话说"牙痛不是病，疼起来真要命"，所以不管哪种牙痛，总要以止痛为先。

合谷为手阳明经原穴、四总穴，自古就有"面口合谷收"之说，故凡是头面五官的病痛都要以合谷为主穴；风池位于项部而归属于胆经，是胆经与阳维脉的交会穴，长于祛风、止痛；下关为足阳明经穴位，足阳明经循行"入下齿中"，故下关是治疗牙齿疼痛的常用穴位；颧髎为手太阳经穴位，位于颧部，能够疏通局部经气、通络止痛。以上诸穴配合，共同达到疏通牙周经络、清泄热邪、活血止痛的作用。所以不论什么原因引起的牙痛，都应该以此为基础进行加减化裁。如治疗风火牙痛，加外关以祛风解表；治疗胃火牙痛，加曲池以清热泻火；治疗肾虚牙痛，加太溪以补肾益精。

某男，45 岁。

患者自述右侧牙痛数日，坐立不安。不仅吃饭困难，夜晚也牙痛得昼夜难眠，兼见口臭、口渴、便秘。西医诊断为龋齿牙痛。

刻诊：患者就诊时手扶右侧面颊，表情十分痛苦。令患者张口时，发现其右侧智齿齿面发黑。舌红苔薄黄，脉洪数。

辨证：胃火炽盛。

针灸处方：风池$_双$、下关$_右$、颧髎$_右$、曲池$_左$、合谷$_左$。

操作方法：患者取仰卧位，碘伏常规消毒局部皮肤后，用一次性 30 号 1 ～ 1.5 寸毫针进行针刺。曲池、合谷用捻转泻法，余穴平补平泻，留针 30 分钟。

疗效观察：出针后，患者牙痛明显好转。由于是龋齿牙痛，劝其到口腔医院就诊，以求彻底治愈牙痛。嘱其忌食辛辣之品，不抽烟，少喝酒。

2. 合谷配攒竹、太阳、外关治疗麦粒肿案

麦粒肿，又名"针眼""土疳"。因其是长在眼睑边缘之小硬结，红肿疼痛，状如麦粒而名，西医称为"外睑腺炎"。其引起的原因很多，但总离不了热邪为患。攒竹为足太阳经穴，太阳为经外奇穴。二者均位于眼周，具有疏通局部经气、清热解毒、消肿散结的作用。外关为三焦经络穴，属三焦经而通心包经，不仅能够清泄热邪，而且能够安神定痛；合谷是手阳明经原穴，长于止痛。笔者在临床中发现，如果能配合在耳尖放血，效果会更好。

某男，14 岁。

其母代述，患儿两天前说他右眼不舒服，后右侧上眼睑有一些红肿。昨天发现右侧上

眼睑边缘长出一小硬结，微微有些痒痛，用红霉素眼膏外敷无效。余正常。

刻诊：患儿发育一般，微微显胖。右侧上眼睑边缘长有一小硬结，上眼睑发红，口渴喜冷饮。舌红苔薄黄，脉滑数。

辨证：脾胃蕴热，气血瘀阻。

针灸处方：耳尖_双、攒竹_双、太阳_双、外关_左、合谷_左。

操作方法：先按揉双侧耳郭，令其充血。碘伏常规消毒局部皮肤后，用一次性注射针头点刺双侧耳尖，放鲜血数滴，消毒干棉球止血。然后让患儿仰卧床上，碘伏常规消毒局部皮肤后，用一次性30号1寸毫针进行针刺。上肢部穴位用捻转泻法，余平补平泻，留针20分钟。嘱其禁食辛辣之品，隔日再来治疗1次。

疗效观察：前后共治疗2次而愈。

3. 合谷配大椎、曲池、外关治疗高热不退案

高热是指体温超过39℃以上的急性症状，也即中医学所称的"壮热""实热"等，可见于许多疾病之中。其引起的原因很多，但总与温热之邪太盛相关。

大椎是督脉位于项部的经穴，也是督脉与手足三阳经的交会穴，为"诸阳之会"，长于泄热；曲池是手阳明经合穴，合谷是手阳明经原穴，因阳明为"多气多血之经"，阳气极盛，故曲池配合谷长于清泻热邪，是全身退热之要穴；外关是三焦经络穴而与心包经经气相通，"三焦主枢"，是气、血、水、火出入的枢纽，心包是心的外围组织，长于安神。故诸穴配合，退热效果比较明显。如果能配合在耳尖点刺放血，退热的效果会更好。

某女，22岁，本校学生。

患者自述两天前不慎感冒，一直高热不退，体温39℃左右。恶风无汗，头昏而痛，咽喉红肿疼痛，时有咳嗽。服中药多剂，也未能奏效。

刻诊：体温高达39.2℃。面红目赤，口干欲饮，时有咳嗽。舌红苔黄，脉浮数。

辨证：风热壅盛，肺失清肃。

针灸处方：大椎、曲池_双、外关_双、合谷_双。

操作方法：先令患者俯伏床边。碘伏常规消毒局部皮肤后，用一次性注射针头点刺大椎，拔罐令其出血1mL左右，用消毒干棉球止血。然后仰卧床上，碘伏常规消毒局部皮肤后，用一次性30号1～1.5寸毫针进行针刺，均用捻转泻法，留针30分钟。

疗效观察：留针期间，患者自觉全身微微出汗，十分舒坦。出针时，体温降为37.8℃。

让她每天来办公室针刺 1 次。针刺 3 次后，患者体温降至 36.6℃，其他症状也大有好转。嘱其以后注意穿着适宜，禁食辛辣之品。

4. 合谷配内关、梁丘、公孙治疗胃肠痉挛性疼痛案

胃肠痉挛性疼痛，是由于胃肠的平滑肌发生突然性的强烈收缩而引起的剧烈胃痛、腹痛。其中胃痉挛引起的胃痛，常见于西医的胃神经官能症；肠痉挛引起的腹痛，多见于儿童，而且有反复发作史。治疗当以缓急止痛为法。

合谷为大肠经原穴、止痛要穴；内关为心包经络穴，通阴维脉的八脉交会穴；公孙是脾经络穴，通冲脉的八脉交会穴。"内关公孙胃心胸"，是指内关与公孙相配伍，多用于治疗胃、心、胸的病痛。梁丘是胃经的郄穴，长于治疗肠胃的急性疼痛。诸穴配合，对胃肠拘挛性疼痛，当然有及时的止痛效果。

某男，42 岁。

患者自述无胃痛史。昨天因事与人争执，暴跳如雷，当即突发剧烈胃痛。疼痛连及两胁，按压疼痛更甚，嗳气或矢气后，胃痛有所缓解。食欲欠佳。

刻诊：患者双手捧腹，痛苦面容，时有太息。苔薄白，脉弦紧。

辨证：肝郁气滞，肝胃不和。

针灸处方：内关左、合谷左、梁丘右、公孙右。

操作方法：患者取仰卧位。碘伏常规消毒局部皮肤后，用一次性 30 号 1 ～ 1.5 寸毫针进行针刺，均用捻转泻法。留针 30 分钟，6 次为 1 个疗程。以后治疗，四肢部穴位左右交叉，轮流取穴。

疗效观察：留针期间，患者感觉胃痛有所缓解。劝其坚持治疗 1 个疗程，以巩固疗效；并嘱其以后注意控制自己的情绪，禁忌烟酒。

5. 合谷配中脘、天枢、上巨虚、太冲治疗急、慢性腹泻案

腹泻，是以大便次数增多为主症的疾患。或便质清稀甚则如水样，或完谷不化，多伴有肠鸣腹痛等症状。引起的原因很多，总与肠胃的功能异常相关。

合谷为大肠经原穴，是大肠经精气输注、留止之所；中脘为胃的募穴、腑会，是六腑之气汇聚之所；天枢为大肠的募穴，是大肠腑气汇聚之处；上巨虚为大肠的下合穴，"合治内腑"；太冲是肝经原穴，长于疏肝解郁、行气止痛，是治疗下焦疾患的要穴。笔者在针灸

临床上多以上述五穴同用，不论是治疗急、慢性腹泻，还是治疗大便秘结，都有立竿见影之效果。

某男，24 岁。

患者自诉平素身体健康无恙。昨日因与朋友会餐，喝"冰啤酒"过量，当晚就腹泻不止。大便水样，便中有不消化食物，肠鸣腹痛，恶心欲吐。今天上午腹泻 10 余次，自服黄连素无效。

刻诊：面容憔悴，时有恶心。苔薄白，脉滑。

辨证：寒湿困脾，运化失常。

针灸处方：中脘、天枢双、合谷左、上巨虚右、太冲右。

操作方法：患者取仰卧位。碘伏常规消毒局部皮肤后，用一次性 30 号 1 ～ 1.5 寸毫针进行针刺，用平补平泻手法，留针 30 分钟，隔日治疗 1 次。以后治疗，四肢部穴位左右交叉，轮流取穴。

疗效观察：第 2 次复诊时，患者自述昨日仅大便 2 次，大便变稠，肠鸣腹痛减。依前法再针 1 次而愈。嘱咐以后切忌暴饮暴食，并忌食辛辣寒凉之品，禁忌烟酒。

6. 合谷配委中、血海、足三里治疗皮肤瘙痒症案

皮肤瘙痒症，是以皮肤瘙痒为主症的神经功能障碍性皮肤病。引起的原因有很多，分类各异，但多与肝肾阴虚、血虚风燥、肌肤失养相关。治疗当以养血祛风为法。

古人云："治风先治血，血行风自灭。"合谷为手阳明经原穴、四总穴，足三里为足阳明经合穴。"阳明为多气多血之经"，故合谷和足三里都有补气养血、行气活血之功。血海为足太阴经穴位，长于养血活血、祛风止痒；委中为足太阳经合穴，别名"血郄"，也是养血祛风之要穴。四穴配合，可用于各种类型的皮肤瘙痒症。当然，对于营卫不和者，可以配风池以祛风止痒；肝肾阴亏者，可以配太冲、太溪以滋补肝肾。

某女，28 岁。

患者自诉自己是过敏体质。几天前同家人去吃火锅，不慎误食虾球和羊肉。回家后，发现周身起小丘疹，尤以背部为多。抓破后渗出血液少许，瘙痒异常。夜晚也得不到休息，严重影响工作和生活质量。

刻诊：周身皮肤略显干燥，有不少抓痕，口渴喜热饮。舌尖红，脉细数。

辨证：血虚风燥，肌肤失养。

针灸处方：合谷_左、委中_双、血海_右、足三里_右、太冲_右。

操作方法：先令患者取俯卧位。碘伏常规消毒局部皮肤后，用一次性注射针头点刺并拔罐双侧的委中穴，使其出血 1mL 左右，用消毒干棉球止血。再令患者取仰卧位，用一次性 30 号 1～1.5 寸毫针针刺，用捻转补法，留针 30 分钟。每周治疗 3 次，6 次为 1 个疗程。以后治疗，四肢部穴位左右交叉，轮流取穴。

疗效观察：留针期间，患者自觉瘙痒明显好转，2 个疗程后痊愈。嘱咐以后注意饮食节制，少食海鲜、牛羊肉等"发物"。

此外，合谷在临床上的配对应用还很多。如用合谷配关元、归来、三阴交，治疗月经不调；配睛明、太阳、光明，治疗各种目疾；配百会、太冲、太溪，治疗眩晕等。

结语

特定穴，是指既具有特殊的名称，又具有特殊治疗作用的若干类经穴，包括五输穴、原穴、络穴、郄穴、八脉交会穴、下合穴、背俞穴、募穴、八会穴等。这些特定穴，多数都分布在四肢，不仅治疗效果好，操作方便，而且操作起来也非常安全。针灸界有一种说法，叫"经络所过，主治所及""腧穴主治，越远越远"。意思是说，越是远离躯干的穴位，治疗作用越好，越安全。所以笔者强调，在针灸临床中一定要注重特定穴的使用。特别是四肢部的特定穴。

三、针灸临床要有相对固定的针灸处方

临床实践证明，针灸对内、外、妇、儿等科的 100 多种病症都有很好或者较好的治疗效果。尤其在心脑血管疾病、消化道疾病、胆道结石等疾病，不仅用科学的方法肯定了其疗效，而且在现代生理学、生化学、微生物学、免疫学等角度阐明其作用机理方面，也积累了大量的资料。

由于内、外、妇、儿科病症众多，如果对每一种病症和兼症都要记住它的病因、病机、辨证、治疗，实属不易。所以，我们在针灸教学和临床带习中，将其规律进行归纳总结并教给学生，使他们能快速掌握这些病症的处理。比如，对针灸治疗内科病症方面，我们归纳为针灸治痛、针灸治疗运动功能障碍、肺系病证治、心系病证治、脾胃病证治、肝胆病证治、肾系病证治等七个方面。对每一个方面的病症，都归纳其病因、病机、辨证要点、治疗原则、取穴规律、注意事项。这样，在病因病机基本相同而表现不一的情况下，首先对主症确定相对固定的针灸处方，并阐明其选穴依据。然后再对其兼症，进行加减化裁。这样，让学生觉得简单易学，并且容易掌握和运用。

（一）针灸治痛

针灸可以治疗各种原因引起的各种性质、各种类型的疼痛。而且往往有"立竿见影"的效果。我们在无针的情况下，用"指针"治疗数例胃痛、腹痛、月经痛患者，都收到了非常明显的止痛效果。

1. 疼痛的病因病机

不论外感六淫、内伤七情，还是饮食、虫兽所伤，只要引起气血运行障碍，血运不畅的，都可能出现疼痛。

（1）外感六淫 ⎰ 风、热、暑、火——鼓动血液运行————气血运行逆乱、壅塞 ⎱
　　　　　　⎱ 寒、湿——伤（困）人阳气——气血运行动力受损——脉道不通 ⎰ 不通则痛

（2）内伤七情：扰乱脏腑的功能活动——气血行动力不足————营卫之道艰涩

（3）其他：如饮食不节，跌扑损伤，虫兽所伤————气血运行障碍

2. 针灸治痛的机理

针灸治疗疼痛，往往有"立竿见影"的效果。

（1）病因治疗：即通过针灸治疗，消除引起疼痛的病因。《灵枢·经脉》云："盛则泻之，虚则补之，热则疾之，寒则留之，陷下则灸之，不盛不虚以经取之。"不过，这就需要通过选择适当的穴位，并施以适当的手法来实现。例如治疗外感风寒引起的项背强痛，可以选用风池、风门、大椎、外关、合谷，用泻法，可以加灸。又例如治疗胃火牙痛，可以选用翳风、下关、颧髎、外关、合谷、太冲、内庭。除内庭用补法外，其他穴位均用泻法，禁灸。

（2）病机治疗：即通过针灸治疗，改善血液运行障碍，达到"通则不痛"的目的。正如《灵枢·刺节真邪》云："用针之类，在于调气。"《灵枢·九针十二原》云："凡用针者……宛陈则除之。"可见，针灸具有调气、活血之功，能够调通脉道，加速血行，可以使

气血达到"通"的状态，改善致痛的病理条件，从而达到"治痛"的目的。

（3）针灸对疼痛感知的阻断作用：针灸在数分钟内就能达到止痛的效果，用病因治疗和病机治疗的理论来解释，有些于理不通。可以设想，针灸可能对疼痛有一个阻断感知的作用。笔者认为，这可能是通过针刺穴位，作用于心而实现的。中医学认为，心为君主之官而主神明，穴位为"神气游行出入"之所。当针刺穴位以后，可以通过经络而作用于心，从而阻断和转移了疼痛性病理变化的感知，达到了止痛的效果。此即王冰所注的"心寂则痛微，心躁则痛甚"。

当然，针刺不仅能缓解疼痛症状，减轻患者痛苦。而且还可以影响病理变化，改善血液运行，达到"神归其室""住疼移痛"的目的。

现代医学认为，针刺镇痛的原理是多方面的：①无论哪种针刺方法，激活中枢内源性阿片肽的释放和外周吗啡样物质的释放，起着关键性的作用。②针刺在镇痛的同时，也具有抗炎作用，可以减少中枢、外周致炎致痛物质的含量，使痛与镇痛维持在一个高水平，达到提高机体痛阈，减轻疼痛症状的目的。③针灸还能调节免疫功能系统，恢复体液免疫细胞的动态平衡，对免疫功能具有双向的良性调节作用。④针灸还能改善血液流变和微循环，增大机体镇痛力度。⑤大量实验研究和临床研究表明，针刺镇痛有非常显著的后效应，可以提高痛阈，释放镇痛物质，从而达到镇痛效应。

3.痛症的针灸治疗取穴原则

痛症的针灸治疗取穴原则，多采用局部取穴和循经取穴相结合。

（1）局部取穴：可以取经穴、奇穴、阿是穴。

（2）循经取穴：可以循经取本经穴、表里经穴、同名经穴。

（3）操作手法：虚证用补法，实证用泻法。寒证用灸法，或者让留针时间宜长一些；热证用疾刺法，即让留针时间短一些。

4.针灸治痛的注意事项

（1）针灸治痛的手段很多。除了毫针治疗以外，还可以配合刺血疗法、拔罐疗法、刮痧疗法、按摩疗法、耳针疗法等。应该注意的是：如果疼痛范围比较局限的，往往配合刺血疗法和拔罐疗法；但是如果疼痛范围比较广泛的，则往往配合刮痧疗法和按摩疗法。

（2）针灸治疗疼痛，不仅要考虑缓解疼痛症状，减轻患者的痛苦，而且还应该考虑到消除致病之因和改善其病理变化。否则，即使疼痛症状暂时缓解了，又会很快复发。在具体操作上，通过选用不同的穴位，或者采用不同的针刺方法。即《灵枢·经脉》云："盛则泻之，虚则补之，热则疾之，寒则留之……"如果是治疗属"虚"的痛症，就可以取长于"补"的穴位如关元、气海、足三里，并采用"补"的手法；如果是治疗属"实"的痛症，就可以取长于"泻"的穴位如合谷、外关、十宣，并采用"泻"的手法；如果是治疗属热的痛症，就可以加配属"水"的穴位并用"补"法，或者加配属"火"的穴位并用"泻"法，而且留针的时间宜短；如果是治疗属"寒"的痛症，就可以加配属"火"的穴位并用"补"法，而且留针的时间宜长一些。

当然，不管选用什么穴位，也不管采用何种针刺方法，针灸都可以达到"通其经络，活其气血，止其疼痛"的作用。

（3）不管什么原因引起的疼痛，患者在治疗过程中和治疗以后，都要注意调理自己的情绪，免受风寒，节制饮食，适当锻炼，提高自己的身体素质，以减少疼痛的复发。

5.针灸治痛举例

临床上，针灸治疗的痛症很多。比如头痛、面痛（三叉神经痛）、腰痛（包括坐骨神经痛）、关节疼痛（包括肩周炎、网球肘）、颈项痛、扭伤、落枕、足跟痛、颊痛（颞下颌关节功能紊乱综合征），以及由脏腑功能异常所引起的胃痛、腹痛、胁肋痛、月经痛等。我们仅举针灸临床常见的头痛、颈项痛、腰痛进行讨论。至于胃痛、腹痛、胁肋痛、月经痛，将在其他相关的章节中讨论。

头痛

头痛指头颅上半部位的疼痛，是临床上常见的一个自觉症状，可见于多种疾病之中。对头痛，古有"真头痛""脑痛"之称。《灵枢·厥病》云："真头痛，头痛甚，脑尽痛，手足寒至节，死不治。"《中藏经》云："病脑痛，其脉缓而大者，死。"可见，古人所谓的"真头痛"和"脑痛"，相当于现代医学的流行性脑脊髓膜炎、流行性乙型脑炎，是非常严重的疾病。

头者，"诸阳之会""精明之府"，为髓海之所在。手足三阳经、督脉和足厥阴经皆上循头部，故五脏精华之血、六腑清阳之气皆上注于头部。因此，凡外感六淫，或内伤七情，都会使脏腑阴阳气血失调，皆可引起头痛。

头痛可见于现代医学的内科、外科、神经科、精神科及五官科等多种疾病之中。

【病因病机】

头痛，总的可以分为外感头痛和内伤头痛两种。

（1）外感头痛：多为风邪兼夹寒、热、湿邪为患。因风为阳邪，其性亲上；高巅之上，唯风可达。即《兰室秘藏·头痛》中所云"风从上受之"。故引起外感头痛的原因，多与风邪相关。

①风寒上犯——寒凝血滞——阻遏络脉——气血不通 ⎫
②风热上扰——气血逆乱——气滞血瘀——气血不通 ⎬ 不通则痛
③风邪夹湿——蒙蔽清窍——清阳不升——气血凝滞 ⎭

（2）内伤头痛

①情志内伤，肝失调达 ⎧ 或气郁化火——上扰清空——肝火头痛
                ⎩ 或火盛灼阴——阴不敛阳——肝阳上亢——肝阳头痛

②禀赋虚弱，或大病失养，或劳累过度——气虚血少——不能上荣——血虚头痛

③跌扑损伤，或久病入络——气滞血瘀——络脉不通——瘀血头痛

【辨证要点】

头痛的部位：前头痛、后头痛、偏头痛、颠顶痛、满头痛。

头痛的性质：刺痛、钝痛、昏痛、绵绵而痛。

（1）外感头痛：起病急，头痛甚。

①风寒头痛：头痛连及项背，头痛部位有紧缩感，喜戴帽，并兼风寒感冒的其他症状如恶寒、发热、脉浮紧等。

②风热头痛：头痛且胀，遇热加重，并兼风热感冒的其他症状如发热、恶风、咽喉肿痛等。

③风湿头痛：头痛如裹，昏沉而痛，每于阴雨天加重，并兼见湿邪内阻的其他症状，如脘腹痞满、肢体困重、尿少便溏等。

（2）内伤头痛：起病缓，缠绵难愈。

①肝阳（火）上亢型：头部眩晕而痛，多偏于一侧，与精神因素相关。兼见心烦易怒，视物昏花，面赤口苦，睡眠不宁。脉弦而数，舌红苔黄。

②气血不足型：头痛病势较缓，绵绵作痛，每于操劳或用脑过度时发作或加重。兼见面色不华，神疲乏力。脉沉细，舌质淡。

③瘀血阻络型：头部痛如针刺而有定处，其势缠绵难愈。多兼有神志迟钝，失眠健忘，心悸怔忡等症状。脉涩或弦紧，舌质暗或有瘀斑。本型多因头痛迁延日久，或头部有外伤史。

【治疗原则】

以近部取穴、循经远端取穴、辨证取穴相结合。气血虚弱型头痛用补法，其他各型用平补平泻，属热者禁灸。

【取穴规律】

（1）近部取穴
- 前头痛取风池、神庭、印堂、太阳。
- 后头痛取风池、大椎、风门、天柱。
- 偏头痛取风池、率谷、太阳、头维。
- 颠顶头痛取风池、百会、四神聪、神庭。

（2）远部取穴
- 前头痛（阳明头痛）取合谷、外关、解溪、内庭。
- 后头痛（太阳头痛）取合谷、后溪、昆仑。
- 偏头痛（少阳头痛）取合谷、外关、丘墟、太冲。
- 颠顶头痛（厥阴头痛）取合谷、外关、太冲、足临泣。

（3）辨证取穴

①外感头痛：配合外关、合谷以疏风解表。

②肝阳（火）上亢型头痛：配合阳陵泉、侠溪、太溪以滋水涵木，平肝潜阳。

③气血不足型头痛：配合肝俞、脾俞、肾俞、气海以滋补肝肾，益气养血。

④瘀血阻络型头痛：配合阿是穴、血海、三阴交以活血化瘀。

⑤痰浊中阻型头痛：配合足三里、丰隆、三阴交以健脾胃，祛痰浊。

【注意事项】

（1）针灸对头痛有非常好的治疗效果，但对于用针灸治疗数次后效果不佳的，应及时到医院做检查，以排除其原发病灶。

（2）患者平时应注意调理自己的情绪，饮食宜清淡，多参加体育锻炼，并注意避免风寒。

（3）其他治法中，刺血疗法、拔罐疗法、刮痧疗法、耳针疗法都有一定的效果，其中以刺血疗法效果最好。其操作方法是用碘伏常规消毒局部皮肤后，用一次性注射针头点刺阿是穴，再放出 3～5 滴血液即可。

颈项强痛（颈椎病）

颈项强痛，多见于现代医学的颈椎病。颈椎病又称"颈椎综合征"，是现代医学的病名，是指颈椎椎间盘退行性病变及颈椎骨质增生以后，由此而产生的以颈痛、肢麻、头晕为主症的疾病，为中老年人的常见病、多发病。

人类脊柱中的颈椎体积最小，单位面积承重力大，活动频率最高，活动度也最大。随着年龄的增大，以及年轻患者缺乏认识，逐渐使颈椎椎间盘髓核脱水、退变，致纤维环膨出、破裂，颈椎间隙变窄，椎间韧带损伤、松弛，从而造成颈椎椎体不稳，骨膜受到牵拉和挤压，产生局部微血管破裂、出血、血肿，逐渐形成骨赘。当椎间盘和骨赘刺激或压迫邻近的脊髓、神经根、血管及交感神经，并使之产生损伤或无菌性的炎症时，就出现了颈椎病的一系列症状。

现代医学将颈椎病分为颈型、神经根型、椎动脉型、混合型、交感型、脊髓型6型。针灸临床上以前5型常见。

【病因病机】

中医学认为，颈项部经络受阻，气血运行不畅，是产生颈椎病的主要原因。

（1）感受外邪〕
　　跌扑损伤 ｝颈项部气血运行不畅——不通则痛——颈痛
　　动作失度〕

（2）老年体弱，肝肾不足〕
　　督脉空虚，脑失所养 ｝经络受阻——气血运行不畅——头晕、肢麻
　　气血虚弱，筋骨失养〕

【辨证要点】

（1）主症：颈项、肩背疼痛强硬，进行性肢体感觉异常和运动功能障碍。

（2）触诊检查：多数患者的颈椎生理性前突减少或消失，颈椎变直，后伸受限。

（3）X线检查：正位片上有椎间隙变窄，钩椎关节增生。侧位片上可见颈椎生理性前突消失、颈椎变直或轻度角弓反张，椎体排列异常，椎体和关节突向前滑脱，受累的椎间隙变窄，相邻两椎体的前缘或后缘有唇样增生。斜位片上可见骨刺深入椎间孔，椎间孔前后径变窄等。

此外，物理检查如"压顶试验""叩顶试验""臂丛牵拉试验"也可以协助诊断。

【常见的分型及辨证】

（1）颈型：颈部疼痛、酸胀、沉重不适，并向枕部及肩背部放射，颈部肌肉紧张、僵硬、压痛。

（2）神经根型：原发病灶在颈5以上者，多出现颈肩疼痛，枕部疼痛和枕部感觉障碍。原发病灶在颈5以下者，多出现颈部活动障碍，一侧或两侧颈、肩、臂放射痛；同时多伴有手指发麻，上肢沉重、发凉、无力、持物坠落等症状。此外，"臂丛牵拉试验""压顶试验"和"叩顶试验"均呈阳性。

（3）椎动脉型：椎动脉受压后，头部的血液供应不足，多出现颈肩痛或颈枕疼痛；同时出现头晕、恶心、呕吐、位置性眩晕、猝倒、耳聋耳鸣、视物不清等症，常因头部转动或侧弯到某一位置而诱发或加重。

（4）混合型：以上两型或三型症状同时并见。最为常见的是同时存在两型或两型以上的各种症状，即为混合型颈椎病。

（5）交感神经型：除颈型症状外，并见心慌、胸闷、气短、肢凉、皮温低或手足发热、四肢酸胀等症状。个别患者还可能出现视力和听觉的异常。

（6）脊髓型：脊髓受压后，可出现上肢或下肢的一侧或两侧肢体的麻木、无力，以及颈颤、臂抖。严重的会出现不同程度的不完全痉挛性瘫痪，四肢的肌张力高，腱反射亢进，浅反射减弱或消失，甚至出现呼吸困难。此型不建议用针灸治疗。

【治疗原则】

除脊髓型外，其他各型都以局部取穴和循经远取穴位相结合。针用平补平泻，可灸。

【取穴规律】

（1）基础处方：风池、风府、颈部夹脊穴、大椎、天宗、秉风、列缺、落枕。

风池、风府长于祛风；颈部夹脊穴为经验取穴，它们和大椎、天宗、秉风、曲垣一样，都属于局部、临近取穴，能祛风通络、活血化瘀、消肿止痛；列缺为肺经络穴、四总穴，即所谓的"头项寻列缺"；落枕为经外奇穴，能通络止痛，是治疗颈椎病和落枕的常用经验穴。

（2）加减化裁：神经根型，酌加肩髃、肩髎、曲池、外关、阳溪、中泉、合谷；椎动脉型，酌加百会、神庭、印堂、太阳、晕听区；混合型，应根据不同情况，加减上述穴位；交感神经型，酌加曲池、曲泽、内关、神门、太渊、合谷；脊髓型患者，建议手术治疗，针灸不宜。

【注意事项】

（1）患者平时睡觉时，枕头宜低，或不用枕头。避免颈部过度劳累，注意劳逸结合，并注意补充钙剂。

（2）在诊断清楚的情况下，可以配合刮痧疗法、牵引疗法、按摩疗法。

腰痛

腰痛又叫"腰脊痛"。疼痛部位多在腰脊正中，或偏于一侧，或两侧皆痛，是临床上常见的一种自觉症状。

本症多见于腰部的软组织损伤，肌肉风湿，脊柱病变或内脏病变。针灸治疗，主要针对的是前三者。内脏病变引起的腰痛，要考虑配合其他方法进行治疗。

【病因病机】

腰为"肾之外府"，督脉循行"并于脊里"，足太阳循行"夹脊抵腰中"，故腰痛与督脉、足太阳、足少阴经的关系最为密切。

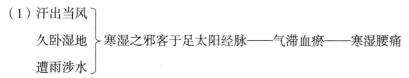

（1）汗出当风
久卧湿地　寒湿之邪客于足太阳经脉——气滞血瘀——寒湿腰痛
遭雨涉水

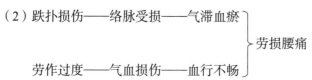

（2）跌扑损伤——络脉受损——气滞血瘀
　　　　　　　　　　　　　　　　　　劳损腰痛
劳作过度——气血损伤——血行不畅

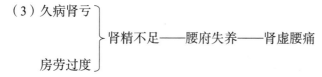

（3）久病肾亏
　　　　　肾精不足——腰府失养——肾虚腰痛
房劳过度

【辨证要点】

主症：腰脊疼痛，或在正中，或偏于一侧，或两侧都痛。

（1）寒湿腰痛：腰部冷痛、沉重，转侧不利，虽静卧而痛不减，得温则减，阴雨天加重。脉沉迟，苔白腻。

（2）劳伤腰痛：有外伤史或久病入络。腰痛点固定不移，痛处拒按，局部有僵硬感或牵掣感，腰痛于劳累后加剧。脉细涩，舌质暗或有瘀斑。

（3）肾虚腰痛：腰部隐隐作痛，以酸软为主，腰膝酸软无力，遇劳加重，静卧则减。偏于阳虚者，兼见神疲乏力，面色少华，遗精阳痿；偏于阴虚者，兼见心悸失眠，口燥咽干，手足心热，脉细数。

【治疗原则】

以足太阳、督脉经穴为主。属虚者用补法，属寒者加艾灸。

【取穴规律】

（1）基本处方：肾俞、大肠俞、阿是穴、委中、三阴交、太溪。

肾俞为肾的背俞穴，配合肾经原穴太溪，能温肾壮阳、活血化瘀而止腰痛；大肠俞和阿是穴属临近、局部取穴，能活血化瘀、舒筋通络而止腰痛；委中为膀胱经合穴，即所谓的"腰背委中求"；三阴交为脾经穴位、足三阴经交会穴，远部取穴以加强祛风除湿、活血化瘀、通络止痛的作用。

（2）加减化裁：寒湿腰痛，加风府、腰阳关以宣通阳气，驱逐寒湿，并可适当加灸；劳伤腰痛，加膈俞、次髎以补气血、消瘀滞；肾虚腰痛，加命门、志室以补肾精、益血气、止疼痛；急性腰扭伤，宜针刺腰痛点、人中，或点刺委中放血，有立即止痛的作用。

【注意事项】

（1）各型腰痛，均可配合推拿按摩治疗。

（2）平时注意保暖，不可劳累过度。

【小结】"针灸治痛"的共同点

（1）常见病症：主要讨论针灸临床常见的头痛、颈项强痛、腰痛等以疼痛为主要临床表现的痛症的针灸治疗。

（2）病因病机：气血运行不畅，不通则痛。

（3）治疗原则：局部取穴、循经远部取穴、辨证取穴相结合。属寒者，可以加艾灸。

（4）针灸处方：远端所取穴位，多以阳经的经穴为主。

（二）针灸治疗运动功能障碍

运动功能障碍，是指由于各种原因引起的经气不利、经筋失养，而出现面部或者四肢的痿软不用或活动不利等病症，相当于中医学"痿证"。对于痿症的针灸治疗，《素问·痿论》中明确提出"治痿独取阳明"，后世医家多宗其说。其后，《针灸甲乙经》《备急千金要方》《针灸资生经》《针灸大成》等著作也都有关于针灸治疗"痿证"的记载。由于阳明为"多气多血之经"，可以补益气血，而且针灸有直接通经络、活气血的作用，故针灸对运动功能障碍性疾病有很好的治疗效果。

【病因病机】

正气不足 ⎫
   ⎬外邪乘虚而入——经气阻滞，经筋失养——经筋纵缓不收
络脉空虚 ⎭

【辨证要点】

主症：面部或者四肢的肌肉痿软不用，活动不利，甚或肌肉萎缩。

【治疗原则】

以督脉和手、足阳明经穴为主，一般用补法。

【注意事项】

（1）针灸治疗运动功能障碍，疗效十分肯定，但影响的因素也很多，比如年龄、病程、病变部位等。治疗前，应先对患者讲清楚。

（2）面瘫、痿证、小儿麻痹后遗症的针灸治疗，可以适当配合艾灸疗法、拔罐疗法、刮痧疗法。中风后遗症的针灸治疗，最好配合头针，一般选运动区、平衡区、足运感区等。

【运动功能障碍病症举例】

运动功能障碍包括的内容很多，比如中风后遗症、面瘫、痿证、小儿麻痹后遗症等。它们在病机上有相似之处，在治疗上有共同之点，我们只讨论面瘫和痿证的针灸治疗。中风后遗症和小儿麻痹后遗症的针灸治疗，可以参照痿证施行。

面瘫

面瘫即面神经麻痹，中医称为"口眼歪斜"。病因至今不明，病理检查多为急性、非化脓性面神经炎引起周围面神经麻痹（Bell 氏麻痹）。多数患者有感冒史，或者头面部受冷风吹拂史。它与中风的"口角歪斜"在病因、病机、症状上均不相同。

本病可发生于任何季节，以春秋两季发病率最高。患者以 20 ~ 40 岁为多见，男性多于女性。

【病因病机】

正气不足 ⎫
   ⎬外邪乘虚侵袭阳明、少阳经脉，经气阻滞，经筋失养——经筋纵缓不收
络脉空虚 ⎭

【辨证要点】

主症：一侧面部肌肉板滞、麻木、松弛，不能做蹙额、皱眉、鼓腮、露齿等动作，口歪、漏水、露睛、鼻唇沟变浅。部分患者有耳后、耳下部及面部疼痛史。病久可出现"倒错"现象，有的甚至出现面部抽搐。

（1）因感冒风寒者，有面部受凉史，或电风扇吹拂过久史。

（2）因感冒风热者，往往继发于感冒发热、中耳炎、牙龈肿痛之后。

【治疗原则】

以手、足阳明经穴为主，手、足太阳经穴和手、足少阳经穴为辅，浅刺，可灸。

【取穴规律】

（1）基础处方：风池、翳风、下关、巨髎、地仓、合谷、内庭、太冲。

风池、翳风为祛风要穴，能祛风邪、止疼痛；下关、巨髎、地仓为足阳明经穴，近取以通经络、活气血、治痿躄；合谷为手阳明原穴、内庭为足阳明荥穴，远取以益气血、除痹阻，即所谓"治痿独取阳明"；太冲为肝经原穴，能平息肝风，息风止痉以治痿躄。

（2）加减化裁：不能皱眉者，加阳白、鱼腰；目不能合者，加睛明、太阳、四白；鼻唇沟平浅者，加迎香；人中沟歪斜者，加人中；颏唇沟歪斜者，加承浆。

【注意事项】

（1）注意鉴别面瘫与中风后遗症的口角歪斜。面瘫（即 Bell 氏麻痹）以"眼裂"以上额部的皱纹变浅或消失为特点；中风后遗症的口角歪斜，"眼裂"以上的额部则完全正常，且伴有偏瘫等症状。

（2）面瘫的初期治疗，要注意取穴宜少、刺激量宜小、留针时间宜短。最好不要用电针，否则容易留下面瘫不能痊愈的后遗症。

（3）嘱咐患者注意面部不再受风寒，出门时戴口罩，也可以做局部按摩或热敷。

痿证

痿证，是指肢体痿软无力，不能随意活动，常伴有麻木不仁、肌肉萎缩的一类病症。临床上以下肢为多见，又叫"痿躄"。本证多见于现代医学的多发性神经病、肌营养不良、重症肌无力、急性脊髓炎、小儿麻痹后遗症、吉兰－巴雷综合征等。

【病因病机】

中医学认为，痿证的病因病机，主要是津液、气血、精髓亏虚，不能濡养肌肉、筋脉所致。而津液、气血、精髓又赖脾胃的运化、肺的分布、肝的收藏、肾的濡养。故患病迁延日久，势必损及肝肾，耗伤精血，而致肌肉消瘦、筋骨痿弱不用。此外，肺热伤津、津伤不布，或湿热浸淫、气血不运，或痰瘀阻络、筋脉失养，或脾胃亏虚、精微不输，或肝肾亏损、精亏血少。且它们之间又相互转化。如肺热叶焦，津液失于敷布，则五脏失养，内热互结；肾水下亏，水不制火，则火烁肺金，导致肺热津伤。故本病的病机常涉及多个脏腑，而不局限于一经一脏。

（1）外感热邪——肺津耗伤——经筋失养——肌肉迟缓不用

（2）湿热熏蒸——阳明宗筋受损——肌肉弛缓不用

（3）房事不节
　　　肝肾亏损 }经筋失于濡养——肌肉弛缓不用
　　　久病体虚

【辨证要点】

主症：四肢肌肉松弛无力，功能活动受限。日久则肌肉萎缩，并伴有发凉、麻木等症状。重者则完全瘫痪，不能自主活动。

（1）属肺热者，兼见发热、咳嗽、口渴、大便干、小便短赤。脉数，苔黄。

（2）属湿热者，兼见发热身重、胸脘痞闷、恶心呕吐，或两足发热、得凉则舒。脉濡数，苔黄腻。

（3）属肝肾阴亏者，兼见腰膝酸软、头晕目眩、阳痿早泄。脉细数，舌红少苔。

前两者多出现于痿证的初期阶段，后者多出现于痿证的后期阶段。

【治疗原则】

以手、足阳明经穴为主，属虚者用补法，属实者用泻法，属热者禁灸。

【取穴规律】

（1）基础处方：肩髃、曲池、阳溪、合谷、髀关、梁丘、足三里、解溪。

肩髃、曲池、阳溪、合谷为手阳明经穴，能补益气血，濡润宗筋；髀关、梁丘、足三里、解溪为足阳明经穴，能益气活血，强筋壮骨，取"治痿独取阳明"之意。

（2）加减化裁：肺热者，加大椎、尺泽、列缺以清泄肺热；湿热者，加阴陵泉、三阴交以健脾、利湿、除热；肝肾阴亏者，加阳陵泉、绝骨、太溪、太冲以补肝肾，强筋骨。

【注意事项】

（1）针灸适当配合拔罐疗法、刮痧疗法、推拿按摩治疗，疗效会更好。

（2）嘱咐患者注意加强营养和功能锻炼。

【小结】针灸治疗运动功能障碍的共同点

（1）常见病症：主要讨论面瘫、痿证等以运动功能障碍为主要临床表现的针灸治疗。

（2）病因病机：气血不足，经筋失养。

（3）治疗原则：以手足阳明经穴为主。后期多用补法，可灸。

（4）针灸处方：上肢，手阳明经穴为主；下肢，足阳明经穴为主；头面部，手足阳明经穴为主。

（三）肺系病证治

1.肺的生理功能

肺为华盖，主气、司呼吸，主宣发与肃降，通调水道，下输膀胱，外合皮毛，开窍于鼻。由于肺主节制、朝百脉，故与五脏六腑的关系最为密切。肺病日久可以影响到其他脏腑，其他脏腑的病变亦可以影响到肺，其中以"肺脾兼病"与"肺肝兼病""肺肾兼病"为多见。

肺经在循行过程中，联系的脏腑有肺、大肠、胃口，联系的组织器官有肺系（喉咙）、膈肌。相表里经脉大肠经在循行过程中联系的脏腑有大肠、肺，联系的组织器官有膈肌、喉、下齿、鼻。此外，心经循行"复从心系，却上肺"，肾经循行要"入肺中"，肝经循行最后也要"入肺中"，故肺经、大肠经、心经、肾经、肝经在循行过程中所涉及脏腑和组织器官的病变，都可能与肺的功能失常相关。不过，肺的主要病理机制，还是以肺气宣降失常为主。

2.肺的病理变化

（1）肺卫不固，风寒、风热之邪乘虚而入——营卫不和，肺卫失宣——感冒

（2）外邪入侵，肺失宣发 ⎫

痰浊中阻，肺失肃降 ⎬ 肺气不降，逆而上行——咳嗽，气喘

肝火犯肺，肺失清肃 ⎪

肺气不足，肃降失权 ⎭

（3）外邪犯肺，肺气壅塞　⎫

　　痰浊壅盛，肺失宣畅　⎬气逆于上——哮喘

　　肺肾虚弱，摄纳无权　⎭

3.肺系病针灸治疗举例

若肺的功能异常，还会影响到水液的代谢和血液的运行。故肺的病变很多，如感冒、咳嗽、哮喘、汗症、水肿，以及肺脏本身的病变如肺痨、肺痿等。不过，针灸临床所见的肺系病变，主要还是肺"主气司呼吸"和肺"外合皮毛"功能活动异常而出现的感冒、咳嗽、哮喘等病症为主。

感冒

感冒，是临床常见的外感病。一年四季均可发生，以冬春季节的发病率最高。一般称病情轻的为"伤风"，病情重的叫"感冒"。同时在某一区域内流行，病无长幼，病情相似的叫"时行感冒"。

【病因病机】

感冒的发生，主要是六淫中的风邪在气候反常，寒温失调，起居不慎，卫气不固时乘虚侵入人体，影响肺卫的功能而致。

（1）风寒外束——卫阳被遏——肺卫失宣

（2）风热犯表——热郁肌腠——表卫失和

（3）暑湿伤表——阻遏清阳——流连难解

【辨证要点】

（1）风寒感冒：恶寒重，发热轻，头痛，身痛，有汗或无汗，脉浮紧，苔薄白；或兼有咳嗽，痰液清稀；或兼有鼻塞，喷嚏，流涕。

（2）风热感冒：恶寒轻，发热重，头胀痛，咽喉肿痛，汗出，脉浮数，苔薄黄；或兼有咳嗽声重，痰液浓稠而黏；或兼有鼻塞而干，少涕或流浓涕。

（3）暑湿感冒：恶寒，汗出不畅，身热不扬，肢体困重，头重如裹，脉浮缓，苔厚腻；或兼有胸脘痞闷，腹胀呕恶，口中淡腻，口不渴，便溏尿黄；或兼有咳声重浊不扬，咯痰色白黏稠。

【治疗原则】

（1）风寒感冒：祛风解表，宣肺散寒。以手太阴、手阳明、足太阳经穴为主，针用泻法，可加灸。

（2）风热感冒：疏风清热，宣肺利咽。以手太阴、手阳明、手少阳经穴为主，针用泻法，禁灸。

（3）暑湿感冒：清暑化湿，宣肺疏表。以手太阴、手阳明、手少阳经穴为主。针用泻法，禁灸。

【取穴规律】

（1）风寒感冒

①基础处方：风门、风池、合谷、列缺、外关。

风池为胆经穴位、通阳维脉的交会穴，《经》云"阳维为病苦寒热"；风门为足太阳经穴，合谷为手阳明经穴，都是解表要穴，能疏风、解表、散寒；列缺为肺经络穴，外关为三焦经络穴、通阳维脉的八脉交会穴，能宣肺理气、益气解表。

②加减化裁：头痛甚，加太阳、印堂以通络止痛；鼻塞流涕，加迎香、印堂以宣肺利窍；咳嗽甚，加尺泽、鱼际以利肺止咳。

（2）风热感冒

①基本处方：大椎、曲池、外关、合谷、鱼际。

大椎为督脉与手足三阳经的交会穴、曲池为手阳明经合穴、外关为通阳维脉的八脉交会穴，能解表邪、退邪热；合谷为大肠经原穴、鱼际为肺经荥穴，能宣肺利咽、通络止痛。

②加减化裁：咳嗽严重者，加尺泽以清肺止咳；咽喉疼痛重者，加少商放血以清热利咽；小儿高热抽搐者，加人中、十宣以泻热止惊。

（3）暑湿感冒

①基础处方：合谷、列缺、外关、足三里、阴陵泉。

合谷为大肠经原穴、列缺为肺经络穴、外关为三焦经络穴和通阳维脉的八脉交会穴，能宣肺解表、清泄暑热；足三里为胃经合穴、阴陵泉为脾经合穴，能健脾利湿、清化湿浊。

②加减化裁

热重者：加手足三阳经交会穴大椎、大肠经合穴曲池以加强泄热的作用。

湿重者：加脾经经穴、足三阴经的交会穴三阴交、足少阴经络穴复溜以加强除湿的作用。

腹胀、呕恶者：加大肠的下合穴上巨虚和心包经络穴、阴维脉的八脉交会穴内关以止呕、止泻。

【注意事项】

（1）针灸治疗感冒，疗效肯定。风寒感冒，还可以自服葱白生姜红糖汤。

（2）感冒严重者，可以配合耳针疗法，取穴有肺、气管、三焦、交感、皮质下。其操作方法是每次取 5 ～ 6 穴，用强刺激手法，留针 10 ～ 20 分钟，每天针刺 1 次。

（3）经常感冒者，可以经常自我按摩迎香、合谷穴 1 ～ 3 次；或者用艾炷灸足三里，有很好的预防感冒的作用。

咳嗽

咳嗽是肺疾患中的一个主要症状，每因肺气上逆引起。历代医家有"有声无痰谓之咳，有痰无声谓之嗽"之说，但在临床上，每每痰声并作，合称咳嗽。

咳嗽的发生，有外邪侵袭者，有肺脏自病者，也有他脏病而累及肺脏者。如《素问·咳论》云："五脏六腑皆令人咳，非独肺也。"但不论致病原因如何，咳嗽总不离乎肺。如陈修园说："咳嗽不止于肺，而亦不离乎肺。"

咳嗽有急慢之分，急者多为外感咳嗽，缓者多属内伤咳嗽。外感咳嗽失治，往往变成内伤咳嗽；内伤咳嗽复感外邪，又多出现外感咳嗽。慢性咳嗽久治不愈，或年老体弱正气不足，多并发喘息。

咳嗽常见于现代医学的上呼吸道感染，急、慢性支气管炎，支气管扩张，肺结核等病症。

【病因病机】

（1）外邪侵袭

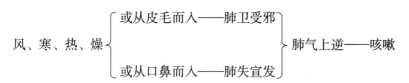

（2）脏腑功能失常

①脾失健运，聚湿为痰——痰浊犯肺，肺气不降——肺气上逆——咳嗽

②肝气不疏，郁而化热——熏灼肺脏，炼液为痰——肺失清肃，肺气上逆——咳嗽

③肺阴亏耗，失于清润——肺气上逆——咳嗽

【辨证要点】

（1）外感咳嗽

主症：咳嗽喉痒，身热头痛。

①风寒咳嗽：咳嗽声重，痰白清稀，形寒无汗，发热头痛。脉浮紧，苔薄白。

②风热咳嗽：咳嗽不爽，痰稠而黄，口渴咽痛，恶风汗出。脉浮数，苔薄黄。

（2）内伤咳嗽

①痰湿阻肺型：咳嗽痰多，咳声重浊，咳痰清稀、色白易咯，胸脘痞满，食少纳呆。苔白腻，脉滑或濡。

②肝火灼肺型：气逆作咳，咳甚痛引胸胁，痰少而稠，面红、咽干、口苦。舌边红，苔薄黄，脉弦数。

③肺阴亏耗型：干咳少痰，或痰中带血，潮热盗汗，两颧发红，形体消瘦，身疲乏力。舌质红，脉细数。

【治疗原则】

（1）外感咳嗽：疏风解表，宣肺止咳。以手太阴、手阳明经穴为主，浅刺，针用泻法。属风寒咳嗽者，留针时间宜长，并可以加灸；属风热咳嗽者，留针时间宜短，不宜艾灸。

（2）内伤咳嗽

①痰湿阻肺型：健脾除湿，化痰止咳。以手足太阴、手足阳明经穴为主，针用平补平泻，也可以加艾灸。

②肝火犯肺型：平肝降火，清肺止咳。以手太阴、足厥阴经穴为主，补手太阴经穴，泻足厥阴经穴，禁灸。

③肺阴亏耗型：滋阴降火，润肺止咳。以手太阴、足少阴经穴为主，用补法，禁灸。

【取穴规律】

（1）外感咳嗽

①基础处方：外关、合谷、列缺、尺泽。

外关为三焦经络穴、通阳维脉的八脉交会穴，长于祛风解表、宣肺止咳。合谷为大肠经原穴、解表要穴，列缺为肺经络穴，尺泽为肺经合穴，都长于宣肺解表、降气止咳。

②随症加减：咽喉肿痛者，加肺经荥穴鱼际、井穴少商，采用放血疗法以清泄肺热，利咽止痛；高热不退者，加手足三阳经交会穴大椎、大肠经合穴曲池以清泄邪热。

（2）内伤咳嗽

①基础处方：尺泽、孔最、列缺、太渊。

尺泽为肺经合穴、孔最为肺经郄穴、列缺为肺经络穴、太渊为肺经原穴，都能宣肺理气、降气止咳。

②随症加减：痰浊内盛型咳嗽，加胃经络穴丰隆、足三阴经交会穴三阴交、脾经原穴

太白、大肠经原穴合谷，既能祛已成之痰，也能杜绝生痰之源，属标本兼顾、肺脾同治；肝火犯肺型咳嗽，加胆经合穴阳陵泉和原穴丘墟，肝经原穴太冲以平肝降火，清化热痰；肺阴亏耗型咳嗽，加肾经原穴太溪、八脉交会穴照海、肝经原穴太冲以滋补肝肾，滋阴降火，润肺止咳。

【注意事项】

（1）穴位贴敷疗法对慢性咳嗽疗效肯定。常选穴位有肺俞、心俞、膈俞、膻中、中脘等，常用药物有白芥子、细辛、甘遂等。该法最好在"三伏天"使用，叫"三伏贴"，有很好的预防和治疗作用，属于中医学"治未病"疗法。

（2）平时注意保暖，少食辛辣，不吸烟，少喝酒。

哮喘

哮喘俗称"吼病"，是以呼吸困难、喘鸣有声，甚则张口抬肩、难以平卧为特征的一种疾病。《内经》中有"喘鸣""喘喝"之称，《金匮要略》中又称之为"上气""咳而上气，喉中有水鸡声"。

哮与喘在症状方面是有区别的，如《医学正传》所云"哮以声响名，喘以声息言"。其意思是说，"哮"指喉中鸣响，"喘"指呼吸困难。这对辨证虽有一定意义，但临床上两者常常不易区别。就是同一个患者，发作轻时似喘，发作重时即成哮，而且病因病机也大致相同。

现代医学的支气管哮喘、哮喘性支气管炎、肺气肿、肺源性心脏病、肺炎等发生呼吸急促阶段，均可参照本症辨证施治。

【病因病机】

本病的根本原因是痰饮内伏，阻塞气道，痰气交阻，肺失肃降。

（1）外邪侵袭

①风寒犯肺，毛窍闭塞——肺气壅塞，宣降失常——肺气上逆

②风热犯肺，或者风寒化热——邪热不宣，上迫于肺——肺失清肃，肺气上逆

（2）痰浊内盛

①饮食不节，脾失健运——积湿为痰，上干于肺——肺失宣畅，肺气上逆

②痰火素盛 ⎫
⎬ 痰火交阻于肺——肺失清肃而上逆——哮喘
痰湿久郁化火 ⎭

③肺肾虚弱

　久咳伤肺

　久病肺虚 〉肺虚不能"主气"，肾虚摄纳无权——肺气上逆——哮喘

　年老体弱

　久病伤肾

可见，哮喘的病变主要在肺，继而关系到脾、肾，严重时又影响到心。发作时，可见气郁痰壅，阻塞气道，表现为邪实证。若反复发作，必致肺气耗损而累及脾肾，表现为虚证。

现代医学认为，哮喘属肺部的变态反应性疾病。过敏体质的患者，往往因为气候变化、情志影响、接触过敏物质而发作，提倡尽早找出"过敏原"，进行综合治疗。

【辨证要点】

哮喘证候多样，虚实夹杂，但根据其临床表现，总可以分为实喘、虚喘两大类。

主症：呼吸急促，喉间哮鸣，甚则张口抬肩，不能平卧。

（1）实喘

①风寒外袭者：咳喘哮鸣，咯痰清稀、色白，或带泡沫，兼见形寒无汗，头身作痛。苔白滑，脉浮紧。

②痰热内盛者：咳喘哮鸣，咯痰黄稠而不爽，兼见胸中烦闷，咳引胸痛，身热口渴，便秘溲黄。苔黄腻，脉浮数。

（2）虚喘

①肺气虚者：面色㿠白，自汗恶风，咳声低微，语言无力。舌质淡，脉虚软。

②肺阴虚者：咽喉不利，面红口干。舌质红，脉细数。

③肾不纳气者：动则气喘，呼多息少，汗出肢冷，气不得续，兼见腰膝酸软，甚则浮肿，小便不利。舌质淡，脉沉细。

【治疗原则】

（1）实喘：祛风、除痰、清热、平喘。以手太阴经穴为主，痰热配足阳明经穴。针用泻法，属寒者加灸，属热者不灸。

（2）虚喘：补益脾肾，培土生金。以手太阴、足少阴经穴和肺的俞募穴为主。针用补法，可灸。

【取穴规律】

（1）实喘

①基础处方：肺俞、中府、膻中、尺泽、列缺、合谷。

肺俞为肺的背俞穴、中府为肺的募穴、膻中为心包的募穴和气会穴，能够理肺、降气、宁心、平喘；尺泽为肺经合穴、列缺为肺经络穴、合谷为大肠经原穴，能够宣肺、降气、止咳、平喘。

②加减化裁：风寒外袭者，加长于祛风的风门、三焦经络穴外关以祛风解表；痰热内盛者，加胃经合穴足三里、络穴丰隆以清热祛痰；哮喘较甚者，加平喘经验穴天突、定喘穴以降气平喘。

（2）虚证

①基础处方：肺俞、太渊、肾俞、太溪、膏肓俞、气海、足三里。

肺俞为肺的背俞穴、太渊为肺经原穴，可以补肺以主气；肾俞为肾的背俞穴，太溪为肾经原穴，可以补肾以纳气；膏肓俞和气海为强壮要穴、足三里为胃经合穴，可以补元气、健脾胃、促运化、祛痰浊。

【注意事项】

（1）由于哮喘都比较顽固，反反复复发作，对人体伤害极大。我们在临床上多采用"伏九灸"治疗，即在一年中最热的"三伏天"和最冷的"三九天"，将我们研制的"咳喘宁"贴膏贴敷在患者相关的穴位上。"三伏天"贴敷4次，"三九天"贴敷4次，3年为1个疗程。疗效比较肯定，特别是对小儿哮喘，完全有治愈的可能。

（2）多种疾病都可以并发哮喘，故症状发作缓解后，应查明其原发病，并进行积极的治疗。对哮喘发作严重或持续不解者，应配合其他疗法治疗。

（3）哮喘多与过敏有关，应注意避免接触过敏原，不进食过敏食物，并积极配合"脱敏"治疗。

（4）患者要注意自我调理，平时注意保暖，少吃辛辣食品，不吸烟，少喝酒。

【小结】针灸治疗肺系病的共同点

（1）常见病症：主要讨论感冒、咳嗽、哮喘等，表现为肺"主气司呼吸""外合皮毛"功能异常的针灸治疗。

（2）病因病机：营卫不和，肺卫失宣；肺气不降，逆而上行。

（3）治疗原则：以肺经的合穴、络穴、郄穴为主。涉及肺脏本身病变的，可配合肺的背俞穴和募穴。虚证用补法，实证用泻法，一般不灸。

（4）基础处方：尺泽、孔最、外关、合谷、列缺，可以随症加减。

（四）心系病证治

1. 心的生理功能

心为君主之官，主神明，主血脉，开窍于舌，其华在面。凡外感病邪内侵或七情内伤，都会出现血脉病变（如吐血、衄血、斑疹、血液运行失调），或者神志病变（如失眠、健忘、脏躁、昏迷、癫狂），以及心本身的病变（如心悸、怔忡）等。

心经在循行过程中，联系的脏腑有心、肺、小肠，联系的组织器官有咽、心系、目系、膈。相表里的经脉小肠经在循行过程中联系的脏腑有心、胃、小肠，联系的组织器官有膈、咽喉、鼻、目。此外，脾经循行"复从胃，别上膈，注心中"，肾经循行"从肺出，络心，注胸中"。所以，心经、小肠经、脾经、肾经在循行过程中所涉及脏腑和组织器官的病变，都可能与心的功能失常相关。不过，心系病的主要病因病机，还是以"心主神明"功能失常和心本身的病变为主。

2. 心的病理变化

心的病理变化主要表现为心本身的病变和"心主神明"功能活动的异常。

（1）心血不足，血不养心
心气不足，心不自主
瘀血内停，新血不生 ｝引起心本身的病变——心悸、怔忡
痰浊中阻，水湿凌心

（2）心肾不交，心火独亢
情志抑郁，肝阳上扰 ｝扰乱神明——失眠、健忘、脏躁
心脾亏虚，心失所养

（3）痰火上扰
｝心神错乱——癫、狂、痫
邪热内陷

（4）血阻心络，血行不畅
｝胸中的气机不畅——胸闷、胸痛
胸阳不振，气机郁滞

3. 心系病证治举例

涉及心系病的病症很多，现列举临床常见的，如胸痹、惊悸、不寐、癫痫等病症逐一讨论。

胸痹

胸痹，指胸膺部疼痛而言。轻者仅感胸膺部痞闷不适；重者胸痛如刀绞，兼见短气、喘息等症状。本病多见于现代医学中的慢性心肺疾患的患者，如冠状动脉粥样硬化性心脏病、心律失常、慢性气管炎、肺气肿等。

【病因病机】

寒凝气滞，气机不畅 ⎫
脾湿不运，湿痰内蕴 ⎬ 胸阳不展，气机阻滞——胸闷、胸痛
脉络闭阻，瘀血内停 ⎭

【辨证要点】

（1）以脏腑分

①肺脏疾患：胸痛常伴有咳嗽、气喘、咯痰等症状。

②心脏疾患：胸痛偏于左侧，常伴有心慌、气短、失眠、多梦。

（2）以症状分

①寒凝气滞：胸痛彻背伴有心悸，气短，恶寒，肢冷。舌苔白而滑腻，脉沉迟。

②痰浊中阻：胸中痞闷伴有咳嗽气喘，痰多色白易咯。舌苔白腻，脉象滑缓。

③瘀血内停：胸痛如刺，绞痛阵发伴有胸闷，短气，心悸，怔忡，唇色紫暗。舌质暗，脉细涩或结代。

【治疗原则】

宽胸理气，通络止痛。以任脉和手三阴经穴为主，针用平补平泻，属寒者加灸。

【取穴规律】

（1）基础处方：膻中、巨阙、内关、公孙、太渊、神门。

膻中为心包的募穴、巨阙为心的募穴，能调理局部气机，振奋胸阳；内关为通阴维脉的八脉交会穴、公孙为通冲脉的八脉交会穴，能平冲缓急、通络止痛；太渊为肺经原穴、神门为心经原穴，能疏理心肺气机以止疼痛。

（2）加减化裁：寒凝气滞者，对以上穴位加灸；痰浊中阻者，加胃经合穴足三里、络穴丰隆以健脾、和胃、化痰；瘀血内停者，加血会膈俞、足三阴经交会穴三阴交以益气活血、通络止痛。

【注意事项】

（1）若患者胸痛剧烈，手足厥冷，冷汗淋淋，脉沉细而欲绝者，多见于心绞痛或心肌梗死，应采取综合治疗。

（2）膈肌和食道的肿瘤早期也会出现胸闷、胸痛，应配合现代医学检查加以鉴别。

（3）患者要注意调理自己的情绪，做到心情舒畅，避免恼怒、生气。

惊悸、怔忡

惊悸、怔忡是指患者自觉心跳异常，心动不安，甚至不能自主的一类病症，二者均有内虚的因素。但惊悸多因受惊而发，发作时间短暂，病情较轻；怔忡则与受惊关系不大，经常自觉心中动悸、胸闷不舒，遇劳加重，病情较重。在临床上，惊悸日久，往往发展成怔忡。

惊悸、怔忡多见于各类心脏病、神经官能症、甲状腺功能亢进、贫血及部分心律失常者。

【病因病机】

心血不足——血不养心
心胆虚怯——心不自主
痰火上扰——心气不宁 ⎬ 心悸、怔忡
水饮内停——心阳不振
心脉瘀阻——气滞血瘀

【辨证要点】

主症：患者自觉心跳异常，动悸不安，善惊易恐，多梦易醒。

（1）心胆虚怯型：善惊易恐，多梦易醒，短气、多汗，神倦、嗜卧。

（2）心血不足型：心悸不宁，面色少华，头晕目眩。舌质淡，脉细数。

（3）阴虚火旺型：胸中烦闷，五心烦热，少寐多梦，潮热盗汗，耳聋耳鸣。舌尖深红。

（4）痰火内动型：胸闷头晕，烦躁不宁，咳嗽咯痰。舌苔黄腻，脉象滑数。

（5）瘀血内停型：心悸日久，出现胸中刺痛，夜晚加重。舌质暗，脉结代。

【治疗原则】

养心、安神、平冲、定悸。以手少阴、手厥阴经穴及其俞募穴为主，属虚者用补法，属实者用泻法或平补平泻法，属寒者加灸，属热者不灸。

【取穴规律】

（1）基础处方：心俞、膻中、通里、内关、公孙。

心俞为心的背俞穴、膻中为心包的募穴，能养心定悸；通里为心经络穴，能安神定悸；内关为通阴维脉的八脉交会穴、公孙为冲脉的八脉交会穴，能平冲缓急、安神定悸。

（2）加减化裁：心血不足、血不养心者，加血会膈俞、胃经合穴足三里、足三阴经交会穴三阴交以健脾胃，益气血；心胆虚怯、心不自主者，加胃经合穴足三里、胆经合穴阳陵泉、胆经原穴丘墟以益气壮胆；痰火上扰、心气不宁者，加肺经合穴尺泽、胃经合穴足三里、胃经络穴丰隆以祛痰、泻火、宁心；心脉瘀阻、气滞血瘀者，加血会膈俞、脾经血海穴、足三阴经交会穴三阴交、强壮要穴气海以益气、活血、化瘀。

【注意事项】

（1）针灸治疗心悸、怔忡，不仅能控制症状，而且对疾病本身也有调节和治疗作用。

（2）患者若属于器质性心脏病而出现心衰倾向时，要及时采用综合疗法，以免发生不可逆转的危险。

（3）患者平时要注意锻炼身体，注意调理自己的情绪。

失眠

失眠又叫"不寐"，古代文献称为"不得眠"，是一种以经常不得入睡为特征的疾患。临床表现不一，有难以入睡者，有睡而易醒者，有时睡时醒者，有彻夜难眠者。

顽固性失眠，往往伴有头晕、头痛、健忘、怔忡。若患者因一时情绪紧张，或环境吵闹，或卧榻不适而失眠者，不属病理范围。只要解除失眠的相关因素，患者即可恢复正常。

此外，若因咳嗽、发热、疼痛等疾患而引起的失眠，应重点处理原发病变。只要解除原发病变，失眠自然能痊愈。

现代医学中，所谓神经衰弱、贫血所引起的失眠，可参考本节治疗。

【病因病机】

中医学认为，心为君主之官，主神明。凡是心脾血虚、血不养心，或心肾不交、心火独亢，或肝火上扰、心神不定，或胃腑不和、浊气熏心等都可以引起失眠。

（1）思虑过度，劳伤心脾——化源不足，心失所养⎫

（2）房劳过度，肾精亏耗——心肾不交，心火独亢⎬心神不宁，卧而不安

（3）情志抑郁，肝气不疏——郁而化热，肝火上扰⎭

（4）饮食不节，脾胃不和——阻遏中焦——胃不和则寐不安

【辨证要点】

主症：经常不得入睡。

（1）心脾血虚型：多兼见心悸、健忘，头昏、目眩，面色少华，精神疲倦，纳差便溏。舌质淡，脉细弱。

（2）心肾不交型：多兼见腰膝酸软，头昏耳鸣，遗精阳痿，手足心热。舌质红，脉细数。

（3）肝火上扰型：多兼见心情急躁，心烦易怒，头昏耳鸣，胁肋胀痛。苔黄腻，脉弦数。

（4）脾胃不和型：多兼见脘闷嗳气，嗳腐吞酸，呕吐痰涎。舌苔厚腻，脉滑。

【治疗原则】

宁心安神。以手少阴、手厥阴和足太阴经穴为主，属虚者用补法，属实者用泻法，一般不灸。

【取穴规律】

（1）基础处方：神门、内关、公孙、三阴交。

神门为心经原穴，能养心安神；内关为通阴维脉之八脉交会穴、公孙为通冲脉之八脉交会穴，能安神、平冲、定惊；三阴交为足三阴经交会穴，能补脾、疏肝、益肾。

（2）加减化裁：心脾两虚者，加心的背俞穴心俞、脾的背俞穴脾俞、胃的下合穴足三里以补养心脾；心肾不交者，加肾经原穴太溪、肝经原穴太冲、心经络穴通里以滋补肝肾，交合心肾；肝火上扰者，加肝经荥穴行间、胆经荥穴侠溪、胆经合穴阳陵泉以清泻肝胆；脾胃不和者，加胃的募穴中脘、胃经合穴足三里、胃经络穴丰隆以健脾和胃，行气导滞。

【注意事项】

（1）针灸治疗失眠的效果十分肯定，但治疗时间以下午为好。

（2）注意做好患者的思想工作，解除其思想顾虑。

（3）其他疾病引起的失眠，应同时治疗原发病。

（4）耳针疗法对治疗失眠有一定效果，取穴有心、脾、肝、肾、神门、皮质下、内分泌。每次取 3～5 个穴位，轻刺激；也可以埋耳针或者王不留行。每天刺激 1 次，12 次为 1 个疗程。

癫痫

癫痫俗称"羊痫风"，是以突然昏仆、不省人事、四肢抽搐、口吐涎沫、两目上视、醒后神情如常人的一种短暂的意识和精神障碍性疾病。

本病相当于现代医学的癫痫病，包括原发性癫痫和继发性癫痫。

【病因病机】

中医学认为，本病多有先天和后天的因素，造成痰、火、瘀内阻，使气血逆乱，蒙蔽清窍所致。本病可分为虚证和实证两类。

（1）实证

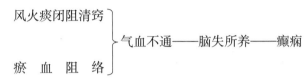

风火痰闭阻清窍

瘀　血　阻　络

气血不通——脑失所养——癫痫

（2）虚证

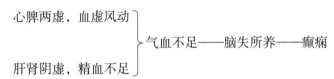

心脾两虚，血虚风动

肝肾阴虚，精血不足

气血不足——脑失所养——癫痫

【辨证要点】

主症：突然昏仆，不省人事，四肢抽搐，口吐涎沫，两目上视，醒后神情如常人。

（1）实证：多见于癫痫的初期。

①风火痰闭窍型：多兼见喉中痰鸣，痰涎甚多，平时胸胁支满，二便不调。苔腻，脉滑。

②瘀血阻络型：多见有外伤（或产伤）史，兼见颜面、口唇青紫。舌质黯或有瘀斑，脉滞涩。

（2）虚证：多见于癫痫的后期。

①心脾两虚、血虚风动型：癫痫经久不愈，兼见面色苍白，四肢抽搐无力，口开目闭，二便自遗。舌淡苔白，脉细弱。

②肝肾阴虚、精血不足型：癫痫经久不愈，兼见四肢厥冷，手足蠕动，语言謇涩，腰膝酸软。舌红少苔，脉弦细。

【治疗原则】

豁痰开窍、息风定痫。以督脉、足太阳、足阳明经穴为主，实证用泻法，虚证用平补平泻法，一般不灸。

【取穴规律】

（1）基础处方

①发作时处方：百会、人中、鸠尾、十二井穴。

百会为醒脑要穴，人中为督脉经穴，鸠尾为任脉经穴，都是治痫要穴，能交合阴阳、醒脑开窍、安神定志；十二井穴为救急要穴，能开窍醒神。

②间隙期处方：百会、内关、神门、足三里、丰隆、阳陵泉、太冲、公孙。

百会为督脉经穴、内关为心包经络穴、神门为心经原穴，能安神定志；足三里为胃经合穴、丰隆为祛痰要穴，能健脾、和胃、豁痰；阳陵泉为筋会、太冲为肝经原穴，能息风止痉；公孙为通冲脉之八脉交会穴，能安神定志、平冲缓急。

（2）加减化裁：风火痰闭窍者，加手足三阳经交会穴大椎、大肠经合穴曲池、脾经合穴阴陵泉以泻火、除湿、祛痰；瘀血阻络者，加脾经血海穴、脾经郄穴地机以活血祛瘀；心脾两虚，血虚风动者，加脾经血海、足三阴经的交会穴三阴交以益气养血；肝肾阴虚，精血不足者，加肾经原穴太溪、胆经原穴丘墟以滋补肝肾。

【注意事项】

（1）针灸治疗癫痫有一定疗效，但应参考脑电图检查，以明确诊断；注意与中风、癔病、厥症等鉴别。

（2）对于癫痫，注意在间隙期间加强治疗，以减少其发作次数。

（3）注意饮食起居，避免精神刺激。平时不要参加一些如爬山、游泳等活动，以免发生危险。

【小结】针灸治疗心系疾病的共同点

（1）常见病症：主要讨论胸闷胸痛、心悸怔忡、失眠多梦、癫痫等表现为心本身病变和"心主神明"的功能活动异常的针灸治疗。

（2）病因病机：或气血瘀滞、痰浊中阻，或心肾不交、肝阳上亢，或心脾血虚、脾胃不和。

（3）治疗原则：以心和心包的俞募穴及心经的原穴、络穴，八脉交会穴为主。虚证用补法，实证用泻法，一般不灸。

（4）基础处方：内关、公孙、通里、神门、膻中、巨阙为主，可以随症加减。

（五）脾胃病（消化系疾病）证治

1. 脾胃的生理功能

中医学所谓的脾胃功能，实际包括脾、胃、大肠、小肠的功能在内。

脾胃为后天之本，气血生化之源，共同完成水谷的受纳、腐熟、运化、吸收。小肠上接胃，下接大肠，将胃传输下来的水谷进一步消化、吸收和分清别浊。清者由脾转输全身，浊者通过阑门下注大肠，无用的水液渗入膀胱。大肠上接小肠，下连肛门，将小肠下注的浊物进一步地消化、吸收，吸收其中多余的水分，使食物残渣变为粪便，由肛门排出。

脾胃是气机升降的枢纽。脾经在循行过程中联系的脏腑有脾、胃、心，联系的组织器官有膈肌、咽喉、舌本。胃经在循行过程中联系的脏腑有胃、脾，联系的组织器官有鼻、目、上齿、口唇、咽喉、膈肌。此外，肝经循行过程中要"夹胃"，三焦经循行过程中要"遍属三焦"。凡是相关经脉在循行过程中涉及脏腑和组织器官的病变，都可能与脾胃的功能失常相关。不过，脾胃病主要的病因病机，还是以脾、胃、大肠、小肠的消化、传导功能异常为主。

2. 脾胃的病理变化

（1）脾、胃、小肠、大肠都居于腹中，当这些脏腑功能异常时，就会腹痛。

（2）
寒邪犯胃
饮食停滞 ｝脾胃运化功能紊乱
肝气犯胃 ｝脾胃气机升降失常 ｝胃痛、呕吐、泄泻
脾胃虚寒

（3）大肠 ｛
传导功能异常——泄泻
肠道感染暑湿、疫毒——痢疾
肠道津液不足，传导失常——便秘
中气下陷，肠道升举无力——脱肛

3. 脾胃病证治举例

腹痛、胃痛、呕吐、泄泻、便秘、脱肛、痢疾、呃逆、噎膈等都属于消化系统的疾病，我们主要讨论临床常见的腹痛、胃痛、呕吐、泄泻、便秘的针灸治疗。痢疾的针灸治疗与泄泻基本相同，呃逆、噎膈的针灸治疗与呕吐基本相同，故从略。

腹痛

腹痛是指胃脘以下，耻骨联合以上部位发生疼痛。

腹内有脾、胃、小肠、大肠、膀胱等重要脏腑。足三阴经、足阳明经、足少阳经、任脉、冲脉、带脉的循行都经过腹部，故凡是相关脏腑、经脉的功能异常，或感受外邪，或饮食所伤，或虫积内伏而致气血运行受阻的，均可导致腹痛。

本篇所论腹痛，属内科常见的腹痛范畴。至于外科的急性腹痛（如急性阑尾炎、胆囊炎）和妇科病中的腹痛（痛经、宫外孕），不在此讨论范围。此外，痢疾、泄泻、疝气、积聚所引起的腹痛，可参考相关章节配合治疗。

【病因病机】

引起腹痛的原因很多，本篇仅就寒邪内积、饮食停滞、肝气不疏、脾胃阳虚四型进行讨论。

（1）衣着不慎，感受寒邪
　　过食生冷，中阳受伤
　　　　　　　　寒邪滞中，运化无权——气机阻滞——不通则痛

（2）暴饮暴食，脾胃受伤
　　饮食不慎，食物不洁
　　过食肥甘，酿成湿热
　　　　　　　　脾胃运化失常，腑气不通——不通则痛

（3）情志不畅，肝气郁结——横逆犯脾——肝脾不和——腹痛

（4）阳气素虚，脾阳不振——脾胃运化失司——气血不足以温养——腹痛

　　前三类腹痛，属实证腹痛；后一类腹痛，属虚证腹痛。

【辨证要点】

（1）实证腹痛

主症：腹痛甚。

①寒邪内积型：腹痛的痛势急迫，喜温恶寒，大便溏薄或泄泻，小便清长，口不渴。舌淡苔白润，脉沉紧。

②饮食停滞型：脘腹疼痛较甚，胀满拒按，不思饮食，嗳腐吞酸，腹痛欲泻，泻后痛减。舌苔厚腻，脉滑。

③肝脾不和型：脘腹胀痛，攻窜不定，或痛引两胁及少腹，脉弦。腹痛因情绪变化而加重，嗳气或矢气后腹痛减。

（2）虚证腹痛：腹痛绵绵，喜温喜按，神疲乏力，大便溏薄，脉沉细。饥饿或劳累后腹痛加重，得食或休息后腹痛稍减。

【治疗原则】

（1）实证腹痛：行气止痛。以任脉、手足阳明经穴为主。针用泻法，属寒加灸。

（2）虚证腹痛：温补脾肾。以任脉、脾和胃的背俞穴和募穴为主，针用补法，可灸。

【取穴规律】

（1）实证腹痛

基础处方：中脘、天枢、气海、足三里、合谷、内关、公孙。

中脘为腑会、天枢为大肠的募穴、气海为任脉经穴，局部取穴以通腑气、止疼痛；足三里为四总穴（肚腹三里留）、合谷为大肠经原穴，能健脾和胃、理气止痛；内关为通阴维脉之八脉交会穴、公孙为通冲脉之八脉交会穴，能宁心安神、缓急止痛。

（2）加减化裁：寒邪内积者，加艾灸神阙穴以温暖下元而消寒积；饮食停滞者，加胃经穴位梁门、经外奇穴里内庭以消食导滞；肝脾不和者，加太冲、阳陵泉疏肝以实脾。

（3）虚证腹痛

基本处方：脾俞、胃俞、中脘、足三里、关元。

脾俞为脾的背俞穴、胃俞为胃的背俞穴、中脘为胃的募穴、足三里为胃经合穴，能健脾胃、主运化、通腑气、止疼痛；关元为任脉经穴、强壮要穴，能补命门之火，以温补脾阳。

【注意事项】

（1）腹痛患者有外科征象者，要注意观察，随时准备转外科进行手术治疗。

（2）患者平时应注意保暖，忌食生冷，不可暴饮暴食。

（3）患者应加强体育锻炼，注意调理自己的情绪。

胃痛

胃痛又叫"胃脘痛"，是一种常见的反复发作的症状。古人称之为"胃心痛"，但应与"真心痛"鉴别。

胃痛多见于西医的急性胃炎、慢性胃炎、胃溃疡、十二指肠球部溃疡、胃神经官能症等。其鉴别之点在于急性胃炎发病急，疼痛剧烈；慢性胃炎发病缓，疼痛隐隐；胃溃疡多在餐后 0.5 ～ 1 小时犯病，部位在剑突下或稍偏左；十二指肠球部溃疡多在餐后 3 小时左右发作，部位在上腹部偏右，而且进食后可以缓解；胃神经官能症痛无定处，往往疼痛连及胸膺和肋胁部，而且与精神因素密切相关。此外，溃疡病往往有出血倾向，应引起注意。

【病因病机】

引起胃痛的原因很多。不管是寒邪犯胃、饮食停滞、肝气犯胃，或是脾胃虚弱，均可引起胃痛。

（1）病邪犯胃

①外伤寒邪，寒邪犯胃 ┐
　　　　　　　　　　　├ 胃阳被遏，运化无力——胃痛
　过食生冷，寒邪内生 ┘

②过食肥甘，湿热内生 ┐
　　　　　　　　　　　├ 胃失和降，气机不畅——胃痛
　饮食不节，食滞不化 ┘

（2）肝气犯胃：肝失疏泄——横逆犯胃——肝胃不和——胃痛

（3）脾胃虚弱

①脾胃虚寒——胃阳不足——中阳不运——胃痛

②胃阴素弱或热病伤阴——胃失濡养，运化无力——胃痛

（4）气滞血瘀，久病伤络瘀血内停，气机不畅——胃痛

前两型胃痛，多属实证；第三型胃痛，属于虚证；第四型胃痛，属于虚实夹杂之证。

【辨证要点】

（1）实证胃痛

主症：胃痛发作突然，痛势剧烈。

①寒邪犯胃型：胃脘冷痛，畏寒喜暖，口不渴或喜热饮。苔白，脉弦紧。

②湿热内郁、饮食停滞型：胃脘胀满疼痛，嗳腐吞酸，大便不调。苔厚腻，脉滑数。

③肝气犯胃型：胃脘胀痛连及两胁，嗳气或矢气后痛减，胃痛与情志因素相关。苔薄，脉弦。

（2）虚证胃痛

主症：胃痛隐隐，病势缠绵。

①脾胃虚寒型：胃痛喜温喜按，食欲不佳，大便溏薄，神疲乏力，手足欠温。舌质淡，脉软弱。

②胃阴不足型：胃中有灼热感，口渴而不思饮或饮而不多。舌红少苔，脉细数。

③气滞血瘀型：胃痛如针刺，位置固定不移，甚者吐血如咖啡，便血如柏油。舌有瘀斑或瘀点，脉细涩。

【治疗原则】

（1）实证胃痛：和胃、降气、止痛。以胃的募穴和下合穴为主，一般用泻法，属寒者加灸；属肝气犯胃者，配足厥阴经穴。

（2）虚证胃痛：健脾、和胃、止痛。以脾胃的背俞穴、募穴，足太阴经穴、足阳明经穴为主，针用补法，属寒者可灸。

【取穴规律】

（1）实证胃痛

①基础处方：中脘、足三里、内关、公孙、太冲。

中脘为胃募、足三里为胃的下合穴，能健脾和胃、消食导滞；内关为通阴维脉之八脉交会穴、公孙为通冲脉的八脉交会穴，能安神定志、平冲缓急以止痛；太冲为肝经原穴，能疏肝理气以止痛。

②加减化裁：胃痛严重者，局部配合胃经穴位梁门，远处配合胃经郄穴梁丘以缓急止痛；饮食停滞者，加大肠募穴天枢、大肠下合穴上巨虚以消食导滞；肝郁气滞者，加肝的募穴期门、胆的下合穴阳陵泉、胆经荥穴侠溪以加强疏肝理气的作用。

（2）虚证胃痛

①基本处方：脾俞、章门、胃俞、中脘、足三里、三阴交、内关、公孙

脾俞为脾的背俞穴、章门为脾的募穴，均能健脾；胃俞为胃的背俞穴、中脘为胃的募穴，均能和胃；足三里为胃的下合穴、三阴交为足三阴经交会穴，能健脾胃、止疼痛；内关为通阴维脉之八脉交会穴、公孙为通冲脉之八脉交会穴，能缓急止痛。

②加减化裁：胃中有灼热感者，加太溪、内庭以滋阴降火；出现吐血、便血者，加膈俞、血海以活血止血。

【注意事项】

（1）穴位埋线疗法治疗胃痛，不仅止痛效果明显，而且往往可以治愈原发病症。

选穴：背部选肝俞双、胆俞双、脾俞双、胃俞双、三焦俞双，胸腹部选膻中、中脘、梁门、下脘、天枢双、气海，下肢部选梁丘、足三里、丰隆等穴。每次选 6～8 个穴位。用碘伏常规消毒局部皮肤后，将"0"号羊肠线埋在穴位下的皮肤内，1～2 个月治疗 1 次。

（2）胃痛患者应该注意自己的饮食卫生，禁食生、冷、硬和刺激性的食物。

（3）平时注意调理自己的情绪，多运动，少生气。

呕吐

呕吐是临床上的一个常见症状，可伴发于多种疾病中。其主要机理是胃失和降，胃气上逆。历代有"有声无物谓之呕""有物无声谓之吐"之说。但在临床上，两者往往同时出现。目前，将有声无物者称为"干呕"。恶心是呕吐的前驱症状。

现代医学的急性胃炎、肝炎、胰腺炎、胆囊炎、贲门痉挛、幽门梗阻、胃神经官能症等，都可能出现呕吐。

【病因病机】

中医学认为，不论何种原因引起的呕吐，都与胃气上逆相关。

（1）感受外邪，寒客胃脘

　　暴饮暴食，宿食内停

　　水湿不运，聚而为痰　｝影响气机升降——胃气上逆——呕吐

　　过食辛辣，胃中积热

（2）肝气不疏，横逆犯胃——肝胃不和，胃失和降——胃气上逆——呕吐

（3）脾胃虚弱，运化无力——和降失权，胃气上逆——呕吐

【辨证要点】

主症：呕吐。

（1）寒邪犯胃型：多呕吐清水或痰涎，朝食暮吐。暮食朝吐。苔白，脉迟。

（2）热邪内蕴型：多呕吐酸腐、热臭之物，食入即吐，口渴。苔黄，脉数。

（3）宿食内停型：多呕吐不消化的食物，兼见脘腹胀痛，食入更甚，嗳腐吞酸，恶食。

（4）痰饮内停型：多呕吐痰涎，兼见胸脘痞满，头晕目眩。苔白腻，脉滑。

（5）肝气犯胃型：往往呕吐物不多，兼见心情烦躁，两胁作胀，发作与情志因素相关。

（6）脾胃虚弱型：往往呕吐时作，兼见神疲乏力，大便溏薄。舌质淡，脉虚弱。

前五型呕吐，都属于实证；最后一型呕吐，属于虚证。

【治疗原则】

和胃降逆。以胃的募穴、下合穴，足阳明经穴为主，属虚者用补法，属实者用泻法，属寒者加灸，属热者不能灸。

【取穴规律】

（1）基础处方：中脘、足三里、内关、公孙。

中脘为胃之募穴、足三里为胃之下合穴，能和胃降逆以复升降；内关为通阴维的八脉

交会穴，公孙为通冲脉的八脉交会穴，能平冲降逆以止呕吐。

（2）加减化裁：寒邪犯胃者，以上穴位加灸，并可配伍三焦经络穴外关、大肠经原穴合谷以解表；热邪内蕴者，加大肠经原穴合谷、大肠经合穴曲池及经外奇穴金津、玉液以泄热、生津、止呕；宿食内停者，加大肠的募穴天枢、大肠的下合穴上巨虚以消食导滞；痰饮内停者，加气会膻中、胃经络穴丰隆以理气化痰；肝气犯胃者，加胆的下合穴阳陵泉、肝经原穴太冲以疏肝理气；脾胃虚弱者，加脾的背俞穴脾俞、脾的募穴章门、胃的背俞穴胃俞以健脾胃、复升降。

【注意事项】

（1）患者应注意饮食调理，少生气，不食生、冷、硬的食品。

（2）孕妇出现呕吐，要与"恶阻"相鉴别。

（3）呕吐急性发作时，可配合指压合谷、内关以救急。

（4）顽固性呕吐，应查明其原发病灶。针灸只能暂时缓解症状，很难根治。

泄泻

泄泻又称"腹泻"，是指排便次数增多，粪便稀溏，甚至如水样而言。一年四季均可发生，尤以夏、秋季为多。有人认为，"泄为泻之渐，泻为泄之甚"。轻重虽然不同，其病都属于泄泻。

历代医家对泄泻的分类繁多，名称也不一致。根据临床表现，不外急性泄泻和慢性泄泻两种，而且两者之间又相互影响。一般急性泄泻失治，可能转化为慢性泄泻；慢性泄泻重复感染，又会引起急性发作。

现代医学中的急性肠炎、慢性肠炎、消化不良、过敏性结肠炎、肠结核、肠功能紊乱等，均可参照本法治疗。

【病因病机】

泄泻的产生，关键与脾胃运化功能失常和湿邪太盛相关。

（1）感受外邪，影响运化 ⎫
⎬ 运化失司，升降失常——清浊不分而下——急性泄泻
食入不洁之物，客于肠胃 ⎭

（2）脾胃虚弱——中焦失运 ⎫
肾阳虚弱——不能温煦 ⎬ 不能腐熟运化水谷——夹杂而下——慢性泄泻
肝气不疏——横逆犯脾 ⎭

【辨证要点】

（1）急性泄泻

主症：发病急，大便次数和便量增多。

①偏于寒湿者：便质清稀，肠鸣腹痛，身寒喜温，口不渴。舌淡，苔白滑，脉沉迟。

②偏于湿热者：泻下黄糜热臭，肛门灼热，小便短赤，身热口渴。苔黄腻，脉濡数。

（2）慢性泄泻

主症：发病缓，泄泻次数相对较少，多由急性泄泻失治转变而成。

①脾气虚弱型：多见面色萎黄，神疲乏力，纳食不香。舌嫩苔白，脉濡软无力。

②肝气犯脾：发作多与精神因素相关。腹痛即泻，泻而不爽，泻后痛不减，嗳气胁胀。脉弦细。

③肾气衰弱型：多为"五更泻"。腹泻如注，完谷不化，兼见腰膝酸软，下肢畏寒。舌淡苔白，脉沉细。

【治疗原则】

（1）急性泄泻：调理肠胃气机。以大肠的募穴和下合穴为主，针用泻法，寒证加灸。

（2）慢性泄泻：健脾、疏肝、温肾。以脾胃的背俞穴和募穴为主，针用补法，可灸。

【取穴规律】

（1）急性泄泻

①基础处方：中脘、天枢、上巨虚、合谷、阴陵泉。

中脘为胃的募穴、天枢为大肠的募穴、上巨虚为大肠的下合穴、合谷为大肠经原穴，能调理肠胃气机以利传导；阴陵泉为脾经合穴，能健脾利水以实大便。

②加减化裁：水泻者，加小肠的下合穴下巨虚以分利水湿；出现肢冷脉伏者，多属元气虚脱，应配合隔姜灸神阙穴以回阳固脱。

（2）慢性泄泻

①基础处方：脾俞、章门、中脘、足三里、天枢、上巨虚。

脾俞为脾的背俞穴、章门为脾的募穴、中脘为胃的募穴、足三里为胃的下合穴，能健脾胃，复升降；天枢为大肠的募穴，上巨虚为大肠的下合穴，能助传导，止泄泻。

②加减化裁：肝郁者，加肝的背俞穴肝俞、肝经荥穴行间以疏肝解郁；肾虚者，加肾的背俞穴肾俞、强壮要穴关元并加灸以温补肾阳。

【注意事项】

（1）针灸治疗急、慢性泄泻，疗效十分肯定，值得提倡。

（2）泄泻容易造成水分丢失太多，要注意补充液体，在家可自饮糖盐开水。

（3）患者应适当控制饮食，并注意饮食卫生，同时忌食辛辣刺激的食品。

便秘

便秘，指大便秘结不通，或排便间隙时间延长，或虽有便意而排出困难，但未必大便都干燥。本篇所论及的便秘，相当于现代医学中所说的习惯性便秘及暂时性肠蠕动功能失调之便秘。肠道及肛门先天性畸形和严重器质性病变所引起的便秘不在讨论之列。

【病因病机】

大肠为"传导之官，变化出焉"，但其传导功能的正常，必须依赖津液的濡润和阳气的推动，与脾、胃、肺、肾等脏腑密切相关。

（1）素体阳盛，过食辛辣
邪热内燔，肠燥津枯 } 大肠腑气不通——实证便秘
情志不畅，气机郁滞

（2）产后久病，气血未复 阳气虚则传导无力
年迈体虚，气血亏耗 } } 虚证便秘
下焦阳虚，阴寒凝滞 阴血虚则肠失润滑

【辨证要点】

主症：大便秘结不通，或排便间隙时间延长。

（1）热秘型：多见身热、烦躁、口渴喜冷饮。舌苔黄燥，脉滑。

（2）气秘型：多有肝气抑郁病史，兼见胁肋胀痛，频频嗳气。苔黄，脉弦。

（3）血虚型：兼见大便燥结难下，面色少华，头晕心悸。舌淡，脉细。

（4）阳虚型：兼见腹痛畏寒，喜热怕冷，四肢不温。苔白润，脉沉细。

【治疗原则】

行气通便。以大肠的背俞穴、募穴和下合穴为主，属虚用补法，属实用泻法，属寒加灸。

【取穴规律】

（1）基础处方：中脘、大肠俞、天枢、足三里、上巨虚、支沟。

中脘为腑会、大肠俞为大肠的背俞穴、天枢为大肠的募穴、足三里为胃的下合穴、上巨虚为大肠的下合穴，能疏通肠胃腑气以通大便；支沟为三焦经经穴、治疗便秘经验穴，能疏理三焦气机，以治便秘。

（2）加减化裁：热秘者，加大肠经合穴曲池、大肠经原穴合谷、经外奇穴内庭以泄肠胃邪热；气秘者，加任脉穴位气海、胆的下合穴阳陵泉、肝经荥穴行间以疏肝气，通腑气；血虚者，加脾的背俞穴脾俞、胃的背俞穴胃俞、大肠经原穴合谷、足三阴经交会穴三阴交以健脾胃，益气血；阳虚者，加任脉经穴关元、强壮要穴气海、肾的背俞穴肾俞以温补下焦元气而祛逐寒邪。

【注意事项】

（1）针灸治疗单纯性便秘，效果肯定。

（2）患者要注意多食纤维多的水果、蔬菜，常服生蜂蜜水，有利于排便。

（3）养成定时排便的习惯。每天定时按顺时针方向按摩腹部，有利于排便。

【小结】针灸治疗脾胃病的共同点

（1）常见病症：主要讨论消化系统的疾病，如胃痛、腹痛、呕吐、泄泻、便秘、痢疾、脱肛等的针灸治疗。

（2）病因病机：脾、胃、大肠、小肠的消化、传导功能异常。

（3）治疗原则：以脾胃的俞募穴、胃肠的下合穴为主，虚证用补法，实证用泻法。

（4）基础处方：以脾俞、胃俞、中脘、天枢、足三里、上巨虚、内关、合谷等穴为主，可以随症加减。

（六）肝胆病证治

1. 肝胆的生理功能

肝为"将军之官"，主疏泄，主藏血，在体为筋，开窍于目。是调节全身气机，推动血液和津液运行的重要脏器。胆附于肝，内藏胆汁，是帮助消化的重要成分；同时还为"中正之官"，主决断，与人的勇敢、胆怯也密切相关。

肝经在循行过程中，"夹胃""属肝""络胆""上注肺"。胆经在循行过程中，"络肝，属胆"。此外，肾经循行"其直者，从肾上贯肝膈"。当肝、胆、肾的生理功能出现异常时，就会影响很多脏腑，出现多种病变。不过，直接涉及肝胆的病变，主要还是肝胆的疏泄功能异常。

2.肝胆的病理变化

（1）情绪不畅——气郁化火——上扰清空——头晕、目眩

（2）情志不遂——肝气不疏——肝失调达——不通则痛——胁痛

3.肝胆病证治举例

涉及肝胆的病变很多，如前所述的中风、咳嗽、胃痛、腹痛、泄泻等，已在相关的章节中叙述。此外，妇科病中的月经不调、崩中漏下及五官病中的目赤肿痛等也与肝胆功能异常相关。

由于肝经循行"布胁肋"，《黄帝内经》病机十九条中有"诸风掉眩，皆属于肝"，故将胁痛和眩晕归于肝的病变。此外，黄疸本属于肝胆的病变，但由于针灸治疗黄疸容易引起血源性感染，故从略。

眩晕

眩晕，即头晕、目眩，是患者的一种自觉症状。症状轻者发作短暂，平卧闭目片刻即安；重者如坐车船，旋转起伏不定，有的甚至伴有恶心、呕吐、汗出等症。一般时轻时重，经久不愈。

现代医学中的高血压、低血压、脑血管意外、贫血、神经衰弱、梅尼埃病等，均可参照本法治疗。

【病因病机】

眩晕的发生，多与风、火、痰、虚相关，所涉及的脏腑有肝、脾、肾。

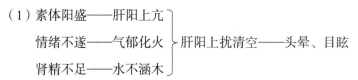

（1）素体阳盛——肝阳上亢 ⎫
　　情绪不遂——气郁化火 ⎬ 肝阳上扰清空——头晕、目眩
　　肾精不足——水不涵木 ⎭

（2）素体湿盛——聚湿为痰 ⎫
　　　　　　　　　　　　　⎬ 痰浊中阻——清阳不升——脑失所养——头晕、目眩
　　过食肥甘——伤脾失运 ⎭

（3）久病不愈，耗伤气血 ⎫ 气虚则清阳不展 ⎫
　　失血过多，虚而不复 ⎬ ⎬ 头晕、目眩
　　脾胃虚弱，气血无源 ⎭ 血虚则脑失所养 ⎭

前两者属实，后者属虚。

【辨证要点】

（1）实证眩晕

主症：头晕目眩，泛泛欲吐，甚者昏仆。

①肝阳上亢型：多见面时潮红，烦躁易怒，失眠多梦，腰膝酸软。舌质红，脉弦细。眩晕每于恼怒后加剧。

②痰浊中阻型：眩晕多兼有头重，头痛，脘痞，纳呆，恶心，呕吐。舌苔厚腻，脉滑。

（2）虚证眩晕：头晕旋转，两目昏黑，泛泛欲吐，面色苍白，口唇、指甲少华，心悸失眠，神疲乏力，食欲不振。舌质淡，脉细弱。

【治疗原则】

（1）实证眩晕：滋阴、平肝、和胃、止眩。以督脉、足三阴经经穴为主，针用泻法，一般不灸。

（2）虚证眩晕：健脾胃，益气血。以任脉、背俞穴、足阳明经穴为主，针用补法，可灸。

【取穴规律】

（1）实证眩晕

①基础处方：百会、风池、头维（太阳）、合谷、太冲、太溪、内关、公孙。

百会为"三阳五会"、风池为祛风要穴，能息风邪、止眩晕；头维（太阳）为胃经穴位，合谷为大肠经原穴，能和胃祛痰以止呕；太冲为肝经原穴、太溪为肾经原穴，能疏肝理气，滋阴潜阳；内关为通阴维脉之八脉交会穴、公孙为通冲脉的八脉交会穴，能平冲降逆以止眩晕。

②加减化裁：肝阳上亢者，加胆的下合穴阳陵泉、胆经荥穴侠溪以加强平肝潜阳的作用；痰浊中阻者，加胃的下合穴足三里、胃经络穴丰隆以加强健脾化湿，祛痰止眩的作用。

（2）虚证眩晕

基础处方：百会、风池、脾俞、胃俞、足三里、膈俞、气海。

百会为"三阳五会"、风池为息风要穴，能息风止眩；脾俞为脾的背俞穴、胃俞为胃的背俞穴、足三里为胃的下合穴、膈俞为血会、气海为强壮要穴，能健脾胃，益气血，止眩晕。

【注意事项】

（1）梅尼埃病之眩晕，多呈阵发性发作，有严重的外景旋转或自身摇晃感，多伴有耳聋耳鸣。针灸治疗效果甚好。

（2）药物中毒引起的眩晕，以耳聋、耳鸣为主症。针灸治疗效果不佳，应给患者说清楚。

（3）针刺头针中的"晕听区"，对实证眩晕和虚证眩晕都有肯定疗效，可配合应用。

胁痛

胁痛是指一侧或两侧胁肋疼痛而言，属患者的自觉症状。由于肝经循行"布胁肋"，胆经循行"循胁里""过季胁"，《黄帝内经》云"邪在肝则两胁中痛"，故胁痛与肝胆密切相关。

现代医学中的肝胆疾患、胸膜炎、肋间神经痛，多出现胁肋疼痛。

【病因病机】

（1）情志不遂——肝气不疏⎫
　　湿热内郁——移热肝胆⎬肝失调达——不通则痛——胁痛
　　跌扑闪挫——停瘀不化⎭

（2）久病体虚，精血亏耗⎫
　　　　　　　　　　　　　⎬肝脉失于濡养——胁肋疼痛
　　湿热久羁，郁火伤阴⎭

前者属实，后者属虚。

【辨证要点】

（1）实证胁痛：胁痛多见于一侧。

①肝郁气滞型：痛无定处，以胀为主，嗳气频频，嗳气后痛减。常伴有胸闷、纳差、脉弦，胁痛多因情绪波动而发作。

②湿热内郁型：胁痛，口苦，脘闷，纳呆，恶心，呕吐，目赤或黄疸，小便短赤。苔黄腻，脉弦数。

③瘀血内停型：胁肋刺痛，固定不移，入夜更甚。舌质暗，脉沉涩。

（2）虚证胁痛：两胁隐隐作痛，每于劳累而诱发。头昏目眩，心中烦热。舌红少苔，脉弦细。

【治疗原则】

（1）实证胁痛：疏肝利胆。以足厥阴、足少阳经穴为主，针用泻法，一般不灸。

（2）虚证胁痛：养血柔肝、通络止痛。以足厥阴经穴和肝的背俞穴、募穴为主，针用补法，一般不灸。

【取穴规律】

（1）实证胁痛

①基础处方：期门、日月、阳陵泉、太冲、支沟、足三里。

期门为肝的募穴、日月为胆的募穴、阳陵泉为胆的下合穴、太冲为肝经原穴，配合治疗胁痛的经验要穴支沟，能疏肝理气、行气活血、化湿止痛；足三里为胃的下合穴，能健脾运湿、和胃除痰。

②加减化裁：湿热内郁者，配合脾经合穴阴陵泉、足三阴经的交会穴三阴交以健脾运湿；瘀血内停者，配合血会膈俞、足三阴经的交会穴三阴交以活血化瘀。

（2）虚证胁痛

基础处方：肝俞、期门、太冲、肾俞、太溪、血海、三阴交。

肝俞为肝的背俞穴、期门为肝的募穴、太冲为肝经原穴，能疏肝、柔肝以定痛；肾俞为肾的背俞穴、太溪为肾经原穴，能滋水以涵木；血海为脾经穴位、三阴交为足三阴经交会穴，能健脾和胃、疏肝养血以止痛。

【注意事项】

（1）患者平时要注意调理自己的情绪，切忌大悲大怒。忌食辛辣之品，不抽烟，少喝酒。

（2）治疗前应做相关检查，查明原因后，配合病因治疗。

【小结】针灸治疗肝胆病的共同点

（1）常见病症：主要讨论涉及肝胆的功能活动异常而出现的如眩晕和胁痛的针灸治疗。

（2）病因病机：或肝气不疏，或痰浊中阻，或湿热内蕴，或气血两亏。

（3）治疗原则：以肝胆的俞募穴、合穴、原穴、足三阴经的交会穴为主，虚者用补法，实证用泻法，一般不灸。

（4）基础处方：期门、日月、太冲、阳陵泉、支沟、足三里、合谷、内关、三阴交。

（七）肾系病（泌尿生殖系疾病）证治

1. 肾的生理功能

肾居于腰中，左右各一，为"先天之本""水火兼得之脏"。主藏精，主水液，主纳气，主骨生髓，开窍于耳和二阴，其华在发。肾与膀胱互为表里，膀胱位于下腹部，是主持人体水液代谢的器官之一。在人体水液代谢过程中，水液通过肺、脾、肾、三焦的综合作用，清者上升，布散全身，被人体利用后的浊者下达膀胱，生成尿液，再通过膀胱的气化功能排出体外。

肾经在循行过程中要"贯脊，属肾，络膀胱""其直者，从肾上贯肝膈，入肺中""其支者，从肺出络心，注胸中"。膀胱经在循行过程中，"其直者，从颠入络脑""络肾，属膀胱"。所以，肾经、膀胱经在循行过程中所涉及的脏腑和组织器官病变，都可能与肾的功能失常相关。不过，肾系病的主要病因病机还是以"肾主藏精""肾主水液""肾主纳气"功能失常为主。

2. 肾的病理变化

（1）肾主藏精

肾阳不足，命门火衰——不能鼓动——阳事不举（阳痿）

肾气不足失于封藏——精关不固——遗精、早泄

（2）肾主水液

肾气不足——膀胱气化失司——小便不利、遗尿

肾气不足，不能"主水"——水湿溢于肌肤——水肿

（3）肾主纳气

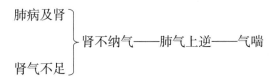

肺病及肾 ┐
　　　　├ 肾不纳气——肺气上逆——气喘
肾气不足 ┘

（4）肾精不足，不能"主骨生髓"——腰膝酸软

（5）髓海不足，脑失所养——头昏健忘

（6）肾阳不足，不能温煦脾阳——五更溏泄

3. 肾系病证治举例

涉及肾的病变很多，现主要讨论临床常见的、涉及肾功能活动异常的癃闭、淋证、遗精（阳痿）等病变的针灸治疗。

癃闭

癃闭是以排尿困难，甚或小便闭塞不通为主症的疾患。凡病势缓，小便不利，点滴而下者谓之"癃"（小腹膨隆）；病势急，小便不通，欲解而不下者谓之"闭"。正如《类证治裁》云"闭者点滴难下""癃者滴沥不爽"。

在临床上，还应该将癃闭与淋证作一鉴别。《医学心悟》云："淋则便数而茎痛""癃闭则小便点滴而难通。"也就是说，淋证除小便不通外，尚有尿频、尿急、尿痛、小便淋沥不尽的症状。

现代医学中，各种原因引起的尿潴留、无尿症，包括膀胱、尿道的功能性病变，以及肾功能衰竭所引起的尿潴留，可以参照本法治疗。

【病因病机】

癃闭的病变部位，主要在膀胱，但与肾气的充足与否、三焦的气化功能正常与否密切相关。

（1）上焦肺热失宣 ⎫
　　中焦湿热不化 ⎬ 膀胱气化失司——水道不通——癃闭
　　湿热下注膀胱 ⎭

（2）跌扑损伤，瘀血内阻 ⎫
　　外科术后，瘀滞不化
　　败精潴留、结石内阻 ⎬ 膀胱气化受阻——水道不通——癃闭
　　肝气不疏，气机不畅 ⎭

（3）年高体弱，肾气不足 ⎫
　　　　　　　　　　　　⎬ 肾气不足，命门火衰——膀胱气化无力——癃闭
　　房事不节，纵淫无度 ⎭

前两者属实，后者属虚。

【辨证要点】

（1）实证癃闭

主症：小便不利，甚或闭塞不通。

①湿热下注型：小便量少而黄，小腹胀满，或大便不通。舌质红，苔黄腻，脉濡而数。

②瘀血内停型：有外伤史或手术史，小便淋沥不畅或尿细如丝，小腹胀满隐痛。舌质暗，脉细涩。

③肝郁气滞型：兼见胸胁胀满，频频嗳气。脉弦。

（2）虚证癃闭：小便排出无力，淋沥不尽或点滴不通。面色㿠白，神气怯弱，腰膝无力，腰以下常冷。舌质淡，脉沉细。

【治疗原则】

（1）实证癃闭：清热利湿，化气行水。以膀胱的背俞穴、募穴、足太阴经经穴为主，针用泻法，不可灸。

（2）虚证癃闭：温补命门，助膀胱气化。以足太阳、足少阴经穴和肾的背俞穴为主，针用补法，可加灸。

【取穴规律】

（1）实证癃闭

①基础方：膀胱俞、中极、委中、委阳、阴陵泉、三阴交。

膀胱俞为膀胱的背俞穴、中极为膀胱的募穴、委中为膀胱的下合穴、委阳为三焦的下合穴，能通调下焦，助膀胱气化；阴陵泉为脾经合穴、三阴交为足三阴经的交会穴，能健脾、运湿、泻热、利小便以复膀胱气化。

②加减化裁：瘀血停滞者，加膈俞、血海以活血祛瘀；肝郁气滞者，加太冲、侠溪以疏肝解郁。

（2）虚证癃闭

基础处方：肾俞、阴谷、气海、三焦俞、委阳。

肾俞为肾的背俞穴、阴谷为肾经合穴、气海为强壮要穴，能振奋肾阳，益命门之火；三焦俞为三焦的背俞穴、委阳为三焦的下合穴，能通利三焦，助膀胱气化。

【注意事项】

（1）膀胱过于充盈时，下腹部穴位宜浅刺、平刺，忌直刺、深刺。

（2）患者平时注意调理自己的情绪，忌食辛辣、刺激之品。

（3）将小茴香用盐炒后，热熨小腹部；或将葱白捣烂，敷贴脐部后加灸。这两种单验方都有一定的通利小便的作用。

淋证

淋证是以小便频数，淋沥短涩，小腹胀痛，尿道刺痛为主症的一类疾病。在临床上，根据病机与症状的不同，可分为热淋、石淋、血淋、气淋、膏淋等5种类型。

本病相当于现代医学中的尿路感染、尿路结石、尿道结核、急慢性前列腺炎、乳糜尿等。

【病因病机】

《诸病源候论》云："诸淋者，由肾虚而膀胱热故也。"说明淋证的病位在膀胱，但与肾密切相关。一般虚者在肾，湿热病邪多在膀胱。

（1）湿热蕴结下焦
- 热结膀胱——热淋
- 煎熬尿液——石淋
- 清浊相混——膏淋
- 热伤阴络——血淋

（2）脾肾两虚——气虚不固
- 中气下陷——气淋
- 遇劳即发——劳淋

【辨证要点】

主症：尿频，尿急，尿痛。

（1）热淋：小便频急，灼热刺痛，尿色黄赤。

（2）石淋：小便艰涩，夹有沙石，或排尿时突然中断，尿道窘迫疼痛。

（3）血淋：小便热涩刺痛，尿色深红或夹有血块。

（4）膏淋：小便浑浊如米泔，置之沉淀如絮状，上有浮油如脂，或混有血液。

（5）气淋：小便涩滞，淋沥不畅。

（6）劳淋：小便淋沥不已，时作时止，遇劳即发。

【治疗原则】

清热化湿，利水通淋。以膀胱的背俞穴、募穴和足太阴经穴为主，针用泻法，不可灸。

【取穴规律】

（1）基础处方：膀胱俞、中极、委中、委阳、阴陵泉、三阴交。

膀胱俞为膀胱的背俞穴、中极为膀胱的募穴、委中为膀胱的下合穴、委阳为三焦的下合穴，能通调下焦，以助膀胱气化；阴陵泉为脾经合穴、三阴交为足三阴经的交会穴，能健脾除湿、泻热通淋，以复膀胱气化。

（2）加减化裁：热淋者，加三焦经荥穴液门、膀胱经经穴昆仑以泄热通淋；石淋者，加化石经验穴足临泣、肾经经穴复溜以排石通淋；血淋者，加脾经穴位血海、血会膈俞以凉血止血；膏淋者，加强壮要穴气海、胃的下合穴足三里以补益元气、分清泌浊；气淋者，加肝经原穴太冲、胆经原穴丘墟以疏肝理气、行气通淋；劳淋者，加脾的背俞穴脾俞、强壮要穴关元、胃的下合穴足三里以益气通淋。

【注意事项】

（1）石淋患者应多饮水和做跳跃运动，有助于排石；膏淋和劳淋者，最好配合中药治疗；并发感染者，应配合其他的治疗方法。

（2）耳针疗法简单，有利于淋证的恢复。选穴肾、膀胱、三焦、肺、脾、肝、交感、肾上腺、神门，每次选4～6个穴位，毫针针刺或用王不留行籽贴压。

（3）注意饮食卫生，少食辛辣食物，不吸烟，少喝酒。

遗精

遗精是指不因性生活而精液频繁遗泄的病症，分梦遗和滑精两种。有梦而遗精的叫"梦遗"，无梦而遗或清醒时精液自滑出的叫"滑精"。二者均伴有头晕、心悸、乏力、腰酸等症状。一般成年未婚男子或婚后分居者，1个月内遗精一两次但无症状者，不属病态。

病理性的遗精，相当于现代医学的神经官能症、前列腺肥大、精囊炎、睾丸炎及某些慢性疾病，均可参照本法治疗。

【病因病机】

朱丹溪云："主封藏者肾也，主疏泄者肝也。二者皆有相火，其系上属于心。心，君火也，为物所动则易动，心动则相火亦动，动则精自走。"可见，遗精的发生主要与心、肝、肾密切相关，但根本在肾。

（1）劳神过度，动念妄想——心阴亏耗，心火独亢——心肾不交，扰动精室——精自溢出

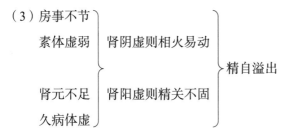

前两者属实，后者属虚。

【辨证要点】

（1）梦遗：睡眠不深伴有梦境，阳事易举而泄。或数夜一次，或一夜数次。常伴有头昏耳鸣，心烦少寐，腰膝酸软。舌红少苔，脉象细弱。

（2）滑精：不分昼夜，动念则常有精液滑出，面色㿠白，神疲乏力，自汗短气。舌淡苔白，脉细弱。

【治疗原则】

（1）梦遗：滋阴降火，交合心肾。以手足少阴经穴、任脉经穴，以及心、肾的背俞穴为主。针用平补平泻，一般不灸。

（2）滑精：补脾益肾，固涩精关。以足少阴、足太阴、任脉经穴和肾的背俞穴为主。针用补法，可灸。

【取穴规律】

（1）梦遗基础处方：心俞、神门、肾俞、关元、中封。

心俞为心的背俞穴、神门为心经原穴、肾俞为肾的背俞穴、关元为强壮要穴，能滋阴降火、交和心肾；中封为肝经经穴、治疗遗精经验穴，能疏肝理气、补益肾气。

（2）滑精基础处方：肾俞、次髎、太溪、气海、足三里、三阴交。

肾俞为肾的背俞穴、次髎为膀胱经穴、太溪为肾经原穴、气海为强壮要穴，能补益肾气、培补下元；足三里为胃的下合穴、三阴交为足三阴经交会穴，能培补后天以养先天。

【注意事项】

（1）指导患者解除思想顾虑，克服遗精的不良因素和习惯。

（2）加强体育锻炼，增强身体素质。

阳痿

阳痿又叫"阴痿"，是指男子未到性功能衰退年龄，出现性生活中阴茎不能勃起或勃起不坚的病症。

现代医学中的性功能障碍，或因某些慢性疾病而致性生活中阴茎不能勃起者，可参照本法治疗。

【病因病机】

（1）纵欲过度，严重手淫——命门火衰 ┐
　　　遗精频繁，精气亏损——阴伤及阳 ├肾阳不足——鼓动无力——宗筋软弱 ┐
　　　思虑惊恐，伤心脾肾——气血不足 ┘　　　　　　　　　　　　　　　　　├阳痿
（2）湿热下注，气血不通——宗筋失养——宗筋弛纵 ┘

在临床上，前者属虚，多见；后者属实，少见。正如《景岳全书》所云："火衰者十居七八，火盛者仅有耳。"

【辨证要点】

主症：阳事不举或举而不坚。

（1）命门火衰型：兼见精神萎靡，畏寒肢冷，头晕目眩，腰膝酸软，耳聋耳鸣。舌淡苔白，脉沉细。

（2）心脾两虚型：兼见面色萎黄，精神倦怠，失眠健忘，心悸自汗，食欲不振。苔薄白，脉细弱。

（3）惊恐伤肾型：兼见精神抑郁，心悸易惊，腰膝酸软，夜寐不宁。舌红苔薄白，脉弦细。

（4）湿热下注型：兼见心中烦闷，阴囊潮湿，小便黄臭。苔黄腻，脉滑数。

【治疗原则】

温肾壮阳、调理心脾、清利湿热、交合心肾。以任脉经穴和脾经经穴为主，属虚者针用补法，属实者针用泻法，属湿热下注者不可灸。

【取穴规律】

（1）基础处方：肾俞、关元、中极、次髎、三阴交。

肾俞为肾的背俞穴、关元为任脉经穴、中极为强壮要穴、次髎为治疗性病经验穴，能温补命门、补益元气、培肾固本；三阴交为足三阴经交会穴，能健脾益气、补肝益肾、清热利湿、强筋起痿。

（2）加减化裁：命门火衰者，加督脉经穴命门、膀胱经穴志室以温补肾阳；心脾两虚者，加心的背俞穴心俞、脾的背俞穴脾俞、胃的下合穴足三里以补益心脾；惊恐伤肾者，加督脉经穴命门、肾经原穴太溪、心经原穴神门以交合心肾；湿热下注者，加脾经合穴阴陵泉、肾经合穴阴谷以健脾利湿、清利湿热。

【注意事项】

（1）针灸对原发性阳痿有比较好的治疗效果；对继发性的阳痿，需要同时治疗原发病。

（2）嘱咐患者克服悲观情绪，并注意自己生活起居的规律性。

（3）平时加强体育锻炼，改掉不良的生活习惯。

【小结】针灸治疗肾系病的共同点

（1）常见病症：主要讨论遗精、阳痿、癃闭、淋证的针灸治疗。

（2）病因病机：肾气不足，命门火衰，湿热下注。

（3）治疗原则：以肾和膀胱的俞募穴，肾经和膀胱经的合穴、原穴，足三阴经交会穴为主。针刺时虚证用补法，实证用泻法。

（4）基础处方：肾俞、命门、关元、中极、委中、足三里、三阴交、太溪。

四、针灸临床多配合辅助疗法

针灸疗法，是针法和灸法的统称。针法，包括毫针针法、三棱针针法、皮肤针针法、皮内针针法，以及由经络和腧穴为基础而演绎成的埋线疗法、刺血疗法等。灸法，总体分为艾灸疗法和天灸。根据艾灸的方法不同，又可以分为炷灸、艾条灸、直接灸、间接灸、药物灸，以及由经络和腧穴为基础而演绎成的拔罐疗法和刮痧疗法等。在针灸临床上，我们往往根据患者病症的性质不同、体质虚实的不同，除以毫针针法为主外，还要配以其他的辅助方法，这样才能快速达到疏通经络、扶正祛邪、调和阴阳、治愈疾病的目的。

（一）配合刺血疗法治疗实证、热证

刺血疗法，又叫"刺络疗法"，是传统医学文化宝贵遗产的重要组成部分。早在几千年前，《素问·阴阳应象大论》中就指出"血实宜决之"。《素问·调经论》中也指出："血有余，则泻其盛经，出其血。"《灵枢·小针解》中还提出："宛陈则除之者，去血脉也。"其后，《难经·二十八难》中又指出："其受邪气，蓄则肿热，砭射之也。"古代医家唐容川也说："凡有所瘀，莫不壅塞气道，阻滞气机，而反阻新血之生，故血证总以祛瘀为要。"

刺血疗法具有开窍泄热、疏通经络、调和气血、祛瘀生新之功效。现代医学也证明，刺血疗法能激发人体自身修复能力，有效改善局部血液循环，促使局部营养物质的吸收，并使"邪出有路"。临床上凡是邪热内盛之证、瘀血内停之证、饮食积聚之证，我们或单用刺血疗法，或配合针灸，或配合拔罐。通过泄热祛邪、化瘀通络、启闭开窍，达到调和气血、平衡阴阳的作用。

1. 治疗痤疮

选大椎穴和项背部 5 ～ 6 个阳性反应点。治疗方法是令患者取俯伏坐位，充分暴露项背部。碘伏常规消毒局部皮肤后，用一次性注射针头挑刺大椎穴和周围的阳性反应点，令其出血。若出血不畅，加用大口径火罐拔罐，令其出血 2mL 左右。然后再用碘伏擦拭出血点 2 ～ 3 遍以防感染，并用消毒干棉球按压止血。隔日，再选用其他 5 ～ 6 个阳性反应点挑刺治疗，6 次为 1 个疗程。

2. 治疗荨麻疹

选双侧的委中穴。治疗方法是令患者取俯卧位，充分暴露腘窝，然后在委中穴附近找暴露的浅表细小静脉。碘伏常规消毒局部皮肤后，用一次性注射针头点刺该小静脉，令出血 2mL 左右。若出血不畅，加用小口径火罐拔罐；若病情较重，或治疗效果欠佳者，可配合针刺风池、大椎、曲池、合谷、血海、足三里、三阴交、太冲等穴，并用大口径火罐在神阙穴拔罐。

3. 治疗痔疮出血

选取腰骶部 5 ～ 6 个阳性反应点。治疗方法是令患者取俯卧位，充分暴露腰骶部。碘伏常规消毒局部皮肤后，用一次性注射针头进行逐个挑刺，并用大口径火罐拔罐，令其出血 2mL 左右。然后再用碘伏擦拭出血点 2 ～ 3 遍以防感染，并用消毒干棉球按压止血。

4. 治疗疼痛性疾病

凡属疼痛部位较局限的，多选取局部的经穴或者阿是穴。治疗方法是令患者充分暴露疼痛部位，用一次性 30 号 1 寸毫针针刺以后，再挤压所取穴位，令其出血数滴。凡属大面积疼痛的，多在针刺以后，配合拔罐疗法或者刮痧疗法治疗。

5. 验案

验案一　配合刺血、拔罐疗法治疗荨麻疹案

某女，8岁，学生。

其母代述，患儿荨麻疹反复发作已两年余，中西药治疗只能控制症状，但不能痊愈。此次因吃火锅而误食鱼虾，引起荨麻疹再次发作。全身起鲜红色的丘疹，瘙痒异常，融合成片。疹退后不留任何痕迹，反反复复，严重影响患儿的学习和休息。

刻诊：患儿的颈部、胸部、背部的丘疹已融合成片，色泽鲜红，有明显抓痕。患儿心烦不宁，不停地在家人身上蹭来蹭去。口渴喜冷饮，舌红苔黄，脉浮数。

辨证：积热内蕴，郁于肌肤。

针灸取穴：风池、耳尖、大椎、神阙、足三里、三阴交。

操作方法：先令患儿采用坐位，按揉双侧耳尖至红润充血。碘伏常规消毒局部皮肤后，用一次性注射针头点刺耳尖，并挤出鲜血3～5滴，并用消毒干棉球按压止血。充分暴露其颈部，碘伏常规消毒局部皮肤后，用一次性注射针头点刺大椎穴及其附近数个阳性点，用火罐拔出鲜血1～2mL，并用消毒棉球按压止血。再采用仰卧位，用小口径火罐在神阙穴拔罐。然后用"一指禅"手法点揉风池、足三里、三阴交穴约15分钟。

疗效观察：治疗结束后，患儿的荨麻疹全退。嘱咐患者隔天治疗1次，12次为1个疗程。如上法治疗3次后，除继续在神阙穴拔火罐外，其他穴位均采用点揉，前后共治疗12次告愈。嘱其禁食辛辣、鱼虾，少喝冷饮，并注意保暖。

按： 荨麻疹又名"风疹块""瘾疹"，是一种由于皮肤黏膜小血管扩张及通透性增加而引起的局限性、一过性水肿反应。中医学认为，引起荨麻疹的原因虽然很多，但本例患儿以积热内蕴，致营卫失和为其主要的病理机制。治疗当以清泄郁热，息风止痒为法。耳尖为泄热的奇穴，大椎为督脉与手足三阳经的交会穴，通过放血疗法，使无形之热随有形之血而去。《经》云"治风先治血，血行风自灭"，足三里为胃经合穴，三阴交为足三阴经的交会穴，可以养血祛风；风池为祛风的要穴。诸穴合用，使积热除，风邪去，营卫调和，疾病告愈。

验案二　配合刺血疗法治疗顽固性偏头痛案

某男，31岁，干部。

患者8年前因感冒头痛治疗不彻底而落下头痛病根。头痛经常发作，满头皆痛，但以左侧为重，每因感冒、劳累、用脑过度、情绪不佳而加重。经中西药治疗，效果不显。此次又因用脑过度，使头痛复发。

刻诊：就诊时，患者呈痛苦面容，双眉紧锁，左手扶头。自述头痛如针刺状，自己按摩后才有所好转。舌淡红，舌尖有瘀斑，脉象沉涩。

辨证：风邪入络型偏头痛。

针灸取穴：风池_双、百会、神庭、印堂、太阳_双、率谷_左、外关_右、合谷_右。

操作方法：针刺双侧风池穴后，患者取仰卧位。碘伏常规消毒局部皮肤后，用一次性30号1寸毫针进行针刺。针用平补平泻，留针30分钟。出针后，于太阳穴和率谷穴处挤出鲜血数滴。嘱其以后每周治疗3次，6次为1个疗程。

疗效观察：患者仅仅治疗1次，头痛就明显好转。治疗6次后，头痛基本痊愈。劝其继续治疗1个疗程，以巩固疗效，停服一切止痛药。

按：头痛是临床常见的自觉症状，可见于许多疾病中。一般称突发者为头痛，经常发作者为头风。正如《证治准绳》中所云："医书多分头痛、头风为二门，然一病也，但有新旧去留之分也。浅而近者名头痛……深而远者为头风……"至于对头痛的治疗，《景岳全书》中指出："凡诊头痛者，当先审久暂，次辨表里。"本例患者，患头痛已经8年，而且头痛以左侧为重，证属少阳头痛无疑。由于"久病必虚""久病必瘀"，治当以养血祛风、活血通络为法。风池、率谷为足少阳经穴、祛风要穴；百会、神庭、印堂为局部取穴；外关为手少阳经络穴，远取以疏通少阳经气；合谷为四总穴，"面口合谷收"。诸穴配合，通过疏通少阳经气，共同达到通经络、活气血、止头痛的目的。至于在太阳、率谷穴放血数滴，目的也在于加强活血祛瘀、通络止痛的作用。

验案三　配合刺血疗法治疗痤疮案

某女，25岁，本校学生。

患者平素喜食辛辣食品和垃圾食品。半年前不明原因在额头和面部出现小红疹，以后逐渐增多并演变为炎症性小丘疹，并累及项背部。内服中药（具体不详）后，疗效不佳。听说针灸治疗效果较好，虽然怕疼，但也只好求治于我。

刻诊：前额、面颊丘疹密布，色泽发红，部分已成脓疱，大便干结，口渴喜冷饮。舌红苔黄腻，脉弦数有力。

辨证：湿热内郁血分。

针灸取穴：大椎、项背部 5 ～ 6 个阳性反应点

操作方法：患者取俯伏坐位，趴伏在床边，充分暴露项背部。取大椎穴及项背部 5 ～ 6 个阳性反应点。碘伏常规消毒局部皮肤后，用一次性 7 号注射针头迅速挑刺并加拔火罐，令出血 2mL 左右，再用消毒干棉球按压止血。隔日治疗 1 次，6 次为 1 个疗程。治疗期间禁食辛辣食品。

疗效观察：1 个疗程后，面部痤疮有所好转，前后共治疗 2 个疗程而愈。

按：痤疮，中医学称之为"粉刺""青春痘"。是青春期男女常见的一种皮肤病，好发于颜面部。《医宗金鉴·外科心法要诀》云："此证由肺经血热而成，每发于面鼻，起碎疙瘩，形如黍屑，色赤肿痛……"

从经络学说看，手阳明大肠经和足阳明胃经都循行于面颊部和鼻旁，中医学有"阳明丽于面"之说；足太阳经循行"起于目内眦，上额交巅……。"可见，痤疮的发病多因肠胃湿热上蒸头面，熏蒸肌肤，血热蕴阻所成，也有因肺热炽盛所致者。额头和面颊部出现痤疮，其项背部也会出现一些阳性反应点。大椎穴是督脉经穴，又是手足三阳经与督脉的交会穴，在大椎放血，可以宣泄阳气，清热凉血。项背部阳性反应点多分布在足太阳膀胱经的循行路线上，太阳为巨阳，阳气极盛，故项背部的阳性反应点多为机体邪热太盛而出现于皮肤特定部位的异常反应点。挑刺这些阳性反应点，可以清泄热邪、活血化瘀、逐瘀祛痰，达到治疗面部皮肤病的目的。当然，如果加上耳尖穴点刺出血，效果会更好。

（二）配合无烟灸疗法治疗虚证、寒证

艾灸疗法是借助灸火的热力，给人体以温热性的刺激，然后通过经络、腧穴的作用，达到防治疾病的一种治疗方法。《灵枢·官能》云："针所不为，灸之所宜。"《医学入门·针灸》云："药之不及，针之不到，必须灸之。"《扁鹊心书》中也有记载："真气虚则人病，真气脱则人死，保命之法，灼艾第一……"说明灸法也是人们防治疾病的一种主要治疗方法。

施灸的原料很多，但以艾叶为主。艾叶属多年生草本植物，气味芳香，容易燃烧，具有温经通络、行气活血、祛湿逐寒、消肿散结、回阳救逆和防病保健的作用。一般的艾叶燃烧起来烟雾缭绕，刺激呼吸道，容易引起咳嗽。因此，我们将艾叶经过特殊加工，做成了"微烟"的灸条和灸炷，非常好用。

在针灸临床上，凡属寒凝血滞、经络痹阻所引起的寒湿痹痛、痛经、经闭、胃脘痛等病症，或者中气不足、阳气下陷而引起的遗尿、脱肛、崩漏、久泻等症，或者气血凝滞之乳痈初起、瘰疬、瘿瘤等症，以及身体虚弱、经常感冒者，我们常配合使用"微烟灸"疗法进行治疗。

验案一　隔姜灸疗法治疗小儿上吐下泻案

某男，1岁。

其母代述，小儿昨晚食用新做的米粉以后，烦躁不已，时时恶心呕吐，泻水样大便多次。本应到医院输液治疗，一则心痛儿子受苦，二则也确实经济不济，故来我处诊治。

刻诊：小儿精神不振，眼眶下陷，时时恶心欲吐，腹软，肛周发红。

辨证：脾胃损伤，运化失常。

处理方法：嘱其母停止使用该米粉。除频频喂小儿糖盐开水外，立刻用"微烟艾炷"在其神阙穴施以"隔姜灸"。同时用"微烟灸条"灸其双侧的合谷、足三里，施以雀啄灸。每穴灸3分钟左右，致局部皮肤微微发红为度，一天治疗2次。

疗效观察：第二天，其母来告，小儿腹泻、呕吐痊愈，精神转佳，玩闹如常。

按：中医学认为，小儿脏腑娇嫩，形气未充。由于小儿生长发育快，新陈代谢快，常感脾气不足，消化吸收功能不完善。该患儿误食不洁米粉，影响其消化功能，使运化失职，胃气上逆而致呕逆，水湿下注大肠而泄泻。治疗当以健脾和胃，恢复升降为法。但由于患儿年龄尚小，不便针刺，只有以艾灸为主。

艾灸的操作方法很多，但能治疗上吐下泻的，以在神阙穴施以"隔姜灸"效果为最好。因神阙穴为小儿生命之根蒂，系命门之真阳。在此穴施灸，可以温补脾阳而止泄泻。此外，现代医学对神阙穴的研究表明，刺激神阙穴可以扩张胃肠道的血管，促进和改善胃肠道的血液循环，刺激消化液的分泌，促进肠黏膜对水分的吸收；还具有抗菌消炎、解痉止痛等作用。至于在合谷和足三里施以温和灸，是由于合谷为大肠经原穴，足三里为胃的下合穴，刺激二穴的目的也在于增强健脾和胃以复升降的作用。

为了观察艾灸疗法对人体血脂的影响，我们对某"针灸爱好学习班"自愿接受抽血化验的34例中老年人施以保健灸，并观察其治疗前、后胆固醇和甘油三酯的变化。方法是将我们自制的微烟灸条发给大家，请他们每天晚上采用"雀啄灸"施灸他们自己的神阙穴，每次5分钟左右，以局部皮肤发红为度。每天艾灸1次，12次为1个疗程，并于治疗前后进行抽血采样化验。1 个疗程后，进行临床症状疗效统计和实验室结果对比，结果发现该疗法除了能降低他们的胆固醇和甘油三酯外，还能改善他们的临床症状。

验案二　艾灸疗法对人体血脂的影响

某女，56 岁，退休工人。

患者自述近几年因家庭不和，经常生闷气而致胸闷、心烦、失眠、多梦、头晕、头痛。西医检查，血压为 170/100mmHg，但口服降压药的疗效不好。身体每况愈下，动不动就腹泻，稍不留神就感冒。经常服用中、西药物，效果也时好时坏。

处理方法：艾灸前抽血查验，IgG 12.9g/L，IgA 1.26g/L，IgM 0.99g/L，总胆固醇 6.516mmol/L，甘油三酯 1.618mmol/L。每天晚上，用微烟灸条灸自己的神阙穴 5 分钟左右，12 次为 1 个疗程。

疗效观察：1 个疗程后，自述头晕、失眠、心烦有很大程度改善。自从艾灸以后，再未出现腹泻、感冒。血压 160/90mmHg。抽血化验：IgG 15.5g/L，IgA 1.63g/L，IgM 1.31g/L，总胆固醇 4.981mmol/L，甘油三酯 0.829mmol/L。从化验结果可以看出，患者的免疫功能有不同程度的提高，总胆固醇和甘油三酯也有不同程度的降低，诸症状都有不同程度的改善。嘱其继续用微烟灸条再灸治 1 个疗程。

按：艾灸疗法是强身保健的重要方法之一。古代医家就用于无病先防，有病早治。现代医学也从提高机体免疫功能、降低血脂和治疗腹痛、腹泻、胃痛、风湿痹痛、小儿遗尿等方面进行研究，结果发现艾灸疗法都有十分明显的作用。

从本案的结果也可以看出，无烟灸疗法不仅对临床常见病症有改善作用，而且能提高机体的免疫功能，降低胆固醇和甘油三酯，对预防心血管疾病的发生和发展有十分重要的意义。正如《扁鹊心书》中所说："人于无病时常灸关元、气海、命门、中脘，虽未得长生，亦可保百余年寿矣。"可见，艾灸具有防病保健作用，可以激发人体正气，增强抗病能力，使人精力充沛，长寿不衰。

（三）配合刮痧疗法治疗痛症及多种内科疾病

刮痧疗法也是中医的一种外治方法。它是借用某些器具，作用于人体体表的特定部位（皮部、腧穴、经络），然后通过经络的作用，将体表的刺激传入体内，达到疏通表里、调节气血、协调阴阳的作用。此方法起源于我国，渊远而流长。

这种治疗方法，也具有鼓舞正气、活血化瘀、祛风止痛、解毒排毒的作用。其操作简单，经济安全，适应范围广，治疗与保健兼顾。凡属疼痛性的疾病，如头痛、腰腿痛、关节痛、急性胃痛、急性腹痛、痛经，以及感冒、心悸、失眠、咳喘、泄泻、月经不调、小儿发育不良、小儿疳积等，我们往往配合刮痧疗法进行治疗，不仅止痛效果好，而且有"立竿见影"的效果。

验案一　配合刮痧疗法治疗反复感冒案

陈某，女，32岁，工人。

患者自诉经常反复感冒。每次感冒后，都要输液、打针，内服中西药物，但效果欠佳。一般少则 5～6 天，多则半个月才能痊愈。此次又不慎感冒，恶寒，周身酸痛，头昏脑涨，鼻塞流涕，微咳嗽但痰不多。

刻诊：两眉紧锁，表情痛苦，衣着较厚，体温 38.2℃。脉浮紧，苔薄白。

辨证：阳气不足，正虚邪甚。

针灸处方：风池_双、外关_左、列缺_左、合谷_左。

操作方法：碘伏常规消毒局部皮肤后，先针刺双侧的风池穴。患者再取仰卧位，碘伏常规消毒局部皮肤后，用一次性 30 号 1 寸毫针针刺外关、列缺、合谷穴，留针 20 分钟。出针后，于背腰部后正中线（督脉）和风门至肾俞的膀胱经第一侧线上，涂抹刮痧油，再用"刮痧板"行刮痧术，用"补法"，以均匀出痧、痧色紫红为度。

疗效观察：治疗完毕后，患者自觉背部发热，全身舒适。嘱其回家后自服葱白、生姜、红糖汤而愈。痧退以后，又多次在背腰部刮痧，自此以后很少感冒。

按：本例患者恶寒、发热、周身酸痛、脉浮紧、苔薄白，是典型的太阳伤寒证。《伤寒论》中第一条云："太阳之为病，脉浮，头项强痛而恶寒。"太阳主表，为一身之藩篱，外邪犯表，太阳首当其冲。风寒束表，卫阳被遏则恶寒；卫阳与之抗争，则发热、脉浮；太阳经脉运行受阻，则头身疼痛、脉紧；肺气失于宣发，则咳嗽。又由于正气不足，无力抗邪，故反复感冒而难愈。治疗当以祛风散寒，扶正解表为法。风池、外关、合谷、列缺均为祛风、散寒、解表之要穴。自服葱白生姜红糖汤，亦属祛风散寒之食疗。此外，中医学认为"前为阴，后为阳"。督脉为"阳脉之海"、太阳为"阳气之盛"。该患者经常反复感冒，确属阳气不足，正虚邪盛所致，故于背腰部的督脉和膀胱经的第一侧线上反复行刮痧术的"补法"，以鼓舞正气、扶正祛邪，自此很少感冒。

验案二　配合刮痧疗法治疗颈椎病案

某女，49 岁，教师。

患者自述 4 年前因劳累过度，出现颈项部僵硬不适、稍微疼痛，未予重视。以后症状逐渐加重，以至出现左上肢麻木无力。特别在颈部转动时，左上肢放射性麻木加重，无恶心呕吐。以后症状反复发作，近一月来加重。颈部的正侧位 X 线显示，颈椎生理曲线明显改变，颈 5 ～ 7 椎体骨质增生、椎间隙变窄。

刻诊：颈部肌肉僵硬，颈 6 ～ 7 椎棘突旁压痛明显，压顶试验阳性。

诊断：神经根型颈椎病。

针灸处方：风池双、颈部 2 ～ 6 夹脊穴双、大椎、天宗双、肩井双、曲池左、手三里左、外关左、落枕左。

操作方法：令患者取俯卧位，充分暴露颈、肩、背部位。碘伏常规消毒局部皮肤后，用 30 号 1 ～ 1.5 寸毫针进行针刺，用平补平泻手法，留针 20 分钟。出针后，在颈、肩、背部和左上肢涂以少量刮痧油，并用刮痧板刮拭以上部位。穴位处用"角刮法"，其余部位用"面刮法"，以出现紫红色痧点为度。以后每周针灸治疗 3 次，取穴同前，6 次为 1 个疗程。至于刮痧疗法，要视痧退的情况而定，一般一周刮痧 1 次。

疗效观察：治疗结束后，患者自觉刮痧部位发热，疼痛减轻。1 个疗程后，颈部僵硬、疼痛减轻，上肢麻木症状好转；2 个疗程后，各种症状基本消失，颈部与上肢活动自如。嘱其加强体育锻炼，减少伏案工作时间。

按：颈椎病多为感受风寒、客于经脉，或者扭挫损伤、气滞血瘀，或者肝肾不足、筋骨失养，致使颈部气血不通，经筋失养所致，是临床常见病。随着手机的广泛应用，颈椎病有逐渐年轻化的趋势。本例患者由于颈椎生理曲线明显改变，颈 5 ～ 7 椎体骨质增生，压迫臂丛神经，出现左上肢的僵硬、疼痛。针灸疗法和刮痧疗法是否可以改善椎体骨质增生，我尚未做过研究。现代医学研究表明，针灸疗法和刮痧疗法都可以使局部组织的血液循环加快，营养状况改善，血管的紧张度与黏膜的渗透性改变，具有活血化瘀、消肿止痛的作用，从而改善由于椎体骨质增生而压迫周围组织所致的水肿，达到通经、活络、止痛的作用。

（四）配合穴位贴敷疗法治疗内、妇、儿科疾病

穴位贴敷疗法是传统的中医外治方法之一，早在《黄帝内经》中就有记载。该法是将药物贴敷于相关的穴位之上，以穴位和经络为载体和通道给药。这样既可以避免药物对胃肠道的刺激，也可以不经过肝脏的首过效应；既可以减少药物对机体的不良影响，又可以使相关脏器获得比一般口服浓度更高的药物。临床实践表明，穴位贴敷疗法与常规针刺方法相比，疗效无明显差异。

验案一　配合穴位贴敷疗法，治疗哮喘案

某男，45岁，工人。

患者自述5岁时因患肺炎未彻底治愈而落下哮喘的病根。一年四季，又特别是气候变化时容易发病。犯病时咳嗽频频，严重时并发喘息，甚至呼吸困难，胸脘痞闷，时有盗汗，食欲不振，大便干结，咳痰色黄而黏稠。服用中西药物仅能暂时控制症状，容易复发。

刻诊：患者面色晦暗，胸中烦闷，咳嗽频频，呼吸困难，喉中痰鸣，咳痰不爽，咯痰黄稠。舌苔黄腻，脉细数。听诊双肺布满哮鸣音。

辨证：痰火交阻，肺失清肃

针灸处方：肺俞_双、心俞_双、膈俞_双、中府、天突、膻中、中脘、尺泽_左、内关_左、列缺_左、合谷_左、足三里_右、丰隆_右、三阴交_右、太冲_右

操作方法：先令患者取仰卧位，碘伏常规消毒局部皮肤后，用30号1—1.5寸毫针针刺胸腹部和四肢部穴位，行平补平泻手法，留针30分钟。出针后，再令患者取俯卧位，碘伏常规消毒局部皮肤后，用30号1寸毫针点刺背部双侧的肺俞、心俞、膈俞，不留针。然后将自制的"喘咳宁"贴膏贴敷于穴位上，用胶布固定，嘱其6—8小时自行取下。隔天治疗一次，12次为一个疗程。之后的治疗，针刺穴位和操作方法基本同前，四肢部穴位左右交叉，轮换取穴。穴位贴敷，多取五脏的背俞穴和募穴为主。并劝其以后参加每年的"冬病夏治"治疗，以求取得更好的治疗效果。

疗效观察：用本法治疗1个月后，患者哮喘发作次数逐渐减少，哮喘症状明显好转，再未出现呼吸困难。痰色变为浅黄色而稀，盗汗减少，食欲转佳，大便基本正常。

按：现代医学研究表明，支气管哮喘的发病机理非常复杂，迄今尚未完全明了。但多数学者认为，哮喘是涉及多种炎性细胞及炎性介质相互作用的慢性气道炎症性疾病。而且

气道炎症、水肿、及粘液分泌过多所形成的粘液栓，是形成哮喘难于逆转或不可逆转的主要原因。因此，控制炎症，消除气道的水肿，减少粘液的分泌，提高机体的免疫功能，改善机体的变态反应，就成为治疗本病的关键。

患者就诊时，正值哮喘发作。根据中医"急则治标，缓则治本"的原则，先以针刺为主并配合穴位贴敷疗法。肺俞为肺的背俞穴，中府为肺的募穴，有恢复"肺主气司呼吸"的作用；膻中为心包的募穴、八会穴中的气会，配合肺经合穴尺泽、络穴列缺、荥穴鱼际以理肺降气、止咳平喘；心俞为心的背俞穴，配合心包经络穴、八脉交会穴内关以宁心安神、平冲缓急；中脘为胃的募穴、腑会，配合胃的下合穴足三里、祛痰要穴丰隆、脾经穴位三阴交及大肠经原穴合谷以健脾和胃、除湿祛痰，从而改善气道炎症和减少粘液分泌；膈俞为血会，配合肝经原穴太冲、任脉穴位天突以缓和平滑肌痉挛，而达到理气、止咳、平喘的作用。加上三年的"冬病夏治"，可以补充阳气、祛除寒邪、疏通经络、调和气血，能提高其免疫功能，改善其变态反应，从而达到了治愈哮喘的目的。

验案二 配合穴位贴敷疗法治疗颈椎病案

某男，41岁，干部。

患者自述半年前经常落枕，后出现颈部疼痛，未予重视。颈痛不断加重，继而出现头痛、眩晕，头部稍微转动即感头晕加重。颈部活动受限，时而双目视物不清。颈部正侧位片显示，C4～C6椎骨质增生，椎间隙变窄。头颈彩超示椎动脉内径狭窄，血流量低。经中西药治疗，效果不明显，遂来我处就诊。

刻诊：颈部疼痛，头痛眩晕。颈椎棘突压痛明显，压顶试验阳性。

诊断：椎动脉型颈椎病。

针灸取穴：百会、神庭、太阳双、风池双、颈夹脊双、大椎、巨骨双、肩井双。

操作方法：令患者取俯卧位。碘伏常规消毒局部皮肤后，用30号1寸毫针针刺以上穴位，行平补平泻手法，留针20分钟。出针后，将"颈痛宁"贴膏贴敷于"颈夹脊"、大椎、巨骨、肩井处，嘱其6～8小时后自行取下。一周治疗3次，6次为1个疗程。

疗效观察：治疗1个疗程后，头痛、头晕与颈部疼痛症状减轻；2个疗程后，各种症状消失，颈部活动自如，颈椎棘突无压痛；又巩固治疗1个疗程，复查头颅彩超示椎动脉内径及血流量基本正常。

按： 颈椎病又称"颈椎综合征"，是增生性颈椎炎、颈椎椎间盘脱出、颈椎间关节和韧带等组织退行性病变，压迫颈神经根、颈动脉、颈部交感神经，甚至压迫脊髓而引起的一系列综合症候群。中医学尚无"颈椎病"之说，根据其临床表现，相当于中医学的"痹症""颈项强痛""颈筋急""头痛""眩晕"等。引起本病的原因，多为感受风寒、客于经脉，或者扭挫损伤、气滞血瘀，或者肝肾不足、筋骨失养。根据颈椎病的临床表现，可分为椎动脉型、神经根型、混合型、交感神经型、脊髓型等。本案患者出现颈部活动受限、头痛眩晕，加上医院各种现代化的物理检测证明，患者当属椎动脉型颈椎病。百会、神庭、太阳位于头部，可以安神志、定眩晕；风池属祛风要穴，可以祛风邪、止疼痛；颈夹脊、大椎、巨骨、肩井都属局部用穴，可以行气活血、通络止痛。加上出针以后，将具有活血化瘀、温经通阳的"颈痛宁"贴膏贴敷在颈项部局部穴位（颈夹脊、大椎、巨骨、肩井）上，使药物配合穴位，直接作用于颈部，以濡养经脉，疏通气血，最终达到治愈疾病的目的。

（五）配合头针疗法治疗"脑病"

头针是在头部特定的"刺激区"进行针刺，用于防止疾病的一种治疗方法。在针灸临床上，我们往往以针灸为主，配合相应的头部刺激区，用以治疗"脑病"。

不过头针疗法要注意几点：一是患者如果属于中枢性疾病，多选取对侧刺激区；如果患者属于周围性疾病，可选取同侧或对侧刺激区。二是由于头部头发长，不易消毒，患者宜在针刺前清洁洗头。三是头部血管丰富，容易出血，出针后应按压针孔片刻。此外，脑血管意外者，必须待病情稳定以后才能做头针治疗。

验案一　配合头针疗法治疗脑血管意外案

某女，56岁，退休工人。

患者半个月前突然出现右侧上下肢麻木、乏力、活动受限，口齿不清，急送医院治疗。经CT、TCD检查，确诊为"左底节区脑梗死""脑动脉硬化"。经服用复方丹参片、脑路通等药物治疗后，病情有所改善，但右侧上下肢瘫痪仍然严重，要求配合针灸治疗。

刻诊：患者神志清楚，精神欠佳，面色萎黄，表情淡漠。右侧口角歪斜，语言不清，右下肢跛行，由家人搀扶而入。右上肢肌力三级，五指不能屈伸，握力为0。血压180/110mmHg。

辨证：瘀血内阻，气血不足。

针灸处方：头部左侧运动区、哑门、大椎、曲池$_右$、外关$_右$、合谷$_右$、伏兔$_右$、足三里$_右$、阳陵泉$_右$、太冲$_右$、太溪$_右$。

操作方法：患者先采用坐位，选取头部左侧的"运动区"。碘伏常规消毒局部皮肤后，用一次性 30 号 1.5 寸毫针，以与头皮呈 30° 左右的夹角快速刺入，然后将针刺角度调整为 15° 左右，把针缓缓推进 1.2 寸。用拇、食二指夹住针柄，进行快速来回捻转 1 分钟左右，重复 2 次。再点刺哑门、大椎，不留针。接着让患者仰卧床上，碘伏常规消毒局部皮肤后，用一次性 30 号 1 ~ 1.5 寸毫针进行针刺，用捻转补法。每周治疗 3 次，12 次为 1 个疗程。

疗效观察：治疗 4 个疗程后，患者口齿逐渐清晰，下肢步态基本如常，上肢的肌力恢复到五级，但手指活动欠灵活，握力为 18kg，生活基本自理。

按：头针治疗运动系疾病，机理至今尚不十分明确。但从其解剖位置看，头部的运动区相当于大脑皮层中央前回在头皮上的投影，这是运动中枢的位置所在。通过针刺头部"运动区"，可以加速相关组织的血液循环，改善病理状态，消除病灶，从而达到治疗疾病的目的。至于体针治疗，哑门、大椎为督脉经穴，督脉循行"入属于脑"；曲池、合谷、伏兔、足三里为手足阳明经穴，阳明为多气多血之经；外关、阳陵泉为手足少阳经穴，阳陵泉还是筋会；太冲为肝经原穴，太溪为肾经原穴。诸穴配合，能够祛除风邪、疏通脑络、益气活血、强筋壮骨，以此恢复机体的功能活动，达到治疗疾病的目的。辨病与辨证结合，头针与体针相配，故能奏效。

验案二　配合头针疗法治疗小儿"皮质盲"案

某男孩，7 个月大。

其母代述，患儿 1 个月前因腹泻、高烧、惊厥，于当地县人民医院住院治疗。入院时体温 40.7℃，呈深昏迷状态。前囟张力不高，颈软，双目散大，对光反射迟钝，角膜反射消失。四肢肌张力高，病理反射未引出。腰部穿刺脑脊液正常，大便脓细胞阳性。诊断为中毒性痢疾并发中毒性脑病。经抗炎、脱水、抗惊厥治疗，体温不降，且出现阵发性抽搐而转入省人民医院。经查脑电图，为中、重度异常。眼底检查，发现双眼视乳头苍白，尤以右侧为重，被诊断为小儿脑病、皮质盲。住院治疗 20 余天，体温降，惊厥止，但小儿一直无视力而要求配合针灸治疗。

刻诊：小儿发育尚可，目光呆滞，烦躁不安，哭闹不停。五官对称，双眼清澈透明，双瞳孔散大，对光反射、瞬眼反射均消失。心肺（-），腹平，四肢肌张力减弱，自己不能坐稳。

诊断：暴盲（小儿脑病、皮质盲）。

针灸取穴：头针视区_双_、身柱、神道、筋缩、合谷_左_、太冲_右_、太溪_右_。

操作方法：在助手帮助下，取头针双侧"视区"。碘伏常规消毒局部皮肤，用一次性30号1寸毫针，以与头皮呈30°左右的夹角快速刺入，再将针刺角度变为15°左右，把针缓缓推进0.8寸左右。用拇、食二指夹住针柄，进行快速来回捻转1分钟左右，重复2次。然后将患儿俯卧位按压床上，碘伏常规消毒局部皮肤后，用一次性30号1.5寸毫针，向头部方向点刺督脉的身柱、神道、筋缩，针用捻转补法，不留针。再将患儿仰卧位按压床上，碘伏常规消毒局部皮肤后，用30号1寸毫针针刺合谷_左_、太冲_右_、太溪_右_。留针30分钟，每天治疗1次，12次为1个疗程。以后治疗，四肢部穴左右交叉，轮换取穴。

疗效观察：前后共针刺40余次，小儿眼神逐渐灵活。晚上开灯时，发现他有畏光反应。父母抱他在路上行走时，开始东张西望。在不发声的情况下逗他，也能格格发笑，且能逐渐独坐、双手拿东西。到医院眼底复查，双眼视乳头苍白有所改善，但由于患儿太小，无法检查视力。

按： 皮质盲为大脑皮质枕叶视觉皮质的损伤而致的双目全盲，属于中医"暴盲"范畴。其机理与脑组织缺氧关系密切，临床以中毒性痢疾导致的皮质盲较为多见。由于本病确诊为"小儿脑病""皮质盲"，故采用头针中治疗皮质盲的刺激区——"视区"治疗。此外，中医学认为该病的病变部位主要在大脑。由于督脉循行"入属于脑"，故取督脉穴位身柱（平肺俞）、神道（平心俞）、筋缩（平肝俞）以醒脑开窍、补益气血、强筋壮骨。双侧合谷配双侧太冲是奇穴"开四关"，能开四关、调气机、益气血。太溪是肾经原穴，太冲是肝经原穴，两穴配合，有滋补肝肾、上注于目的作用，即《经》云"肝受血而能视""五脏六腑之精皆上注于目，而瞳孔属肾"。头针与体针配合，共同达到了醒脑开窍、补益气血、滋补肝肾、开窍明目的作用。

验案三　配合头针疗法治疗"肢孪"案

某男，72岁，离休干部。

患者自述，1个月前感冒高热后，出现右侧肢体不停地、不由自主地抖动。右侧上下肢无力，麻木不仁，以至走路不稳、需人搀扶，右手不能持勺吃饭、握笔写字。经西医CT

检查，提示左侧脑血管痉挛并脑萎缩，但服用镇静剂无效。

刻诊：患者神志清楚，能准确回答问题，但右侧上、下肢会不由自主地、不停地抖动。

辨证：气血不足，肝风内动。

针灸处方：头针舞蹈震颤区$_双$、平衡区$_双$、曲池$_右$、内关$_右$、合谷$_右$、足三里$_右$、阳陵泉$_右$、太冲$_右$、太溪$_右$。

操作方法：头针舞蹈震颤区$_双$、平衡区$_双$交替使用，每次只选一个刺激区。碘伏常规消毒局部皮肤后，用一次性30号1.5寸毫针，以与头皮呈30°左右的夹角快速刺入，然后将针刺角度调整为15°左右，把针缓缓推进1.2寸。用拇、食二指夹住针柄，进行快速来回捻转1分钟左右，重复2次。行体针时，患者采用仰卧位，由助手强行按压其右侧肢体进行点刺，针用平补平泻手法，不留针。每周治疗3次，12次为1个疗程。

疗效观察：治疗6次后，再针刺体针时，右侧肢体已逐渐不再抖动。在助手扶持下，留针30分钟，针刺方法同前。1个疗程后，病情得到控制。2个疗程后，患者活动恢复正常，能自己上街，自己吃饭、写信、作画。

按： 脑血管痉挛系西医病名。由于脑血管痉挛，血液供应不足而出现对侧肢体活动异常。用头针的"舞蹈震颤区"和"平衡区"治疗该病，虽然机理尚不清楚，但从解剖位置看，舞蹈震颤区相当于大脑皮层中央后回在头皮上的投影，平衡区相当于小脑半球在头皮上的投影。通过针刺，可以加速相关组织的血液循环，改善病理状态，消除病灶，从而达到治疗疾病的目的。从中医理论讲，肝为刚脏，体阴而用阳，主疏泄、主藏血、主筋，与风同性，主动。本例患者72岁，气血不足在所必然，气血不足则血不养肝，肝风内动则筋脉拘挛。治疗当以平肝风、益气血、止痉挛为法。曲池、合谷为手阳明经的合穴和原穴，足三里为足阳明经合穴，可以健脾胃、益气血。阳陵泉为胆经合穴、八会穴的筋会，太冲为肝经原穴。两穴同用，可以滋肝血、息肝风、养筋骨。取肾经原穴太溪以滋水涵木，取阴维脉的八脉交会穴内关以缓急止痉。辨证与辨病结合，头针与体针相配，方、穴、术得当，故能取效。

（六）配合"运动疗法"治疗急性扭伤

所谓的"运动疗法"，是指在确定没有骨折及其他骨性改变的情况下，针刺穴位以后，一边捻针，一边让患者做一些诸如前俯后仰、左右摇摆、左顾右盼、蹲下站起的动作。因为一般的急性扭伤，只要没有骨性改变，多属于精神紧张的肌肉挛缩。只要让患者做一些前俯后仰、左右摇摆类动作，就可以转移他们的注意力，放松其紧张的情绪，有利于改善挛缩的肌肉，达到舒筋活络的目的。

所以在针灸临床中，我们只要遇到急性腰扭伤，在针刺"腰痛点"后，就让患者做前后俯仰、左右摇摆、蹲下站起的动作。治疗落枕，在针刺"外劳宫"（又名落枕穴）后，就让患者做左右摇摆、左顾右盼动作。一般治疗 1 次，就能奏效，再配合局部针刺，在阿是穴点刺放血、拔罐等，效果更好。

验案一　配合"运动疗法"治疗急性腰扭伤案

某女，23 岁，干部。

患者自述昨日搬东西上楼时，因用力不当，闪挫腰部而致腰部疼痛难忍，不能转身、痛处拒按，以至不能站立。自用伤湿止痛膏贴敷后，症状不能缓解。当咳嗽、喷嚏及深呼吸时，疼痛加剧。拍 X 线检查，腰椎无异常。就诊时，腰部刺痛异常，不能转动，行走十分困难，由两人搀扶步入。

刻诊：腰部 L4 ～ L5 右侧肌肉强硬，有条索状物，压痛明显，做俯仰、转体、下蹲动作困难。舌质暗，苔薄白，脉沉涩。

辨证：气滞血瘀。

针灸取穴：腰痛点右、肾俞双、气海俞双、大肠俞双、委中双。

操作方法：患者取坐位，碘伏常规消毒局部皮肤后，用 30 号 1 寸毫针针刺右手的经外奇穴"腰痛点"。在对"腰痛点"行捻转手法的同时，令患者做前后俯仰、左右摇摆动作。活动数次后，再令患者蹲下、站起，如此反复 5 ～ 6 次。待患者自觉腰痛好转时，再令患者俯卧床上，碘伏常规消毒局部皮肤后，用一次性 30 号 1.5 寸毫针针刺双侧的肾俞、气海俞、大肠俞，用平补平泻手法，留针 20 分钟；出针后再行拔罐。此外，用一次性注射针头点刺双侧委中穴，并用火罐拔在委中穴处，放血 2mL 左右。

疗效观察：起罐后，患者自觉腰部疼痛明显减轻。次日，患者来告，腰痛完全消除，未再复发，判定为痊愈，收到立竿见影之效果。

按：急性腰扭伤，属"劳伤腰痛"范畴，大多由于闪挫、外伤引起腰部气血一时性运行不畅而致"不通则痛"。"运动疗法"是我们治疗急性扭伤的常用方法。

经外奇穴腰痛点，位于手背掌指关节与手背横纹连线的中点，指总伸肌腱两侧凹陷中，一名两穴，是我们治疗急性腰扭伤的常用穴位。虽然经过针刺腰痛点，再配合"运动疗法"后，腰痛明显好转，但腰部肌肉仍然有些紧张，故近取腰部的肾俞、气海俞、大肠俞以疏通膀胱经的经气，再加上腰部两侧拔罐，一方面可以进一步改善腰肌的紧张程度，另一方面可以预防腰痛再次发作。此外，用一次性注射针头点刺委中并拔罐出血，委中是膀胱经的合穴，可以疏通腰背部膀胱经的经气，正如针灸歌诀云"腰背委中求"，也不失为一种治疗急性腰扭伤的好办法。

验案二　配合"运动疗法"治疗落枕案

某女，35 岁，本校职工。

患者自述昨晚睡觉时，可能是枕头太高，睡姿不当，今天早晨起床后，突感左侧颈项强急、不适、疼痛，头不能左右转动。尤其是头部转向时，患侧的活动障碍更为明显。医院拍 X 线检查，排除颈椎骨质增生、椎间盘突出。

刻诊：颈项左侧局部肌肉僵硬，压痛明显但不红肿，触之有条索状、块状物，同侧斜方肌和胸锁乳突肌部位有明显压痛。

诊断：落枕（颈部扭伤）。

针灸处方：风池_双、大椎、天柱、列缺_右、落枕穴_右。

操作方法：患者取坐位。碘伏常规消毒局部皮肤后，用 30 号 1 寸毫针针刺风池_双、大椎、天柱和右手的列缺、落枕穴。留针 20 分钟，取掉头颈部毫针后，在落枕穴行捻转泻法的同时，令患者做前后俯仰、左顾右盼动作，如此反复 5 ～ 6 次。然后先用揉法，后用拿法，再用击法按摩颈项部，尤其是大椎、天柱穴所在部位，直至患者感觉明显好转为度。

疗效观察：治疗 1 次后，患者感觉颈项僵硬、疼痛明显好转，前后共治疗 3 次而愈。嘱咐患者，以后枕头不宜太高、太硬；看手机、用电脑时间不宜过长，以免再次出现落枕。

按：落枕又叫"失枕""失颈"，是指患者颈项部的一侧或者两侧的胸锁乳突肌出现以痉挛、强硬为主要症状的疾患，重者可波及斜方肌、提肩胛肌。多见于 20 岁以后的成年人和中、老年人。若经常发生者，往往是颈椎病的前驱症状。

中医学认为，引起落枕的原因多为风寒侵袭或者睡姿不当，致使颈项部气血不和，经脉失养而引起经筋拘急。治疗当以通经络、行气血、止疼痛为法。落枕穴是治疗落枕和颈椎病的常用经外奇穴，疗效十分肯定。列缺是肺经的络穴、四总穴，针灸歌诀云"头项寻列缺"。可见针刺列缺，可以改善颈项部的气血运行。配合"运动疗法"和局部按摩，主要还是为了转移患者的注意力，放松他们紧张的情绪，有利于改善他们挛缩的肌肉，达到舒筋活络的目的。

（七）配合捏脊疗法治疗儿科疾病

捏脊疗法，是针灸治疗儿科病的常用方法。由于小儿年龄尚小，惧怕针刺，常常不配合，哭闹、乱动容易造成弯针、滞针、断针。对于儿科病的针灸治疗，提倡"少针多灸""多出少留"。

我们认为，治疗儿科疾病如小儿遗尿、小儿厌食症、小儿多动症，在少量针刺四肢远端穴位的基础上，配合捏脊疗法，未尝不是一种很好的治疗方法。捏脊疗法主要刺激背部膀胱经上五脏六腑的背俞穴，可以调节五脏六腑的功能活动，使肺主气、心藏神、脾胃主运化、肝主疏泄、肾主藏精的功能得到全面的恢复，而且克服了小儿惧怕针刺的心理。

验案　点刺四缝穴配合捏脊疗法治疗小儿厌食症案

某男，2岁半。

由于父母娇生惯养，患儿从小就有偏食习惯。不久前，因食糖过多，胃中不适，时时欲吐，食入甚少，大便稀溏，睡卧时出汗，精神欠佳，烦躁不宁。西医诊断为佝偻病。

刻诊：患儿形体消瘦，头发稀疏，胸骨微突，体重不足11kg。舌淡，苔薄白，指纹淡滞。

辨证：脾胃虚弱，复伤饮食。

操作方法：先握住患儿左手，使其掌心向上。碘伏常规消毒局部皮肤后，用一次性28号1寸毫针，快速点刺左手的四缝穴，并挤出少许青黄色浆液。待小儿哭闹缓解后，再让患儿俯卧床上。先用双手拇指的指腹，点揉背部两侧膀胱经第一侧线上的背俞穴，自上而下，均匀柔和，目的是让患儿放松背部肌肉，反复操作3次；然后拇指与食指相对，捏起脊旁皮肤，交替捻动向前推进，从大肠俞向上推至肺俞，连续2次；再拇指与食指相对，捏起脊柱两旁皮肤向前捻动，边捻动，边用力向上提起皮肤，此时能听到清脆的"啪""啪"声；最后用双手掌根或大鱼际按揉脊柱两旁的肌肉，使其放松。每周治疗1次，除四缝穴左右轮换取穴外，其他操作方法同前。

疗效观察：治疗当晚，患儿胃口大开，自己要求吃了一小碗面条。前后共治疗 3 次，患儿每顿能吃一小碗饭，大便调，精神佳，睡卧时汗出减少，人也变得乖巧听话。1 个月后复查，体重增至 11.5kg。

按：小儿厌食症，是现行儿科疾病中的常见病症。由于患儿从小受父母娇生惯养，乳食无度，或挑食、偏食，致使肥甘、生冷之品壅滞中焦，损伤脾胃功能，导致脾胃运化失常，脏腑筋肉失养。临床以精神萎靡、面黄肌瘦、烦躁不宁、毛发稀疏枯焦为特征。治疗当以健脾益胃，化食导滞为法。由于小儿畏针，一般不配合，哭闹、乱动容易出现弯针、滞针、断针的现象，所以要尽量少针刺，多艾灸，并且尽量少留针。

捏脊疗法，是我们治疗儿科病的常用方法。不管是用捏法，推法，还是提法，都是从背腰部的大肠俞向上推至肺俞穴，刺激的都是五脏六腑的背俞穴。目的在于健脾和胃、疏肝解郁、安神定志、补气和中，以恢复五脏六腑的功能活动，从而使五脏得益，六腑通畅。加上点刺治疗小儿厌食症的经验穴四缝，自然能够取得比较好的治疗效果。

（八）"指针"疗法也能取得较好疗效

指针，即以手指代针施术。在患者畏针和条件不允许针刺的情况下，用指针治疗也可取得较好的疗效。

指针所取穴位，多以四肢部，尤以上下肢的特定穴如合谷、内关、列缺、三阴交等穴为主。一则因为穴位在四肢，操作方便；二则所选穴位反应较强，感传较好；三则特定穴具有特殊的治疗效果。如合谷为大肠经原穴、四总穴，而擅于治疗头面五官病、大肠腑病，且长于止痛；内关为心包经络穴，通阴维脉的八脉交会穴，而长于止痛、定悸；列缺为手太阴经络穴，通任脉的八脉交会穴、四总穴，而长于治疗咽喉肿痛、头项强痛；三阴交为脾经经穴，足三阴经交会穴，长于补脾养血、疏肝理气、益肾固精。选穴时，或单穴为主，或左右交叉，或上下相配。我们只要掌握好穴位的特性，灵活变通，每能奏效。

指针的操作方法，是术者用拇指或者食指的指腹按压、点揉在相关穴位上。做到取穴稳准，点揉力量渗透。在点揉的同时，再让患者做一些必要的动作。如胃痛、腹痛、心悸、胸痛的患者，要做大幅度的腹式呼吸；咳嗽、咽喉疼痛的患者，要不停地吞咽唾沫；落枕项强的患者，要连续地左顾右盼。这样，就可以让患者精神放松，缓解病变部位的症状。

验案一 "指针"疗法治疗痛经案

某女，22 岁，外国留学生。

多年以前，我在给外国留学生讲授针灸课时，一位 20 多岁的女学生因为痛经而要求请假病休。为了让他们看到中国针灸的博大精深，体会中国针灸的疗效，我当即提出给她针灸。但她说她惧怕针灸，只好改为指针治疗。

取穴：合谷_双、三阴交_双。

操作方法：让她仰卧床上。我先用左手的拇指指腹点压按揉她右手的合谷穴，用右手的拇指指腹点压按揉她左腿上的三阴交，并令其做大幅度的腹式呼吸。2 分钟后，我再用左手的拇指指腹点压按揉她右腿的三阴交，用右手的拇指指腹点压按揉她左手上的合谷穴，再次令其做大幅度的腹式呼吸。5 分钟后，她说腹痛明显好转，不用再请假回房休息，可以坚持继续上课了。

疗效观察：第二天来上课时，她高兴地告诉我，她素有痛经史。痛经发作时小腹疼痛异常，喜温喜按。经期正常，经量偏少，经色偏暗，有瘀块。痛经发作时，往往需要卧床休息 3 天，自服药物无效。经过此次指针治疗，她再也没有出现月经期间腹痛。她非常赞赏中国针灸，并要求我告诉她所取的穴位和操作方法。

按：指针，是以手指代针施术，也同样具有疏通经络、调和气血、协调阴阳的作用。而且这种方法具有体表无创伤、无感染、无疼痛的特点。加上施术时令患者做一些必要的动作，以促进病变部位的症状缓解，也是针灸临床上一种可行的治疗方法。

本案患者的痛经，治疗当以行气活血、缓急止痛为法。合谷是大肠经的原穴、四总穴，也是止痛要穴，凡是痛症如头痛、胸痛、腹痛、关节痛等，都会选用此穴。三阴交是足三阴经的交会穴，具有补脾、疏肝、益肾的作用。合谷和三阴交相配治疗妇科疾病，如月经不调、痛经、经闭、崩漏、更年期综合征等病，疗效较好。

验案二 "指针"疗法治疗急性胃痛案

某男，32 岁，干部。

20 世纪 80 年代，我们在四川山区工作，那时的条件非常艰苦。有一次坐长途汽车回家探亲，无意中发现同排邻座的一位男性年轻人双手捧腹，面色苍白，冷汗淋漓，痛苦不已。经过询问，知道他素有胃痛史，每因饮食不当、劳累过度、情绪波动而诱发。此次到山区出差，因气候炎热，多吃了冷饮，使得胃痛突然发作。此时汽车正行驶山中，颠簸不已。不要说我们没有带针灸针，就是带了也无法操作。

取穴：合谷_双、内关_双。

处理方法：我先用左手的拇指指腹点压按揉他左手上的合谷穴，再用右手的拇指指腹点压按揉他右手上的内关穴，并让他做大幅度的腹式呼吸。2 分钟后，又用左手的拇指指腹点压按揉他左手上的内关穴，用右手的拇指指腹点压按揉他右手上的合谷穴，也做大幅度的腹式呼吸。5 分钟左右，发现他面色逐渐好转，表情逐渐自然，自述胃痛明显好转。当汽车行到一个小站，同伴要去给他买止痛药时，却被告知胃已不痛，不用再买止痛药了。

按：本案患者既不是小儿，也不畏针，但当时我们正好坐在行驶的汽车上，由于无法针刺，不得已而使用指针治疗。合谷是大肠经原穴、止痛要穴。内关是心包经的络穴，为心包经和三焦经联络之处，具有调理三焦、安神止痛的功效。此外，内关是通阴维脉的八脉交会穴，《经》云："阴维为病主里急。"合谷与内关相配治疗急性胃痛，疗效肯定。再加上患者做大幅度的腹式呼吸，放松了紧张的情绪，对治疗胃痛也有一定的辅助作用。

结语

一位经验丰富的针灸大夫，不会只单纯用毫针针法治疗疾病，往往会配合其他的针灸辅助方法，如艾灸、拔罐、刮痧、刺血、按摩、耳针、头针、穴位贴敷等。只有这样，才能取得更加满意的针灸疗效。

五、"时间医学疗法"突显针灸特色

中医学对时间医学的认识，可以追溯到 2000 多年前。在我国的第一部医学经典著作《黄帝内经》中，我们的祖先就认识到了生物钟现象及其规律。他们纵观阴阳五行、天人相应、五运六气，并与医学密切结合，总结了时间与生理、病理、诊断、治疗的关系，创立了"时间医学疗法"。中医学所包含的"时间医学"，内容丰富而系统。这是在整体观念的指导下，以二十四节气应四季，以十二时辰应昼夜，人体的生理活动、病理变化也会出现周期性的变化。由于这种疗法选择了最佳时间治疗疾病，可以收到事半功倍的疗效。冬病夏治、子午流注针法、灵龟八法、飞腾八法的临床应用，都属于中医学的"时间医学疗法"。

（一）"冬病夏治"是典型的"时间医学疗法"

"冬病"泛指在冬天寒冷时，或者平时感受寒邪后容易发作或加重的疾病，如支气管哮喘、慢性支气管炎、虚寒型胃痛、体虚易感等。"夏治"泛指在一年中最热的夏天，又特别是在"三伏天"，采用艾灸、刮痧、拔罐、按摩、中药穴位贴敷及中药内服等方法治疗疾病。因为夏天气候炎热，阳气旺盛。采用以上种种"助阳"的方法，就可以祛除患者体内沉积的寒邪宿疾，有助于体质虚弱、阳气不足、寒邪内伏、卫外不固者补充体内亏损的阳气，调节免疫功能以增强机体的抗病能力。这是中医学中一种独特的"时间医学疗法"，也属于中医"预防医学"中的"治未病"疗法。

从 1988 年开始，我们首次在兰州开展"冬病夏治"医疗服务。这是遵循古代医家"春夏养阳，秋冬养阴"的古训，在经络学说关于"皮部—络脉—经脉—脏腑"理论的指导下，参照《理瀹骈文》中"外病之理即内病之理，外病之药即内病之药"的"内病外治"方法，将补中益气、健脾化痰、温阳逐饮、降气平喘、活血化瘀的中药研末为丸，加入芳香走窜之品及透皮剂，做成直径为 1cm 大小的"咳喘宁"贴膏。借助"三伏天"自然界阳气最为旺盛，人体的气血趋于体表、皮肤松弛、毛孔开泄之时，将贴膏贴敷在相关的穴位上，使药物的有效成分快速穿透皮肤而进入血液循环。

这种治疗方法，是通过时间、穴位、药物的三重作用，使药物的有效成分顺利地通过"皮障"，直接进入血液循环，以疏通经络、调和气血、补充阳气、协调脏腑、调节机体的免疫功能，增强机体的抗病能力。这种治疗方法，既不经过肝的首过效应，对胃肠也无任何刺激，针对支气管哮喘和慢性支气管炎在缓解期多虚、多寒的特点，符合中医"急则治标""缓则之本"原则，可以达到标本兼顾、扶正祛邪的目的。

1. 从选择时间看

多选择在夏天，特别是"三伏天"。"三伏天"的"伏"，表示阴气受"阳气"所迫藏伏地下，所以是一年中阳气极盛的时候。根据中医"天人相应"的道理，此时人体也处于阳气充沛、气血充盈的状态，而且此时人体的皮肤温度和湿度最大，腠理容易开泄，将中药的贴膏贴敷在相关的穴位上，使药物的有效成分容易进入血液循环，发挥很好的治疗作用。

2. 从选择穴位看

主要选择胸腹部和背腰部的穴位，特别注意选择相关脏腑的背俞穴和募穴。背俞穴都位于膀胱经在背腰部的第一侧线上，膀胱经为足太阳经，阳气极盛。有研究表明，背俞穴与相关脏腑处于同一神经节段。刺激背俞穴，可以直接调节相关脏腑的功能，达到防治疾病的目的。我们在临床上常选的穴位有肺俞、中府、心俞、厥阴俞、膻中、脾俞、中脘、膏肓俞、气海、膈俞、定喘等。

肺俞为肺的背俞穴，中府为肺的募穴，它们都是肺脏精气输注之处，能改善肺脏"主气司呼吸"功能，具有疏风散寒、降气平喘的作用。心俞为心的背俞穴，厥阴俞为心包的背俞穴，膻中为心包的募穴，它们都能改善心脏"主血"功能，具有行气活血、调理心肺的作用。脾俞为脾的背俞穴，中脘为胃的募穴，它们都能健脾胃、祛痰浊、复升降。膏肓俞和气海都是强壮穴，能补益中气、培补元气。膈俞为八会穴中的"血会"，且与横膈膜同一水平，能缓和横膈膜痉挛，配合定喘穴，能起到活血化瘀、止咳平喘的作用。

3. 从贴膏的组方看

由于外用贴膏是"经皮吸收"，需要克服"皮障"。所选药物除了必须"对症"外，还必须具有香窜透达、渗透力强、少而精的特点。故所选的药物一是要性味辛温，气味香透的药物，如麝香、安息香等；二是药物必须对皮肤略有刺激，这样才可以促进局部的血液循环，如白芥子、生姜；三是药物既需要具有脂溶性，又必须具有水溶性。只有这样，才能达到"冬病夏治"的"未病先防""既病防变"和"愈后防复"的"治未病"目的。

4. 验案

验案一　"冬病夏治"治疗哮喘案

某男，26岁，工人。

患者自述2岁时，因患肺炎而落下咳嗽的病根。咳嗽一年四季反复发作，每因气候变化或受凉而引发，尤以晨起咳嗽较多、咳声重浊，严重时每每作喘。痰多色白，痰质清稀，胸闷不舒，食欲不振，畏寒喜暖，容易感冒。听诊可闻及肺部有湿啰音，X线检查可见肺纹理增粗。当时正值"三伏"天，故做穴位贴敷治疗。

刻诊：形体消瘦，面色少华，时有咳嗽，咳声重浊。舌淡，苔白腻，脉滑。

辨证：卫阳不固，痰湿中阻。

针灸处方：肺俞_双、心俞_双、膈俞_双，中府_双、璇玑、膻中、中脘、气海，魄户_双、膏肓_双、脾俞_双，神堂_双、膈关_双、肾俞_双。

操作方法：每次治疗，只选 6 个穴位。第 1 次治疗时，令患者俯卧床上。碘伏常规消毒局部皮肤后，用一次性 30 号 1 寸毫针点刺双侧的肺俞、心俞、膈俞，用捻转补法。然后将预先制备好的"咳喘宁"贴膏贴敷在针刺过的穴位上，再用胶布固定。并告诉患者，药饼留置的时间为 6～8 小时，如果贴药处有灼烧不适的感觉，可以提前取下。隔天治疗 1 次，连续治疗 4 次。劝其以后每年"三伏天"来接受"冬病夏治"治疗，3 年为 1 个疗程。

疗效观察：1 个疗程后，患者自觉咳嗽、喘息、咯痰等症状基本消失，体质明显增强，基本不感冒。

按：慢性咳嗽是临床常见病、多发病，一年四季均可发生，而以冬季最为多见。中医学认为，"肺为娇脏，不耐寒热"。所以不管是外感六淫、痰饮中阻、肺气不足、肺阴亏虚等，都可能导致肺气失宣、肺气上逆而致咳喘。《素问·咳论》云："五脏六腑皆令人咳，非独肺也。"可见，其他脏腑的疾病都可以影响到肺，使其"主气司呼吸，主宣发与肃降"的功能失常而出现咳嗽、气喘，其中尤以脾肾功能失常而导致的咳喘最为多见。脾主运化，如果脾运化水湿的功能失常，则会导致水液内停。肾主水、主纳气，如果肾的功能失常，不仅会导致水液内停，而且还会导致"气不归原"。而水液内停就会聚液为痰，痰浊阻肺，就会导致肺气上逆而出现咳嗽气喘。针灸临床治疗咳喘时，多在理气止咳的同时，注意肺、脾、肾同治，选用肺、脾、肾的"俞募配穴"以健脾除湿、理气化痰、补肾纳气。

验案二 "冬病夏治"对慢支病人免疫功能的影响

某女，45 岁。

患者自述 3 岁出麻疹时，因调理不好而并发肺炎，以后每年冬秋犯病。咳嗽，气喘，痰鸣，痰多色白清稀，胸中满闷，形寒肢冷，每因感冒、劳累后复发或加重。服用中西药效均差。

刻诊：就诊时正值气管炎发作。面目浮肿，嘴唇发绀，喉中痰鸣，咳声不断，痰多色白易咯，呼吸浅而快，肺部布满湿啰音，舌胖而润。确诊为慢性哮喘性支气管炎急性发作。

抽血化验：淋巴细胞转化率 42%，IgG 875mg/100mL，IgA 190mg/100mL，IgM 112mg/100mL。

辨证：痰浊中阻，肺气失宣。

治疗方法：建议患者于头伏、二伏、三伏时接受治疗。治疗时，取背部双侧的肺俞、心俞、膈俞，膏肓俞、督俞、脾俞及胸部的中府、膻中、中脘、气海、关元等，每次取6个穴位。用碘伏常规消毒局部皮肤后，用1寸毫针直刺0.5寸左右，采用捻转补法。出针后，将备用的药饼放置于穴位上，用胶布固定。吩咐病人4～6小时后自行取下。若贴药处出水泡，当烫伤处理。

疗效观察：药物贴敷治疗1个疗程，病人自述贴药后背部发热，随即胸中舒畅，咳嗽、喘息日渐好转。除早上起床时有咳嗽，吐泡沫样痰外，诸症均减。再次抽血化验，淋巴细胞转化率为68%，IgG 115mg/100mL，IgA 205mg/100mL，IgM 172mg/100mL。

按：慢性哮喘性支气管炎是临床常见病、多发病。患者每于感冒、劳累，或者身体素质较差时复发或者加重。所以，能否通过"冬病夏治"疗法以调节病人的免疫功能，就成了该疗法有无效果的重要依据。前几年，我们对"冬病夏治"的部分患者在治疗前、后分两次进行抽血化验，并对有据可查的108例患者进行了观察。发现"冬病夏治"疗法对免疫细胞中IgG、IgA、IgM虽然都略有增减，但无临床意义。而免疫细胞中淋巴细胞转化率的改变却有明显的影响。原属正常范围的略有提高，且仍然在正常范围内；原来偏低的，可以提高到正常范围内；原来偏高的，可以降低到正常范围内，且 P 值都小于0.01，有显著性的差异。说明"冬病夏治"疗法对免疫细胞中淋巴细胞转化率有双向良性的调节作用。从现代医学的观点讲，提高患者的免疫功能，增强患者的抗病能力，是治疗各种疾病的有力措施。本观察中，免疫细胞中淋巴细胞转化率的双向良性的调节作用，正说明了"冬病夏治"疗法治疗慢性气管炎的可靠性。

（二）"子午流注"针法属于"时间医学疗法"

"子午流注"针法是注重以时间条件为主，根据人体气血运行像潮水一样，有着涨退节奏，并随着时间的不同，表现出周期性的盛衰开阖的一种时间医学疗法。这种疗法，是根据人体气血流注脏腑及经络的日、时，配合天干、地支、阴阳、五行、五输穴等联合组成逐日按时开穴的治疗方法。正如《素问·八正神明论》中所指出："凡刺之法，必候日月星辰，四时八正之气，气定乃刺之。"根据"子午流注"这种规律性的变化而创立时间医学疗法，也是针灸的治疗大法，用于治疗各种病症，获效颇佳。

验案一 "子午流注·纳甲法"开穴治疗三叉神经痛案

某男，60岁，退休干部。

患者自诉3年前因劳累过度，开始感觉左侧牙痛，以后疼痛逐渐加重，以至引起左侧整个面颊部疼痛。面部剧痛每因洗脸、刷牙、说话、吃饭而诱发或加重，呈闪电状、烧灼状，疼痛以夜间为重，严重影响睡眠。医院确诊为三叉神经第二支神经痛，虽然每日自服西药数片，也只能暂时缓解疼痛。

刻诊：患者手扶左侧面部，呈痛苦面容。面色憔悴，说话轻言细语，食少纳差，大便干结，小便短赤。舌质暗，苔薄黄，脉细涩。

辨证：郁热阻络，气滞血瘀。

针灸取穴：根据掐指推算，患者来诊的时辰为"乙酉日·庚辰时"。按照"子午流注·纳甲法"推算，开大肠经经穴阳溪；"夫妻互用"，开大肠经井穴商阳。故取主穴商阳、阳溪，配穴风池双、攒竹双、太阳双、听宫左、下关左、颧髎左、迎香左、内关左、神门左、解溪右、太冲右、内庭右。

操作方法：用碘伏常规消毒局部皮肤后，先用30号1寸毫针针刺头面部穴位，轻刺激。再用1～1.5寸毫针针刺四肢部其他穴位，留针40分钟。出针后，在商阳和阳溪放血数滴。嘱其隔日治疗1次，12次为1个疗程。以后治疗，根据"子午流注·纳甲法"逐日按时所开穴位为主穴，配穴和操作方法同前。四肢部穴位左右交叉，轮流取穴。

疗效观察：前后共治疗3个疗程，疼痛逐渐减轻，诸症消失，已经停服西药。随访至今未复发。

按：三叉神经痛是西医病名，相当于中医学"面痛"范畴。因其缠绵难愈，严重影响患者的工作和休息，属于针灸临床上的疑难病。根据掐指推算"子午流注·纳甲法"，患者就诊时应开大肠经经穴阳溪和井穴商阳。故治疗以商阳和阳溪为主穴，并且采用放血疗法以行气活血、清泄郁热。《经》云"通则不痛，痛则不通"，故取局部穴位风池、攒竹、太阳、听宫、下关、颧髎、迎香以疏风通络、活血止痛。由于"阳明主面"，故取足阳明的经穴解溪、荥穴内庭，以疏通面部经气。再配合太冲以行气解郁，内关、神门以安神定痛。辨证、取穴、手法相符，故能奏效。

验案二 "子午流注·纳甲法"开穴治疗中风后遗症案

某女，65岁，退休教师。

患者于1周前突然昏仆，不省人事4小时，被送至某医院急救。经头颅CT检查，确诊为右侧脑梗死。经过降颅内压、营养脑细胞、预防并发症等对症治疗后，神志转清，病情也基本稳定。但左侧肢体痿软不用，故出院后要求配合针灸治疗。

刻诊：患者神志清楚，言语清晰，心、肺未见异常。口眼歪斜偏向右侧，左侧半身不遂。颈软，伸舌时微偏，左侧的鼻唇沟变浅。左侧肢体的肌张力降低，左上肢肌力0级，下肢肌力Ⅰ级；右侧肢体的肌张力和肌力基本正常，病理反射未引出。二便正常，食欲尚佳，舌质红，苔薄黄腻，脉弦滑。

辨证：风痰阻络。

针灸取穴：掐指推算患者就诊时为"庚午日·甲申时"，按照"子午流注·纳甲法"推算，应当开胆经输穴足临泣和大肠经原穴合谷；"夫妻互用"，开三焦经荥穴液门。故治疗取足临泣、合谷、液门为主穴，配合取风池_双、百会、大椎、肩髃_左、曲池_左、外关_左、足三里_左、阳陵泉_左、三阴交_左、丰隆_左、太冲_左。

操作方法：碘伏常规消毒局部皮肤后，先用30号1寸毫针点刺大椎穴，针刺风池穴。然后患者取仰卧位。碘伏常规消毒局部皮肤后，用30号1～1.5寸毫针针刺其他穴位。主穴用捻转补法，其他穴位用平补平泻。留针30分钟，每周治疗3次，12次为1个疗程。以后复诊，依"子午流注·纳甲法"逐日按时所开之穴为主穴，配穴同上。操作方法同前。

疗效观察：前后共治疗4个疗程，患者左上肢肌力提高至Ⅲ级，下肢肌力提高至Ⅴ级，生活基本能够自理，劝其加强功能锻炼以巩固疗效。

按：中风是以突然昏仆、不省人事，伴有口角歪斜、语言不利、半身不遂；或未经昏仆，仅见口角歪斜、半身不遂。本病可分为中脏腑和中经络两种，相当于现代医学的急性脑血管意外。本案患者有中风的前期症状，但就诊时神志已清，仅以左侧肢体痿软不用为主症，属于风中经络，即中风后遗症。中医学认为，中风的发生主要以风、火、痰、瘀为主因，治疗当以息风、降火、化痰、逐瘀为法。由于患者就诊时的时辰为"庚午日·甲申时"，按照掐指推算"子午流注·纳甲法"，应当开足临泣和合谷；"夫妻互用"，开液门。故治疗以这3个穴位为主穴，其中用足临泣配合阳陵泉、太冲、风池以疏肝息风；用合谷配合曲池、外关以清热降火；用合谷配合足三里、三阴交、丰隆以和胃祛痰。所取穴位一般都位于患侧，具有疏通经络、调气活血、治疗痿痹的作用。辨证与辨病相结合，故能奏效。

验案三 "子午流注·纳子法"开穴配合穴位贴敷治疗哮喘案

某女，56岁，家庭妇女。

患者自诉患慢性气管炎多年，时好时坏。近日来，与家人争执了几句，心绪不畅，又引发咳嗽。喉咙发痒，干咳少痰，严重时往往作喘。而且每于半夜一两点时发作和加重，过后症状又有所缓解。

刻诊：患者精神欠佳，面色不华，时有咳嗽，干咳少痰。舌红苔薄黄，脉细数。

辨证：肝郁化火，木火刑金。

针灸取穴：大敦、足窍阴、肺俞双、心俞双、膈俞双。

操作方法：患者先采取仰卧位，碘伏常规消毒局部皮肤后，用一次性注射器针头点刺其双侧的大敦穴和足窍阴穴，令其出血数滴。然后让患者采取俯卧位，碘伏常规消毒局部皮肤后，用一次性30号1寸毫针点刺双侧的肺俞、心俞、膈俞，再将我们研制的"咳喘宁"贴膏贴在穴位上，用胶布固定。告诉患者药膏留置6～8小时，如果感觉贴药处灼烧不适，可以提前取下。注意保暖，忌食生冷，不吸烟，少喝酒。隔天治疗1次，前后共治疗4次。

疗效观察：患者第2次治疗时，自诉半夜咳喘的症状明显减轻。再行穴位贴敷治疗3次，咳喘基本痊愈。劝其以后"三伏天"来接受"冬病夏治"穴位贴敷治疗，以求彻底治愈。

按：患者患慢性气管炎多年，早有宿疾在身。加之与人争执，肝气不疏，肝郁化火，木火刑金，自然引发咳嗽。治疗当以疏肝解郁，降气止咳为法。患者半夜一两点咳嗽发作或加重，按照"子午流注·纳子法"推算，半夜一两点当属肝经和胆经值日，故治疗以肝经井穴大敦和胆经井穴足窍阴为主穴，且点刺放血数滴以疏肝解郁。以肺的背俞穴肺俞，配合心的背俞穴心俞以止咳平喘、宁心安神。膈俞为血会，还可以缓和膈肌平滑肌的痉挛，也有平冲降逆、止咳平喘的作用。

验案四 "子午流注·纳子法"配合无烟灸疗法治疗小儿遗尿

某男，14岁，学生。

其父代述：患儿自幼遗尿，反复发作10余年。西药治疗无效。

刻诊：患儿精神欠佳，面色㿠白，手足发凉，饮食一般，大便基本正常。舌淡苔白，脉沉迟无力。尿常规化验（-）。

辨证：肾气不足，下元失固。

针灸取穴：至阴、涌泉、三阴交、中极、关元、肾俞。

治疗方法：因患儿畏针，改用无烟灸疗法。用无烟灸条灸每个穴位2分钟左右，行雀啄灸。使患儿局部有温热感而无痛感为宜。每周治疗3次，6次为1个疗程。

疗效观察：治疗1个疗程后，患儿遗尿症状明显好转。每周仅遗尿2至3次。嘱咐家长自购"无烟灸条"数盒，于每天下午6点左右，自行灸以上穴位。3周后遗尿痊愈，随访一年无复发。

按：小儿遗尿是儿科常见病之一。《经》云"膀胱不约为遗尿"，说明遗尿为膀胱失约所致，当然也与肾气不足相关。中极为膀胱之募穴，肾俞为肾之背俞穴，能补益肾气和振奋膀胱之气化。关元和三阴交都是足三阴经的交会穴，可以补脾益肾调肝。患儿就诊时间是"壬午日·己酉时"，按照"子午流注·纳子法"中"一日六十六穴法"推算，当开肾经井穴涌泉。利用"子午流注·纳子法"开穴涌泉和温肾壮阳的"无烟灸"疗法，自然可以起到事半功倍的疗效。

（三）"灵龟八法"和"飞腾八法"也属于"时间医学疗法"

"灵龟八法"，是古人根据"八卦九宫"学说，配合八脉交会穴，按时取穴的一种针灸取穴法。这种取穴方法，包含"天人相应"之说，"阴阳消长"之理，"五行生克"之变，"气血流注"之机，属于"时间医学疗法"范畴。中医学认为，人之生命活动是随着自然界的阴阳变化而变化的，而疾病的发生就是阴阳失于平衡的结果。中医治疗疾病的宗旨，就是调整人体的阴阳，使阴阳重新得到平衡，这也是中医强调的"治病必求其本"。采用"灵龟八法"治疗疾病，充分体现了中医学"天人合一"的学术观点，也就是历代医家所强调的"顺时而养、依时而治"。由于"灵龟八法"选择了最佳时间选穴治病，取穴少而精、临床应用简便，得到了众医家的推广。

至于"飞腾八法"，也是以八脉交会穴为基础，按时开穴的一种治疗方法，但它的运用与"灵龟八法"有所不同。"灵龟八法"要以患者就诊时的逐日、临时干支数的总和进行推算，"飞腾八法"只以患者就诊时辰的"时天干"进行推算，比"灵龟八法"简单而易于推算。正如明代名医杨继洲所说的"八法神针妙，飞腾法最奇，砭针行内外，水火就中推，上下交经走，疾如应手去"。

验案一 "灵龟八法"推算开穴治疗肾虚腰痛案

某男，54 岁。

患者自述腰脊酸痛半年余，每因活动而加剧。并见腰膝酸软，困乏无力，手足冰凉，足跟疼痛，夜尿次数多但尿量少。舌淡苔白，脉沉细。

刻诊：患者 L2～L4 脊柱两旁压痛明显，但前屈、后伸及侧弯动作不受限。直腿抬高试验阴性，X 线片显示无明显异常。

辨证：肾虚腰痛。

通过掐指推算，患者就诊时的时辰为"乙亥日·甲申时"。逐日干支数为 9+7，临时干支数为 9+7，所得逐日、临时干支数总和为 32。乙日为阴日，32 除以 6，得余数 2，对应的是八脉交会穴的"照海"。

针灸取穴：照海双为主穴，配合 L2～L4 华佗夹脊穴双、肾俞双、腰阳关双、委中双、阳陵泉双、足三里双、太溪双、腰痛点左。

操作方法：患者取俯卧位。碘伏常规消毒局部皮肤后，用 30 号 1～1.5 寸毫针进行针刺。先针主穴，后针配穴，针用捻转补法。腰痛点只取单侧，双手轮流取穴。留针 30 分钟，每周治疗 3 次，6 次为 1 个疗程。每次主穴根据来诊当日当时"灵龟八法"所开穴位而定，配穴基本不变。操作方法同前。

疗效观察：患者治疗 3 次后，腰痛缓解。治疗 1 个疗程后，夜尿次数明显减少。继续治疗 2 个疗程后，腰痛完全缓解，足跟痛、手足冰凉、困乏无力均有改善。

按：患者腰痛，但直腿抬高试验阴性，X 线片显示无明显异常，说明患者无骨质增生、椎间盘突出等情况。中医学认为，腰为肾之外府，肾"主骨生髓"，肾之精气亏虚，则腰背酸软无力。肾"司二便"，肾气不足，则小便频数。肾经的循行"起于小趾之下，斜走足心……循内踝之后，并入跟中，以贯脊内……"肾之精气不足，不能温养经脉，故双膝酸软、足跟疼痛、手足冰凉。治疗当以补肾壮阳、舒络止痛为法。

按照患者就诊时辰推算，"灵龟八法"针法应当开"照海"穴，故治疗以"照海"为主穴。配合 L2～L4 的华佗夹脊穴、肾俞及肾经原穴太溪以补肾助阳，以腰阳关散寒、化湿，以委中疏通足太阳经气，以"筋会"阳陵泉舒筋活络止痛。此外，肾为先天之本，脾为后天之本，取胃经下合穴足三里，有"补后天以养先天"之效。

验案二　"灵龟八法"推算开穴治疗面肌痉挛案

某女，16岁，学生。

患者自诉半年前由于学习过度紧张，开始自觉左侧眼睛不适，后发展为眼睛周围肌肉出现抽动。经服用中药、西药（不详）后，症状不仅未减轻，还出现左侧整个面颊的肌肉时有抽动。患者十分痛苦，学习成绩直线下降。虽然害怕针灸，无奈只好求助针灸治疗。

刻诊：患者左侧面部肌肉时有抽动，不停地挤眉弄眼，不自觉地用左手按摩左侧面颊。自述遇风或情绪激动时，以上症状会更加重。患者面色少华，精神倦怠，但饮食尚可，二便自调。舌质淡，苔薄白，脉沉细无力。

辨证：气虚血少，血虚风动。

通过掐指推算，患者就诊时的时辰为"甲申日·己巳时"。逐日干支数为10+9，临时干支数为9+4，所得逐日、临时干支数总和为32。甲日为阳日，32除以9，得余数5，对应的八脉交会穴是"照海"。

针灸取穴：主穴照海_双、申脉_双；配穴风池_双、攒竹_左、太阳_左、四白_左、下关_左、颧髎_左、地仓_左、外关_右、合谷_右。

操作方法：碘伏常规消毒局部皮肤后，用30号1～1.5寸毫针进行针刺。照海用补法，申脉用泻法，其他穴位用平补平泻。留针40分钟，隔日治疗1次，12次为1个疗程。之后的治疗，根据"灵龟八法"逐日按时所开之穴为主穴，照海、申脉和其他配穴及操作方法同前。

疗效观察：仅仅治疗1次，患者就自觉面部肌肉紧张度有所缓解。1个疗程后，左侧面肌痉挛逐渐好转。前后共治疗3个疗程而愈。

按：面肌痉挛是指患者开始出现不自觉地眼睑抽动，以后逐渐引起鼻翼和口角也时有抽动。虽无大碍，但严重影响患者的情绪和休息。本案患者由于学习过于紧张，暗耗气血，致气虚血少，血虚风动所致。治疗当以养血息风、通经止搐为法。《经》云："治风先治血，血行风自灭。"故方中取风池以祛风止痉，取局部穴位攒竹、太阳、颧髎、四白、下关、地仓以通经络、活气血、止抽搐。合谷为四总穴，"面口合谷收"。外关为三焦经络穴，善于疏理三焦经气而安神定痉。更重要的是，阴、阳跷脉皆循行至"目内眦"。照海为八脉交会穴而通阴跷脉并用补法，申脉为八脉交会穴而通阳跷脉并用泻法，从而能协调阴阳而主眼睑的开阖。当然，如果本方中能加足三里、三阴交以疏通阳明经气，补益脾胃气血；加太冲配合照海以滋补肝肾、息风止搐，更可以加强补益气血、滋补肝肾、养血祛风、息风止搐的作用。

验案三 "飞腾八法"配合"刺血疗法"治疗血管性头痛案

某女，30岁，商人。

患者自述 3 年前因工作过于紧张而出现头痛，间断自服止痛片、谷维素后，头痛有所缓解。但每因劳累、恼怒、睡眠不佳时，头痛会再次加重。两天前因与人发生口角而出现右侧偏头痛加重，以右侧枕部、颞部的疼痛尤甚，呈搏动性跳痛，每日发作 2 ～ 3 次，持续 1 ～ 3 小时。严重时，伴眩晕、恶心、呕吐等症状，大便秘结。经头颅多普勒检查，两侧大脑中动脉平均血流速度不对称。头部 CT 扫描，颅内平扫等检查，均未见异常。

刻诊：患者精神倦怠，心烦易怒。头痛以右侧为重，尤以太阳、率谷、玉枕等穴处压痛明显，但未触及结节、条索状阳性物。口舌干燥，舌质暗，苔薄黄，脉细数。

辨证：气滞血瘀。

掐指推算患者就诊时的时辰为"己卯日·庚午时"。按照"飞腾八法"推算，"庚"对应的是手少阳络穴外关。

针灸取穴：主穴外关和足临泣，配穴风池_双、百会、太阳_双、颔厌_双、率谷_双、合谷_左、三阴交_右、太冲_右。

操作方法：碘伏常规消毒局部皮肤后，用一次性 30 号 1 ～ 1.5 寸毫针进行针刺。先针主穴，后针配穴，留针 30 分钟。出针后，在太阳穴放血数滴，并嘱咐以后都在上午 11 点左右来诊。之后的治疗，根据"飞腾八法"逐日按时所开之穴为主穴，外关、足临泣和其他配穴及操作方法同前。每周治疗 3 次，12 次为 1 个疗程。

疗效观察：第一次治疗结束后，患者自诉头痛已经减轻。1 个疗程后，患者头痛消失。复查头颅多普勒示两侧大脑中动脉平均血流速度基本对称。随访头痛无复发。

按：头痛是临床常见的一个自觉症状，可见于许多疾病之中。至于头痛的治疗，《景岳全书》中指出："凡诊头痛者，当先审久暂，次辨表里……"本例患者患头痛已经 3 年，头痛以右侧为重，证属少阳头痛无疑。治疗当以养血祛风，活血通络为法。根据掐指推算"飞腾八法"，当时应开手少阳络穴外关。外关是八脉交会穴而通阳维脉，阳维脉维系三阳经而主一身之表。又由于外关与足临泣被称为"男女"，相通而合于目外眦和头侧。故治疗以外关、足临泣为主穴，配合风池、太冲以疏肝解郁、祛风止痛；配合局部穴位百会、太阳、颔厌、率谷和远部穴位合谷、三阴交等以行气活血，通络止痛。至于为何要配合刺血疗法，早在《素问·阴阳应象大论》中就有"血实宜决之"的论述。《素问·调经论》中也指出："血有余，则泻其盛经，出其血。"《灵枢·小针解》中还提出："宛陈则除之者，去血脉也。"唐容川说："凡有所瘀，莫不壅塞气道，阻滞气机，而反阻新血之生，故血证总以祛瘀为要。"现代医学表明，刺血疗法能激发人体自身修复能力，有效改善局部血液循环，促使局部营养物质的吸收，并使"邪出有路"。在临床上，凡是邪热内盛、瘀血内停、饮食积聚之证，如高热、痛症、皮肤病等，或单用放血疗法，或配合针灸，或配合拔罐。通过泄热祛邪、化瘀通络、启闭开窍，达到调和气血、平衡阴阳的作用。这些方法的疗效都十分肯定，值得提倡。

附 篇

·

针灸的科学研究必须为针灸临床服务

同其他学科的研究一样，如果没有应用的价值，再好的研究也是没有意义的。关于针灸的研究，当然也应该为针灸的临床服务，这是对针灸临床的验证和补充，否则就失去了研究的价值。

　　在甘肃中医药大学从事教学、临床的几十年工作期间，为了证明针灸疗法的可靠性和实用性，以便为针灸的临床工作提供依据。在我几届研究生的帮助下，主持完成了"针灸治疗 GBS 后遗症的疗效观察""'喘咳宁'贴膏的研制与开发研究""传统'热补针法'对类风湿关节炎镇痛作用的机理研究""掐指推算'子午流注'简便开穴法及其临床应用"等课题。

课题一　针灸治疗 GBS 后遗症的疗效观察

　　吉兰 – 巴雷综合征（GBS，旧称格林 – 巴利综合征），又称急性、炎症性脱髓鞘性、多发性神经病，是一种自身免疫性疾病，也是一种神经根脱髓鞘为主的病变。其发病原因尚不十分清楚，可能与病毒、空肠弯曲杆菌（CJ）感染和自身免疫（包括细胞免疫和体液免疫）有关。特别是 CJ 感染，为中国 GBS 的主要病前感染因子，是引起中国 GBS 流行病学特点的主要病因。

　　GBS 的临床表现，以四肢进行性、对称性、弛缓性瘫痪为主要症状。一般见于腱反射消失前的 2 ～ 3 天，而在 2 ～ 3 周内达到高峰。少数患者表现为颅神经受累为主，可伴有一定程度的感觉障碍。近半数患者肢体远端呈手套、袜套型末梢神经改变，有的还可能累及呼吸肌而出现呼吸困难，也有的出现手足出汗、发红、肿胀、心悸等植物神经表现。多数患者的临床经过为单向性、自限性。症状在 2 ～ 4 周内达到高峰，恢复期由数周至数月不等。

　　据报道，GBS 后遗症的发生率很高。有人通过观察发现，GBS 治愈后，有少部分患者勉强能走路，但不能正常工作；更多一些患者会在轮椅上或者病床上长期生活。GBS 的后遗症和致残率如此之高，主要是由于神经根脱髓鞘，肌肉出现失神经支配所致，肌肉萎缩和肌力下降乃必然结果。如果能改善肌肉萎缩，提高肢体肌力，是降低 GBS 致残率，提高治愈率的关键。所以，如何提高 GBS 的治愈力，尽量降低 GBS 的复发率和致残率，就成为医务人员的研究课题。

　　GBS 的临床表现，相当于中医的"痿症"。我曾在临床上用针灸治疗 GBS 后遗症数例，效果都非常肯定，但这些仅仅是个案。针灸治疗 GBS 的原理是什么？是否可以将个案的治疗原则和治疗方法推而广之？就成为我们探讨的问题，也是我们必须要搞清楚的问题。于是，就申报了省级研究课题"针灸治疗 GBS 后遗症的疗效观察"。

一、课题研究目的

由于条件限制和研究经费有限的原因，我们的研究，只能对 GBS 后遗症的针灸临床治疗进行研究。其中包括针灸的取穴原则、选穴规律、针灸方法。并需考虑用针灸治疗 GBS 后遗症，是否可以取代其他的治疗方法。

二、课题研究内容

1.研究方法

以临床观察为主。诊断标准参照 1994 年《中华神经精神科杂志》编委会的诊断标准。由于条件所限，多数患者系经过西医确诊、治疗，控制呼吸困难而仅遗留肌肉萎缩、肌力下降、肌张力偏低者。部分病例系症状较轻而肢体呈对称性瘫痪者，并排除急性脊髓炎、末梢神经炎、周围性麻痹、癔病性瘫痪、脊髓灰质炎等。

病例分组为针灸治疗组和口服西药对照组。针灸治疗组停服任何药物，以督脉和手足阳明经穴为主进行针灸治疗。西药组以口服激素、维生素、抗生素为主。

2.观察指标

（1）肌力强弱

分为 0～Ⅴ共 6 级（计分以 0～5 依次递增），并尽量使其量化，主要观察上、下肢治疗前后的肌力变化。

0 级：完全瘫痪。

Ⅰ级：有肌肉收缩而无肢体运动。

Ⅱ级：肢体能水平运动，但不能抬起。

Ⅲ级：肢体能克服地心引力做自主运动。

Ⅳ级：肢体能抵抗阻力运动。

Ⅴ级：为正常肌力。

（2）肌肉萎缩

在上肢定 A、B 两点，下肢定 C、D 两点。主要测量其治疗前后周长的变化。

A 点：肱二头肌最高点。

B 点：肱桡肌最高点。

C 点：股内侧肌最高点。

D 点：腓肠肌最高点。

此外，适当参考握力、肌张力、感觉异常的改变。观察两组患者治疗前后以上指标的改善情况，半年后进行疗效评定。

3. 疗效判定标准

目前尚无统一标准。本课题以肌肉萎缩的改善、肌力的提高，结合握力、肌张力、感觉异常的改善而设。

（1）治愈：肌肉萎缩基本恢复正常，症状、体征完全消失，功能活动基本恢复正常。

（2）基本治愈：肌肉萎缩明显改善，症状、体征基本消失，功能活动基本恢复正常。

（3）有效：肌肉萎缩有改善，肌力提高 1 级以上，功能活动有改善。

（4）无效：肌肉萎缩、肌力均无改善。

三、课题研究结果

1. 42 例 GBS 后遗症针灸治疗组，在改善肌肉萎缩和提高肢体肌力方面有极显著差异。

2. 18 例 GBS 后遗症西药对照组，肌力有明显改善，肌肉萎缩虽有不同程度改善，但无统计学意义。

3. 与 18 例西药对照组比较，针灸治疗组在改善肌肉萎缩和提高肌力方面，以及在治愈率和基本治愈率方面都有显著性差异。

从而可以看出，以督脉和手足阳明经穴为主治疗 GBS 后遗症，疗效肯定；且因其经济、安全，有推广价值。

四、课题研究意义

由于现代医学目前对 GBS 后遗症尚无行之有效的治疗方法，而针灸、中药虽然对 GBS 后遗症治疗有好的苗头，但多属于个案报道。我们通过观察 42 例 GBS 后遗症患者的针灸治疗，并与 18 例口服西药组进行对照，找出针灸治疗本病的取穴原则、选穴规律、针灸手法等方面的规律性，既能有效地控制 GBS 的复发率、减少 GBS 的致残率，也能提高针灸的社会地位并减少患者的经济负担。

五、验案举例

验案一　某女，20 岁。

患者半年前因双侧周围性面瘫，张口无力，闭口不紧，伸舌不完全，吞咽困难，呼吸急促、浅弱，咳嗽无力，四肢肌力均为 0 级，被确诊为吉兰－巴雷综合征第四次复发而收住入院治疗。当即做气管切开术，给予抗生素、维生素、大剂量人工免疫球蛋白治疗，并辅以人工辅助呼吸机。病情逐渐稳定、好转，但四肢肌力恢复差，要求配合针灸治疗。

刻诊：患者神志清楚，面色萎黄，双目无神，目外展受限，能示齿，舌伸出唇外 1.5cm、居中。卧位时不能自行抬头、翻身，行气管插管。双上肢肌力Ⅱ级，双手呈麻痹状，大小鱼际全消失，手指不能屈伸。双下肢肌力Ⅰ～Ⅱ级，不能抬举。四肢的肌张力低，膝反射消失，双侧病理反射未引出，四肢远端呈普遍性、明显性肌肉萎缩。咳嗽无力，不能自行排痰而间接使用排痰器。饮食一般，大小便正常。

辨证：气血不足，经筋失养。

治法：益气养血，强筋治痿。

针灸处方：身柱、神道、筋缩、肾俞_双、手三里_左、外关_左、合谷_左、血海_右、阳陵泉_右、足三里_右、丰隆_右、太冲_右、太溪_右。

操作方法：在家属帮助下，取俯卧位。碘伏常规消毒局部皮肤后，用一次性 30 号 1.5 寸毫针点刺背腰部穴位，不留针。后取仰卧位，碘伏常规消毒局部皮肤后，用一次性 30 号 1～1.5 寸毫针进行针刺，以捻转补法为主，留针 30 分钟。出针后，配合推拿按摩治疗。每周治疗 3 次，12 次为 1 个疗程。以后治疗的穴位同上，四肢部穴位左右交叉，轮流取穴。

疗效观察：治疗半个月后，患者手指逐渐能自主活动，手掌能前后屈伸，双下肢在家人的帮助下也开始在床上活动。1 个月后，取掉气管插管，由家人扶持下床活动，自己能用双手扶碗、持勺、吃饭。半年后，四肢肌力恢复到Ⅴ级，功能活动基本恢复正常，能自行扫地、洗衣、骑自行车。萎缩的四肢肌肉基本恢复正常，判定为痊愈。

验案二　某女童，4 岁。

其父代述，患儿于 1 年前因连续腹泻后出现四肢无力，双手握不住东西，不能做下蹲动作。以后症状逐渐加重，以至出现四肢活动困难。经某医院脑科确诊为 GBS，住院治疗 4 个月后痊愈出院。1 个月前，上述症状再度出现，因经济困难要求针灸治疗。

刻诊：患儿神清，发育中等。双手大、小鱼际肌肉明显萎缩，十指屈伸困难，不能自行握筷。手心出汗，肌力Ⅲ级。双下肢行走困难，呈"鸭步态"，垂足，肌力Ⅳ级，肌张力偏低。

肌肉萎缩情况：上肢左右A点分别为14.5cm，14cm；B点分别为14cm，14cm。下肢左右C点分别为21cm，21.5cm；D点分别为19cm，19.5cm。

辨证：气血不足，经筋失养。

针灸处方：以督脉和手足阳明经穴为主。选大椎、身柱、神道、筋缩、肾俞_双、曲池_左、手三里_左、合谷_左、髀关_右、伏兔_右、足三里_右、解溪_右、太冲_右、太溪_右。

操作方法：在家长帮助下，碘伏常规消毒局部皮肤后，先点刺背腰部穴位，不留针。后采用仰卧位，针刺四肢部穴位，以捻转补法为主，留针30分钟。再配合无烟灸条施以温和灸。以后每周治疗3次，12次为1个疗程。四肢部穴位左右交叉，轮流使用。

疗效观察：治疗2个疗程后，病情大有好转。肌肉萎缩逐渐改善，肌力逐渐提高。

萎缩的肌肉恢复情况：四肢左右A点分别为16cm，15cm；B点分别为16cm，16cm；C点分别为23cm，23.5cm；D点分别21cm，21.5cm。上、下肢功能活动基本恢复正常，判断为痊愈。

六、体会

GBS后遗症，以四肢进行性、对称性、弛缓性瘫痪为特征，相当于中医的"痿症"。

中医学认为，"痿症"形成有多方面的原因，但肢体痿软不用，总与气血不足，经筋失养有关。脾胃为"后天之本""气血生化之源"，阳明为"多气多血之经"。早在中医巨著《黄帝内经》中就提出"治痿独取阳明"，后世医家也多宗此法治疗痿症。曲池、手三里、合谷、足三里、髀关、伏兔均为阳明经穴，有健脾胃、益气血、通经络之功；大椎、身柱、陶道、筋缩为督脉经穴，督脉为"阳脉之海"，总统全身的阳经而助命门之火。而且身柱、神道、筋缩分别与肺俞、心俞、肝俞同一水平，肺主气、心主血、肝主筋，故此三穴有补肺益气、补血通络、强筋壮骨之功。再加上肝经原穴太冲，肾经原穴太溪，筋之会穴阳陵泉，肾之背俞穴肾俞，共奏健脾和胃、益气活血、强筋壮骨之功。诸穴合用，使经气通，气血足，则经筋得养而痿症自愈。

注：本课题于2000年3月通过甘肃省科技厅鉴定（甘科鉴字〔2000〕第028号）。

课题二 "喘咳宁"贴膏的研制与开发研究

慢性气管炎和支气管哮喘是临床常见病、多发病。甘肃空气污染严重，更是本病的高发地区。慢性支气管炎和支气管哮喘的后期，往往形成肺气肿和肺心病，严重危害人民的身体健康。由于本病病因、病机复杂，治疗效果不稳定，病情经常反反复复，迁延难愈。

我们从 20 世纪 80 年代末开始，根据清代著名医家吴师机提出的"外治之理即内治之理，外治之药即内治之药"的理论，不管是在"三伏天""三九天"，还是在平时的针灸临床中，都采用中药穴位贴敷的方法治疗慢性气管炎、支气管哮喘、咽炎、喉炎、鼻炎等，近期疗效和远期疗效都不错。有患者反映，贴膏的效果虽然不错，但对皮肤的刺激太大。贴膏贴在皮肤上，皮肤又烧又痒，不到 4 个小时，就起了大泡。于是，便萌发了改良贴膏的想法。

在多年的针灸临床中，我们对我所用穴位贴敷的纯中药贴膏，在多次、反复地进行药物优化组合，以及多次、反复地进行药物的剂型改革的基础上，并在我研究生的帮助下，研制成了"咳喘宁"贴膏。我们试图通过对贴膏的制剂学研究、药效学研究、毒性学研究等实验，从理论上证明穴位贴敷"咳喘宁"贴膏疗法对支气管哮喘和慢性支气管炎治疗具有可靠性、实用性和安全性，故申报了省级科研课题——"喘咳宁"贴膏的研制与开发研究。

一、课题研究目的

在我几届研究生的帮助下，通过动物实验研究，以证实"咳喘宁"贴膏对支气管哮喘和慢性支气管炎有肯定疗效，是经济安全的外用贴膏。

二、课题研究内容

1. "咳喘宁"贴膏的制剂学研究

2. 穴位贴敷"咳喘宁"贴膏的药效学研究

3. 穴位贴敷"咳喘宁"贴膏的毒性学研究

三、课题研究方法与结果

1. 制剂学研究

实验通过对药品原料（药材）的质量标准研究、质量标准草案研究、质量标准草案及起草说明、"咳喘宁"贴膏的初步稳定性试验等研究，发现"咳喘宁"贴膏的组方有依据，药材质量符合标准。通过光谱实验，证明贴膏有效成分含量高，剂型也十分稳定。

2.药效学研究

（1）对实验性小鼠止咳、祛痰作用观察：将体重20g±2g的昆明种小鼠48只进行适应性喂养一周后，依据数字随机表分组法，随机分为4组，雌雄兼用，每组12只。

①动物分组及处理方法

空白对照组：除每天抓取刺激外，不做任何治疗。

内服治疗组：将某"市售中成药"胶囊去壳，以0.58g/（kg·d）的标准（按体表面积折算的等效剂量，相当于人体常规用量的4.9倍），用蒸馏水按1∶5的比例调成水糊状进行灌胃治疗，每天1次，连续给药6天。

高剂量贴敷组：将小鼠背部用8%Na₂S脱毛，面积约为2cm×3cm。用75%的酒精局部消毒后，将1.5cm×2.0cm×0.2cm规格的"咳喘宁"贴膏，固定于脱毛处（包括肺俞、厥阴俞、心俞、督俞、膈俞在内）。取穴定位参照《实验针灸学》。8小时后，将"咳喘宁"贴膏取掉。每日1次，共贴敷6次。

低剂量贴敷组：处理方法同"高剂量贴敷组"。6小时后，将"咳喘宁"贴膏取掉，隔日1次，共贴敷4次。

②止咳实验：末次治疗40分钟后，将小鼠置于密闭纸箱内，用超声波雾化器，把28%的氨水以定量恒压400mmHg（18.7kPa）均匀喷入纸箱内，喷雾时间为8秒，停留20秒后取出，记录小鼠的咳嗽潜伏期和2分钟内的咳嗽次数。

③祛痰实验：末次治疗前禁食不禁水12小时。给药1小时后，向小鼠腹腔内注射5%的酚红1mL/10g。0.5小时后处死动物，剥离气管周围组织，剪下自甲状软骨下至气管分支处的一段气管，放入盛有2mL生理盐水的试管中；加入1mol/L的NaOH 0.1mL，用分光光度计于波长546nm处测其吸光度（A）值。A值越大，表示酚红的排泄量越多，提示药物的祛痰作用越强。

④实验结果：穴位贴敷"咳喘宁"贴膏，可以延长实验性小鼠咳嗽潜伏期，减少2分钟内咳嗽次数，有肯定的止咳作用；穴位贴敷"咳喘宁"贴膏，能使实验性小鼠气管黏膜分泌的酚红量增加，具有明显的促进呼吸道分泌、稀释痰液、祛痰化痰作用。与空白对照组比较，有显著性差异。内服组可以延长咳嗽潜伏期，减少2分钟内咳嗽次数，也可增加酚红排泌量，也有比较好的排痰作用，但与空白对照组相比，无显著性差异。

⑤统计学处理：略。

（2）对实验性大鼠平喘作用的疗效观察：将体重250g±5g健康的Wistar大鼠48只，

适应性喂养一周后，依据数字随机表分组法，随机分为4组，雌雄各半，每组12只。

①动物分组及处理方法

模型对照组：造模成功后，每天除抓取刺激外，不做任何治疗。

内服治疗组：实验第16天，将某"市售中成药"胶囊去壳，以0.58g/（kg·d）的标准（按体表面积折算的等效剂量，相当于人体常规用量的4.9倍），用蒸馏水按1∶5的比例调成水糊状，于"诱喘"前10小时开始进行灌胃治疗，每日1次，共6次。

高剂量贴敷组：处理方法同"止咳""祛痰"实验，8小时后将"咳喘宁"贴膏取掉，每日1次，共贴敷6次。

低剂量贴敷组：处理方法同"止咳""祛痰"实验，6小时后将"咳喘宁"贴膏取掉，隔日1次，共贴敷4次。

②模型制作方法：各组动物均进行造模。先将OVA1mg、氢氧化铝200mg溶于生理盐水1mL中，新配置成0.1%的OVA凝胶。于实验的第一天，在大鼠双侧的腹股沟、腋窝和腹腔共5个点，皮下各注射OVA凝胶0.2mL，共计1mL，并于第八天重复注射1次。自第十五天起，开始雾化吸入1%的卵蛋白生理盐水溶液（恒压400mmHg）以激发哮喘，至大鼠出现咳呛、喘鸣、腹式痉挛等呼吸道梗阻症状时停止。

③动物处理方法：从实验第16天各组动物末次给药后，将大鼠放入密闭的纸箱内，以2%的卵蛋白生理盐水雾化吸入，记录"引喘"潜伏期（从喷雾开始至哮喘的发作之间，表现为呼吸困难）。超过20分钟未出现哮喘发作的，以20分钟计算。

④实验结果：穴位贴敷"咳喘宁"贴膏，可以延长实验性大鼠的卵蛋白所致的哮喘潜伏期，具有明显的平喘作用。其平喘作用等同于内服"某市售中成药"。

⑤统计学处理：略。

（3）对实验性豚鼠扶正固本作用观察：将体重300g±50g的健康豚鼠40只，适应性喂养一周后，按照数字随机表分组法，分为5组，雌雄各半。

①动物分组及处理方法

空白对照组：不造模。每天除抓取刺激外，不做任何治疗。

模型对照组：造模成功后，每天除抓取刺激外，不做任何治疗。

内服治疗组：在实验的第16天，将某"市售中成药"胶囊去壳，以0.58g/（kg·d）的标准（按体表面积折算的等效剂量，相当于人体常规用量的4.9倍），用蒸馏水按1∶5的比例调成水糊状，于"诱喘"前10小时开始进行灌胃治疗，每日1次，共计灌胃6次。

高剂量贴敷组：在实验的第16天，于"诱喘"前10小时，将豚鼠背部用8%Na_2S脱毛，面积为3cm×4.5cm左右。用75%的酒精局部消毒后，将"咳喘宁"贴膏固定于脱毛处（包括双侧的肺俞、厥阴俞、心俞、督俞、膈俞等穴位）。取穴定位参照《实验针灸学》，8小时后将"咳喘宁"贴膏取掉，每日1次，共贴敷6次。

低剂量贴敷组：处理方法同"高剂量贴敷组"。6小时后，将"咳喘宁"贴膏取掉，隔日1次，共贴敷4次。

②动物模型的复制：参考相关文献，除空白对照组外，其余各组均进行造模。其方法是用10%的卵白蛋白生理盐水1mL做豚鼠腹腔注射致敏，一周后重复1次。两周后将豚鼠置雾化箱中，以恒压400mmHg雾化吸入1%卵蛋白生理盐水15分钟。观察到豚鼠出现张口喘息，肚皮鼓胀，即造模成功。

③标本采集与检测方法：将各组豚鼠用3.5%苯巴比妥钠0.1g/kg腹腔注射麻醉，眼球静脉采血2mL，装入干净试管。待凝固后，分离血清，−20℃保存，严格按照试剂盒的说明方法和要求操作，采用放免法分别测定IgG。

④实验结果：模型对照组豚鼠的IgG含量明显低于空白组，说明造模成功；内服治疗组与模型对照组豚鼠比较，IgG含量升高有显著性意义，说明内服某"市售中成药"胶囊有增强机体免疫功能的作用；穴位贴敷高、低剂量组与模型对照组豚鼠比较，IgG含量明显增高，说明穴位贴敷"咳喘宁"贴膏有明显的增强机体免疫功能的作用；高剂量贴敷组与"内服组"大鼠比较，IgG含量增高优于内服组，说明穴位贴敷"咳喘宁"贴膏有明显的增强机体免疫功能的作用，其作用优于内服某"市售中成药"。

⑤统计学处理：略

（4）对实验性动物清肺祛邪作用观察

①对实验性豚鼠血清中EOS影响实验

A.动物分组及处理方法：动物分组、模型复制、选用穴位、处理方法，均同"扶正固本"实验。

B.标本采集和检测方法：用毛细吸血管吸取豚鼠耳尖血液20μL，加到0.38mL依红－甲醛稀释液中，轻轻摇匀，静置5分钟后采用常规计数法检测EOS。

C.实验结果

模型组EOS计数较空白组显著升高（$P<0.01$），说明造模成功。经过治疗后，各治疗组EOS计数显著降低，与模型组比较，有显著性意义（$P<0.01$）；高剂量组EOS计数降低优于内服组（$P<0.05$）。

②对实验性大鼠的肺泡灌洗液（BALF）中白细胞总数及分类的影响：将体重250g±5g的健康Wistar大鼠50只，适应性喂养一周后，按数字随机表分组法随机分为5组，雌雄各半，每组10只。

A. 动物分组及处理方法

空白对照组：不造模。每天除抓取刺激外，不做任何治疗。

模型对照组：造模成功后，每天除抓取刺激外，不做任何治疗。

内服治疗组：在实验的第16天，将某"市售中成药"胶囊去壳，以0.58g/（kg·d）的标准（按体表面积折算的等效剂量，相当于人体常规用量的4.9倍），用蒸馏水按1：5的比例调成水糊状，于"诱喘"前10小时开始进行灌胃治疗，每日1次，共灌胃6次。

高剂量贴敷组：在实验的第16天，于"诱喘"前10小时，将大鼠背部用8%Na$_2$S脱毛，面积约为3cm×5cm。用75%的酒精局部消毒后，将"咳喘宁"贴膏固定在脱毛处（包括双侧的肺俞、厥阴俞、心俞、督俞、膈俞等穴位）。取穴定位参照《实验针灸学》。每日1次，共贴敷6次.

低剂量贴敷组：操作方法同"高剂量贴敷组"，6小时后将"咳喘宁"贴膏取掉，隔日1次，共贴敷4次。

B. 模型复制：除空白对照组外，其他各组均进行造模（同"扶正固本"实验），模型评估主要观察大鼠的反应。若出现呛咳、喘鸣、点头呼吸、呼吸频率加深加快、腹肌痉挛等呼吸道梗阻症状时，定为阳性反应，提示造模成功。剔除无上述症状者。

C. 标本采集和检测方法：将大鼠沿胸腹的前正中线切开皮肤，充分暴露气管。然后将左支气管切开，用生理盐水5mL连续反复3次进行支气管肺泡灌洗并回收灌洗液（BALF）。要求回收率达95%，低于85%的不用。以1：1比例加入白细胞计数液，用细胞计数板计数白细胞总数；再将BALF以1500r/min速度离心10分钟，弃去上清液，取20μL沉淀涂片，用"瑞氏–吉姆萨染色法"染色后，进行嗜酸性粒细胞、中性粒细胞、淋巴细胞测定（每例随机计数100个细胞）。

D. 实验结果

a. 模型对照组与空白对照组比较，BALF中白细胞总数及分类明显增多，有非常显著性差异，说明造模成功。

b. 各治疗组与模型对照组比较，白细胞总数和嗜酸性粒细胞都明显减少，有显著性差异，说明各治疗组都有很好的清肺祛邪作用。

c. 高、低剂量贴敷组与内服治疗组比较，炎性细胞减少有显著性差异，但嗜酸性粒细胞减少无显著性差异。

d. 高剂量贴敷组与低剂量贴敷组比较，炎性细胞总数减少无显著性差异（$P \geq 0.05$），但各分类减少都有显著性差异（$P \leq 0.05$）。

e. 各治疗组与模型组比较，中性粒细胞明显减少（$P \leq 0.05$），有显著性差异。

f. 各治疗组，特别是高剂量贴敷组的淋巴细胞水平明显降低（$P \leq 0.05$）。

g. 高、低剂量贴敷组与内服治疗组比较，淋巴细胞水平减少无显著性差异（$P \geq 0.05$）。

E 统计学处理：略。

③对实验性大鼠血清中 IFN-γ、IL-4、IgE、IL-8、TNF-α 含 ý 量的影响

A. 动物分组及处理方法：动物分组、模型复制、选用穴位、处理方法等，均同"扶正固本"实验。

B. 标本的采集和检测方法：实验第 21 天（最后 1 次"诱喘"后），先称重各组大鼠，用乌拉坦（10mL/kg）将各组大鼠腹腔注射麻醉后，用兔台固定，于股动脉采血 10mL，分装在 5 个试管里。用 1500r/min 速度离心 15 分钟，分离血清并在 –20℃保存。严格按照试剂盒的说明方法和要求操作，采用 ELISA 法检测 IFN-γ 和 IL-4、IgE、IL-8、TNF-α 含量。

C. 实验结果

a. 模型组大鼠的血清中 IFN-γ 水平显著降低，IgE 明显增多，IL-4 含量显著升高，IL-8 明显增多，TNF-α 明显增多。与空白组相比，都有非常显著性差异（$P \leq 0.01$）。说明造模成功。

b. 经过治疗后，各治疗组血清中 IFN-γ 水平均显著升高，（$P \leq 0.05$，$P \leq 0.01$，）有显著性差异。

c. 经过治疗后，高、低剂量贴敷组血清中 IFN-γ 升高水平等同"内服组"（$P \geq 0.05$）；高剂量贴敷组与低剂量贴敷组比较，血清中 IFN-γ 水平显著升高，有显著性差异（$P \leq 0.05$）。

d. 经过治疗后，各治疗组血清中 IL-4 含量水平显著降低，与模型组相比，有显著性差异（$P \leq 0.05$，$P \leq 0.01$）。高、低剂量组血清中 IL-4 含量降低水平，等同"内服组"；低剂量组与高剂量组比较，血清中 IL-4 含量降低水平有显著性意义（$P \leq 0.05$）。

e. 经过治疗后，各治疗组血清中 IgE 含量明显减少，有显著性差异（$P \leq 0.05$，$P \leq 0.01$）；高、低剂量贴敷组和内服治疗组之间及高、低剂量组之间，无显著性差异（$P \geq 0.05$）。说明穴位贴敷"咳喘宁"贴膏有明显的改善变态反应的作用，其作用等同于内服某"市售中成药"胶囊。

f. 经过治疗后，各治疗组的 IL-8 明显减少，有显著性差异（$P \leq 0.05$ 或 $P \leq 0.01$）；高、低剂量贴敷组和内服治疗组之间无显著性差异（$P \geq 0.05$）。进一步说明穴位贴敷"咳喘宁"贴膏有很好的改善炎症的作用，其作用等同于内服某"市售中成药"胶囊。

g. 经过治疗后，各治疗组的 TNF-α 明显减少，有显著性差异（$P \leq 0.01$）；高、低剂量贴敷组和内服治疗组之间无显著性差异（$P \geq 0.05$）。

D. 统计学处理：略。

3. 穴位贴敷"咳喘宁"贴膏的毒性研究

（1）皮肤急性毒性试验

①动物分组

将体重 2.5kg±0.5kg 健康的 2～3 月龄青紫蓝兔 12 只，按"随机数字表"法分为 3 组，每组 4 只，雌雄各半

贴敷 A 组：即大剂量药物贴敷组。

贴敷 B 组：即小剂量药物贴敷组。

空白对照 C 组：即空白纱布敷料块对照组。

②操作方法

按文献方法，将 3 份硫化钠，1 份皂粉，7 份淀粉，加水配成糊状软膏，将家兔右侧背部脱毛 70cm²而不伤及皮肤，24 小时后，用 75% 乙醇消毒，按文献方法进行。

贴敷 A 组：于脱毛处敷贴"咳喘宁"贴膏（含生药量 4g），用不干胶布固定，8 小时后去掉，每天 1 次，共贴 6 次。

贴敷 B 组：于脱毛处敷贴"咳喘宁"贴膏（含生药量 4g），用不干胶布固定，6 小时后去掉，隔天 1 次，共贴 4 次。

空白组对照 C 组：于脱毛处敷贴滴有 4mL 生理盐水的空白纱布敷料块。然后轻轻按压 2 次，再用不干胶布固定，8 小时后去掉，每天 1 次，共贴 6 次。

将三组家兔分笼饲养。末次除去受试物后，用温水除去残留受试物，于去掉受试物 1 小时、24 小时、2 天、3 天至 7 天，每天仔细观察动物的体重、皮肤毛发、饮食、二便、呼吸、眼和黏膜的变化，以及精神状态、四肢活动及死亡情况。

对无毒性反应的，则在家兔左侧背部脱毛 70cm²，24 小时后再用碘伏和 75% 乙醇消毒皮肤，用消毒处理过的 400# 细砂纸，把脱毛处造成擦伤，使皮肤出现密集出血点，以渗血为度，立即在擦伤部位敷贴受试物。具体方法及观察指标同上，并进行三组的对照比较。

③实验结果：使用皮肤贴敷高、低剂量的"咳喘宁"贴膏以后，不管是完整皮肤还是破损皮肤家兔，其他部位的皮毛光泽基本正常，饮食、二便、呼吸、精神状态、四肢活动等均未出现明显异常。破损皮肤均在给药后第 2 天出现点状血痂，在第 7 天内脱痂痊愈。在观察期 14 天内均未出现急性毒性反应，无一只家兔死亡。体重方面，贴敷 A 组、贴敷 B 组家兔与空白对照 C 组家兔在体重方面也无显著性差异，从而说明"咳喘宁"贴膏经过皮肤给药是安全可靠的。

（2）皮肤刺激性试验

①动物分组：将体重 300g±50g 的健康豚鼠 12 只，按"随机数字表"分组法随机分为 2 组，每组 6 只，雌雄各半。给药采用左、右侧自身对照。

②动物造模：于给药前 24 小时，按相关文献方法，将豚鼠脊柱两侧对称脱毛 2 块而不伤及皮肤，每块脱毛面积约为 4cm×5cm（约相当于豚鼠体表面积的 10%），具体操作方法同皮肤急性毒性试验脱毛法。

③处理方法

A. 完整皮肤组：用 75% 乙醇消毒后，左侧脱毛处敷贴带有"咳喘宁"贴膏（含生药量 4g）的敷料块，右侧敷贴滴有 4mL 生理盐水的空白纱布敷料块，用不干胶固定。8 小时后将上述受试物去掉。每天 1 次，连续给药 6 天。

B. 破损皮肤组：用碘伏、75% 乙醇消毒皮肤，再用消毒处理过的 400# 细纱纸在脱毛处摩擦，造成擦伤，使皮肤出现密集出血点，以渗血为度。立即在擦伤部位敷贴受试物，具体方法同完整皮肤组。8 小时后，将上述受试物去掉。每天 1 次，连续给药 6 天。

④观察指标：末次敷贴受试物后，用温水除去残留受试物，分别于去掉受试物后的 1 小时、24 小时、2 天、3 天，观察敷贴部位是否有红斑和水肿情况，是否有色素沉着、出血点、皮肤粗糙或皮肤菲薄等现象。按文献中"皮肤刺激性反应评分标准"，每日进行刺激反应评分，并分别记录各组每日的评分值，计算刺激指数平均值（刺激指数平均值＝红斑形成总分＋水肿形成总分／动物总数）。按文献中"皮肤刺激强度评价标准"评价皮肤刺激强度。

⑤实验结果：经过观察发现，豚鼠完整皮肤组和破损皮损组中敷贴"咳喘宁"贴膏一侧去药后 1 小时，豚鼠皮肤用药部位表现有勉强红斑，个别出现明显红斑，但无水肿，刺激强度为轻度刺激性。皮肤改变在去除药物后 48 小时内逐渐消失，各组自身对照部位均无红斑、水肿出现，刺激强度为无刺激性反应。

两组皮肤均无色素沉着、出血点、粗糙和菲薄情况。损伤皮肤组动物皮肤有点状血痂，至 48 小时开始脱落，给药区与其自身对照区无明显差异。血痂是擦伤所致，非药物引起，且破损皮肤组动物皮肤光泽程度、弹性与完整皮肤组无显著差异。

（3）皮肤过敏试验：是通过观察动物重复接触受试物后，机体免疫系统在皮肤上的反应，也是应用受试物后产生免疫学传递的一种皮肤反应。在动物首次接触受试品的一段时间后，再次进行受试品的激发接触，可观察动物是否已出现过敏状态，然后再通过观察激发接触后的反应来判定受试动物有无发生过敏反应。

①动物分组：将体重 300g±50g 的健康豚鼠 24 只，按"随机数字表分组法"，随机分为 3 组。每组 8 只，雌雄各半。

A. 阴性对照组：即贴敷生理盐水敷料块对照组。

B. 药物贴敷组：即贴敷"咳喘宁"贴膏组。

C. 阳性对照组：即将分析纯丙酮临用前配制成 1% 的致敏浓度和 0.1% 的激发浓度，阳性致敏物为 1% 二硝基氯代苯（DNCB），阳性激发物为 0.1%DNCB。

②操作方法

A. 致敏接触：给药前 24 小时，将健康豚鼠背部脊柱的左侧按文献方法脱毛。具体操作方法同"皮肤急性毒性试验脱毛法"，脱毛区为 3cm×3cm，用温水洗净脱毛部位皮肤。

a. 阴性对照组左侧脱毛区：敷贴滴有 0.2mL 生理盐水的敷料块，用不干胶布固定。

b. 药物贴敷组左侧脱毛区：敷贴"咳喘宁"贴膏（含生药量 0.2g），用不干胶布固定。

c. 阳性对照组左侧脱毛区：敷贴滴有 1%DNCB0.2mL 的敷料块，用不干胶布固定。

三组受试物均于贴敷 6 小时后去掉。试验第 7 天和第 14 天，以同样方法各重复 1 次，共计 3 次。

B. 激发接触：于激发接触敷贴前 24 小时，再次在豚鼠背部脊柱的右侧对称部位脱毛 3cm×3cm，具体方法同前。于致敏接触末次给药后第 14 天（总 28 天），在各组动物背部右侧脱毛区观察阴性对照组右侧脱毛区：敷贴滴 0.2mL 生理盐水的敷料块，用不干胶布固定。

药物贴敷组右侧脱毛区：敷贴"咳喘宁"贴膏（含生药量 0.2g），用不干胶布固定。

阳性对照组右侧脱毛区：敷贴滴有 0.1% DNCB 0.2mL 的敷料块，用不干胶布固定。

三组动物贴敷受试物 6 小时后去掉，用温水洗净受试物，并即刻观察。然后于 24 小时、48 小时、72 小时观察皮肤过敏反应情况，按相关文献中"皮肤过敏反应程度的评分标准"给予评分，计算各组的时间平均分值，以反映受试物的致敏强度。同时观察豚鼠是否有站立不稳，休克等全身过敏反应，按公式计算致敏反应发生率（致敏反应发生率 = 有过敏反应动物数（无论程度轻重）/ 动物总数 ×100%），按文献中"皮肤致敏性评价标准"，并依据致敏反应发生率评价致敏性。

③实验结果：药物贴敷组与阴性对照组豚鼠在致敏激发接触后，即刻至72小时激发接触部位均未出现红斑及水肿，致敏率为0。

阳性对照组豚鼠自激发给药6小时后，该组8只豚鼠皮肤中有2只出现明显红斑，评分为2×2分；1只伴勉强水肿，评分为1×1分；6只出现严重红斑，评分为3×6分；1只伴皮肤隆起约1mm水肿，评分为3×1分；3只伴勉强水肿，评分为1×3分。总积分为29分。24小时红斑及水肿开始消退，总积分为20分；48小时红斑及水肿再次消退，总积分为15分；72小时可见红斑及水肿，总积分为10分。致敏率为100%。

药物贴敷组与阴性对照组比较，无显著性差异。但药物贴敷组与阳性对照组比较，有显著性差异。从而表明，皮肤贴敷"咳喘宁"贴膏，对豚鼠皮肤无致敏作用。

四、讨论

氨水为化学刺激性物质，其气雾吸入呼吸道后，可刺激呼吸道皮下的感受器而引起咳嗽。从止咳实验可以看出，穴位贴敷"咳喘宁"贴膏，可以延长实验性小鼠咳嗽潜伏期，减少2分钟内咳嗽次数，与空白对照组比较，有显著性差异；但与内服某"市售中成药"胶囊比较，无显著性差异。这说明穴位贴敷"咳喘宁"贴膏有较好的止咳作用，其作用等同于某"市售中成药"胶囊。

引起支气管哮喘的原因，主要是痰液阻塞气道、气体分布不均，致使通气与灌注的比例失调，从而影响通气和换气功能。同时，由于液体引流不畅又常常为肺内炎症的重要原因。因此，有效地祛痰就成为治疗支气管哮喘的重要方法。"气管酚红排泌法"是测量药物排痰量的经典实验。祛痰实验于小白鼠腹腔注射酚红后，酚红部分从气管分泌排出。将气管放入定量的生理盐水中，加氢氧化钠使其显色，以测量酚红排泌量的多少。实验结果显示，高剂量贴敷组和低剂量贴敷组能使气管黏膜排泌的酚红量增加，具有明显的促进呼吸道分泌、稀释痰液、祛痰化痰作用。其与空白组相比，有显著性差异；与内服药物组相比，也有显著性差异。

气喘是支气管哮喘的主要症状之一，有效地平喘也就成为治疗支气管哮喘的关键。从平喘实验的结果看，穴位贴敷"咳喘宁"贴膏，可以延长卵白蛋白所致大鼠的哮喘潜伏期，其平喘作用等同于内服某"市售中成药"。

近年来的研究发现，支气管哮喘是由嗜酸性粒细胞、肥大细胞、淋巴细胞等多种炎性细胞参与的慢性气道炎症。其中多种的致炎因子、细胞因子参与了该炎症过程，组胺正是参与气道变应性炎症的重要物质。穴位贴敷"咳喘宁"贴膏有很好的平喘作用，可能是通过抑制过敏介质的致敏作用来发挥其平喘效应的。

IgG 是免疫球蛋白，其水平的高低决定机体素质的好坏。扶正固本实验结果证实，穴位贴敷"咳喘宁"贴膏，能提高豚鼠血清中 IgG 水平，充分说明本法能提高机体的免疫功能，可以预防支气管哮喘和慢性气管炎的复发。

近年来随着对支气管哮喘研究的深入我们越来越认识到在慢性气道炎性反应中，气道炎症是哮喘的主要致病环节，其中细胞因子发挥了重要的作用。从清肺祛邪实验可以看出，穴位贴敷"咳喘宁"贴膏，能明显减少肺泡灌洗液中白细胞总数，降低中性粒细胞、嗜酸性粒细胞、淋巴细胞水平，能显著降低血清中 EOS 计数，IL-4 含量及 IgE、IL-8、TNF-α含量，显著升高血清中 IFN-γ 水平，有非常好的抑菌消炎作用，改善变态反应作用。以上这些作用，多等同于内服某"市售中成药"胶囊。在某些方面，"咳喘宁"贴膏还优于内服某"市售中成药"胶囊。

药物有效，还必须无毒。从毒性学实验可以看出，"咳喘宁"贴膏无毒、无过敏，对皮肤有轻微刺激。由于"咳喘宁"贴膏实验使用剂量是临床用药量的 6 倍，而且"咳喘宁"贴膏在临床应用时不会重复在同一穴位上贴敷。从毒理学方面说明，穴位贴敷"咳喘宁"贴膏治疗支气管哮喘和慢性支气管炎是安全的外用制剂，值得在临床推广应用，并积极开发。

五、研究主要存在的问题及纵深研究建议

中医学的穴位贴敷疗法，是我们的祖先几千年来用于治疗各种疾病的行之有效的外治方法。但由于历史的原因，这种治疗方法几乎失传。穴位贴敷疗法治疗慢性咳嗽和支气管哮喘，不仅安全有效，而且在"三伏天"和"三九天"用这种方法进行治疗（即所谓的"伏九灸"）有效率和治愈率都比较高。

通观目前这种治疗方法，处方各异，药物临时配制，剂型也不稳定，不容易推广。对我们发扬光大祖国医学遗产十分不利。所以，我们在几十年针灸临床应用此法的基础上，反复多次对药物进行优化组合，并且制成了一种剂型相对稳定的外用贴膏。此外，在选穴和治疗时间上也进行了改革。目前，我们在针灸临床上用穴位贴敷"咳喘宁"贴膏疗法治

疗支气管哮喘和支气管炎，已经做到"随犯随治"，而且方法简单、疗效肯定、经济安全。

由于经费有限，我们只是对穴位贴敷"咳喘宁"贴膏治疗支气管哮喘和慢性支气管炎的制剂学研究、药效学研究和毒性学研究方面进行了部分实验研究，检测的项目也不十分完善。而且对穴位贴敷"咳喘宁"贴膏治疗支气管哮喘和慢性支气管炎的临床应用，尚未进行全面系统的观察和总结。在有经费支持的情况下，我们还考虑从本法对机体整体良性调节作用进行实验研究。即本法对机体免疫功能，改善血液流变学和微循环，抑制自由基释放，调节神经内分泌等进行研究。此外，对穴位贴敷"咳喘宁"贴膏治疗支气管哮喘和慢性支气管炎的临床应用，还要进行全面系统的观察和总结，为中医学穴位贴敷疗法的发扬光大尽我们的微薄之力。

注：该课题于 2006 年 10 月通过甘肃省科技厅鉴定（甘科鉴字【2006】第 269 号）。

课题三　传统"热补针法"对类风湿性关节炎镇痛作用的机理研究

（江苏省教育厅项目，KJS02045）

类风湿关节炎（Rheumatoid Arthritis，RA），是临床常见的一种小关节非化脓性炎症为主的全身免疫性疾病。缠绵难愈的关节疼痛，是它的主要症状，属于中医学"顽痹"范畴，多见于青壮年。本病早期表现为游走性关节疼痛和功能障碍，晚期则表现为关节僵硬、变形、致残而丧失劳动能力。医学界称之为"不死的癌症"和"终身监禁"，给患者造成长期的经济压力、精神负担和巨大的痛苦。而且由于 RA 的病理机制尚不十分明确，治疗起来十分棘手，所以世界卫生组织曾将这一疾病列为医药卫生科技攻关项目之一。

在众多的中、西医治疗方法中，针灸以其疗效肯定、价格低廉、无毒副作用而倍受群众欢迎。我们在长期的针灸临床工作中，对于风湿性关节炎和类风湿关节炎，往往用传统的"热补针法"进行治疗，都能收到比较好的止痛效果。但这种治疗方法的止痛机理是什么呢？所以，我们拟通过实验，观察传统"热补针法"对家兔痛阈的影响，以及中枢镇痛效应和外周镇痛效应，以揭示传统"热补针法"对类风湿关节炎的镇痛机理，从而为传统针刺手法的继承和发扬做出贡献。

一、课题研究目的

1.通过实验证明，传统"热补针法"可以通过提高中枢和外周镇痛物质含量，减少中枢和外周致炎、致痛物质含量，达到增大机体镇痛力度、提高机体痛阈、减轻类风湿关节炎的疼痛症状。

2.通过实验证明，传统"热补针法"的镇痛作用，要优于某些类风湿关节炎的药物治疗和针灸捻转针法治疗，从而为针灸临床治疗类风湿关节炎提供最好的治疗方法和治疗方案。

二、课题研究内容

1.传统"热补针法"中枢镇痛机理研究。

2.传统"热补针法"外周镇痛机理研究。

三、课题研究方法与结果

1.课题研究方法

（1）动物分组：选择体重 2.5kg±0.5kg 健康的 2～3 月龄青紫蓝兔 60 只，雌雄各半。实验开始前，将家兔适应性喂养 7 天，并进行动物痛阈测定以进行筛选。其标准是：痛阈在 1.8mA 左右，以能引起家兔"缩腿反应"者用于实验；痛阈少于 1.30mA 或大于 2.30mA 者，表示动物反应过敏或迟钝，弃之不用。然后按随机数字表分组法将动物随机分为 5 组，每组 9 只。

①空白对照组（空白组）

②模型对照组（模型组）

③内服治疗组（内服组）

④捻转针法治疗组（捻转组）

⑤热补针法治疗组（热补组）

（2）模型制作：除空白对照组外，其他各组均进行造模。造模方法参照有关文献：于实验正式开始前 3 天用脱毛剂脱去家兔双侧后腿膝关节周围和背部肩胛骨间的毛。将 4mg/mL 的卵白蛋白溶液与等量弗氏完全佐剂（CFA）混匀，充分震荡成乳化剂。

在家兔的肩、背部选 6 个点，每点皮下注射该溶液 0.2mL。14 天后以相同剂量重复皮下注射 1 次。第二次免疫后 6 天，在家兔的双膝关节内分别注入 20mg/mL 卵白蛋白生理盐水溶液 0.4mL。观察到家兔出现精神萎靡、懒于动弹、进食量减少、行动缓慢、双膝关节肿胀为造模成功。

（3）选取穴位：根据临床经验并考虑到实验方便，选取双侧合谷、足三里穴。穴位的定位，参照《实验针灸学》"家兔常用针灸穴位定位标准"并以比较解剖学特点为依据。

合谷：在前腿掌背侧第一、二掌骨间，约当第二掌骨中点桡侧。

足三里：在小腿背外侧上 1/5 折点处，约当腓骨头下 1.2cm、胫骨脊后 1cm 处。

（4）处理方法

①空白组：不造模，从实验第 27 天开始，每天用与其他治疗组的相同方法抓取、固定 1 次，每次 30 分钟，连续 6 天。

②模型组：造模成功后，从实验第 27 天开始，每天用与其他治疗组的相同方法抓取、固定 1 次，每次 30 分钟，连续 6 天。

③内服组：造模成功后，从实验第 27 天开始，喂服某"市售中成药"。以 0.58g/（kg·d）的标准（按体表面积折算的等效剂量，相当于人体常规用量的 4.9 倍），用蒸馏水按 1：5 的比例调成水糊状，开始进行灌胃治疗，每日 1 次，连续灌胃 6 天。

④捻转组：造模成功后，从实验第 27 天开始，每天施"捻转针法"治疗 1 次，连续 6 天。其方法：先将家兔用改良后兔台固定，选取后腿的足三里和前腿的合谷穴，将针刺入穴内 0.8 ～ 1.2cm，施以前后捻转的手法。做到指力均匀、角度适当（180º ～ 360º），不做单向捻转，每穴操作 1 分钟，留针 30 分钟。

⑤热补组：造模成功后，从实验第 27 天开始，每天施"热补针法"治疗 1 次，连续 6 天。其方法：固定及选穴同"捻转组"。左手拇指紧按穴位，右手将针刺入穴位 0.8 ～ 1.2cm，候其气至，左手加重压力，右手拇指向前连续捻、按 5 次，候针下沉紧；针尖拉着有感应的部位，连续重按轻提 5 次；拇指再向前连续捻、按 5 次，针尖顶着产生感觉的部位守气，使针下继续沉紧，之后留针 30 分钟。

（5）中枢镇痛机理研究

①痛阈的测定：第 6 次治疗后的第 2 天，测家兔的痛阈。检测方法参照有关文献，在家兔右膝关节表面安装含有饱和氯化钾溶液的电极，无关电极接在右前肢，两极与"WQ-9E 测痛仪"相连，用电流强度线型递增的直流电将 K^+ 导入皮肤内做"痛刺激"。以右后腿的收缩性反应作为痛指标，以能够引起家兔后腿收缩的最小电流强度作为痛阈，共测量 3 次，每次间隔 5 分钟，取其平均值作为痛阈。

②"热补针法"对家兔脑脊液中 β-EP、CCK-8 含量的影响：测完痛阈后，将家兔麻醉，取侧卧位。用 7 号静脉穿刺针，经枕外隆凸下 0.5cm 处进入小脑延髓池，抽取脑脊液（CSF）1mL，注入提前浸在冰浴中的收集管中，立即在沸生理水中煮 5 分钟，离心取上清液，-20℃低温保存待测。检测方法按照药盒所附说明书进行，由兰州大学第一附属医院核医学科测定。

③"热补针法"对家兔脊髓腰膨大 SP 含量的影响：测完痛阈后，将家兔处死，立即取下脊髓腰膨大部，准确称取 100mg，置沸生理盐水中煮 5 分钟后，将组织转入玻璃匀浆管内。加入 1N HAc1mL，在冰浴中充分匀浆后，转入塑料试管中，室温放置 100 分钟。之后在匀浆液中加入 1N NaOH1mL，4000rmp、–4℃离心 20 分钟，取上清液，置 –20℃低温保存待测。检测方法参照药盒所附说明书，由兰州大学第一附属医院核医学科测定。

（6）外周镇痛机理研究

①"热补针法"对家兔膝关节局部 β–EP、LEP 含量的影响：测定痛阈后，经家兔耳缘静脉注射 25% 乌拉坦 8mL 麻醉。割取膝关节周围带皮组织，迅速置沸腾生理盐水中煮沸 5 分钟，用滤纸吸去水分；准确称取 200mg 后，移至玻璃匀浆器中，加入 1N HAC 溶液 2mL，再将匀浆器置于 0℃冰水浴中匀浆 15 分钟，静置 2 小时；再加入 1N NaOH 溶液 2mL，振荡均匀后将匀浆液移至低温离心管中；经 –4℃ /4000rmp 低温离心 20 分钟，取上清液 2mL，置于 –20℃低温冰箱冷冻保存待测。检测方法参照药盒所附说明书，采用放免法，由兰州大学第一附属医院核医学科测定。

②"热补针法"对家兔膝关节局部 PGE_2 含量的影响：测定痛阈后，经家兔耳缘静脉注射 25% 乌拉坦 8mL 麻醉。取膝关节周围带皮组织，用滤纸吸去血渍，准确称取 200mg。然后移至玻璃匀浆器中，加入无水乙醇 1mL，再将匀浆器置于 0℃冰水浴中匀浆 15 分钟，静置 2 小时；然后加入生理盐水 3mL，振荡均匀后，将匀浆液移置低温离心管中；–4℃ /4000rmp 低温离心 20 分钟，取上清液 2mL，置于 –20℃低温冰箱冷冻保存待测。检测方法参照药盒所附说明书，采用放免法，由兰州大学第一附属医院核医学科测定。

2. 实验研究结果

（1）热补针法对家兔关节局部痛阈的影响

①"模型组"的痛阈明显低于"空白组"，其差异具有非常显著性意义（$P \leq 0.01$）。

②经过治疗后，各治疗组家兔的痛阈均有升高。与"模型组"相比，均有非常显著性意义（$P \leq 0.01$）。

③与"空白组"比较，"捻转组"和"热补组"差异有显著性意义（$P \leq 0.05$），与"内服组"差异有非常显著性意义（$P \leq 0.01$）

④"热补组"与"内服组"之间无显著性差异。

⑤"热补组"与"捻转组"之间无显著性差异。

（2）中枢镇痛机理研究结果

①热补针法对家兔脑脊液中 β–EP、CCK–8 含量的影响

A. 模型组 CSF 中 β-EP 含量高于空白组（$P < 0.05$），说明关节炎本身可升高 CSF 中的 β-EP 含量。

B. 经过治疗后，"内服组"与"模型组"比较，CSF 中 β-EP 含量升高，有显著性意义（$P \leqslant 0.05$）。"捻转组"、"热补组"CSF 中 β-EP 含量升高，差异具有非常显著性意义（$P \leqslant 0.01$）。

C. "热补组" CSF 中 β-EP 含量升高作用，优于"内服组"和"捻转组"（$P \leqslant 0.01$）。

D. 模型组 CSF 中 CCK-8 含量，显著低于"空白组"（$P \leqslant 0.01$）。

E. 经过治疗后，与"模型组"比较，"内服组"CSF 中 CCK-8 含量回升，有显著性意义（$P \leqslant 0.05$）"捻转组"、"热补组" CSF 中 CCK-8 含量回升，有非常显著性意义（$P \leqslant 0.01$）。

F. "热补组" CSF 中 CCK-8 含量回升，优于"内服组"和"捻转组"（$P \leqslant 0.01$）。

②热补针法对家兔脊髓腰膨大 SP 含量的影响

A. "模型组"脊髓腰膨大 SP 含量明显高于"空白组"，其差别有显著性意义（$P \leqslant 0.05$），说明关节炎本身可升高脊髓 SP 含量。

B. 经过治疗后，与"模型组"相比，各治疗组脊髓 SP 升高，差异有非常显著性意义（$P \leqslant 0.01$）。

③ "热补组"脊髓 SP 含量升高，明显优于"捻转组"和"内服组"（$P \leqslant 0.01$）。

（3）外周镇痛机理研究结果

①热补针法对家兔膝关节组织中 β-EP、LEK 的影响

A. "模型组"膝关节组织中 β-EP、LEK 含量高于"空白组"，其差别有显著性意义（$P \leqslant 0.05$），说明关节炎本身可升高外周组织中 β-EP、LEK 含量。

B. 经过治疗后，与"模型组"相比，"捻转组"、"内服组"外周组织中 β-EP 含量升高，差别有显著性意义（$P \leqslant 0.05$）。

C. 经过治疗后，与"模型组"相比，"热补组"外周组织中 β-EP 含量升高，有非常显著性意义（$P \leqslant 0.01$）。

D. 经过治疗后，"热补组"与"捻转组"和"内服组"比较，外周组织中 β-EP 含量升高，差别有非常显著性意义（$P \leqslant 0.01$）。

E. 经过治疗后，与"模型组"相比，各治疗组 LEK 含量升高，差别有非常显著性意义（$P \leqslant 0.01$）。

F. "热补组"升高 LEK 含量作用优于"捻转组"和"内服组"，差别有非常显著性意义（$P \leqslant 0.01$）。

②热补针法对家兔膝关节组织中 PGE_2 的影响

A. 模型组膝关节组织中 PGE_2 含量高于空白组，其差别有非常显著性意义（ $P \leqslant 0.01$ ），说明关节炎本身可升高外周组织中 PGE_2 含量。

B. 经过治疗后，与"模型组"比较，"捻转组"、"内服组"外周组织中 PGE_2 含量降低，差别有显著性意义（ $P \leqslant 0.05$ ）。

C. "热补组" PGE_2 含量的降低，差别有非常显著性意义（ $P \leqslant 0.01$ ）。其降低 $PGE2$ 含量的作用，优于"捻转组"和"内服组"（ $P \leqslant 0.05$ ）。

四、讨论

"热补针法"是一种复式针刺手法。就传统针刺手法而言，"热补针法"具有补益正气、温阳散寒的作用，适用于虚寒证和寒湿证。中医学认为，风、寒、湿邪是类风湿关节炎发病的外部因素，正气不足是类风湿关节炎发病的内在原因。所以从中医辨证论治的角度出发，本实验采用"热补针法"治疗风湿关节炎家兔，在理论上具有相对特异性。

痛阈，是目前被广泛用来判断镇痛效果的指标。本实验观察到卵白蛋白诱导关节炎形成时，动物痛阈明显降低。经过治疗后，各治疗组的痛阈均有升高。"热补针法"组、"内服药物组"、"捻转针法组"的痛阈升高，基本相同。

针刺镇痛的原理是多方面的。无论哪种针刺方法，激活中枢内源性阿片肽（EOP）的释放，起着关键性的作用。含有 β-EP 的神经纤维可投射到脑中的各个部分，在下丘脑含量较高。其最大的特性，就是在哺乳动物中具有缓解疼痛的能力。与脑啡肽相比， β-EP 具有较强的镇痛作用。从本实验结果来看，"模型组"家兔 CSF 中 β-EP 含量明显高于"空白组"，提示在此情况下，内源性阿片肽功能活动增强，可能是普遍规律。这种变化，可能是炎症疼痛本身激活了中枢内源性阿片肽系统，使痛与镇痛维持在一个较高水平，是机体主动对抗疼痛的应激反应。本实验证实，各治疗组在痛阈升高的同时，CSF 中 β-EP 含量均有上升，其中"热补针法"组 β-EP 含量的上升，比"内服药物组"和"捻转针法"组 β-EP 含量的上升更加明显（ $P \leqslant 0.01$ ），说明"热补针法"能进一步激活这一系统，增加机体镇痛力度，从而提高了痛阈。

在针刺引起阿片肽释放的同时，也引起中枢抗阿片肽的释放，后者可限制镇痛效果的发挥。阿片和抗阿片这一对矛盾，能主宰针刺镇痛效果的优劣。

CCK-8 是目前已知的作用最强的内源性抗阿片肽。对关节炎动物，CCK-8 具有更强的抗吗啡镇痛的能力，提示炎症痛状态下，中枢内源性CCK/CCKB受体抗镇痛通路的活动可能减弱。本实验结果表明，"模型组"家兔CSF中CCK-8含量有非常显著性下降（$P \leqslant 0.01$），说明炎症痛状态下CCK-8释放减少，与文献报道相一致，也证明此时CCK-8的功能确有下调。经过治疗后，各治疗组CCK-8含量均有回升。其中"热补针法"组中CCK-8含量的回升，比"药物内服组"和"捻转针法组"明显（$P \leqslant 0.01$），说明反复针刺可促使CCK-8在中枢的释放向正常水平恢复。其机理可能一是针刺治疗加速了炎症过程的缓解，从而去除了炎症痛对CCK活动的自发削弱；二是通过针刺产生的内源性阿片肽作用于μ和κ阿片受体，从而促进CCK-8的释放。本实验中的"热补针法"刺激中枢释放 β-EP，作用于μ阿片受体，促进CCK-8的释放，从而有较好的镇痛作用。

SP广泛分布于中枢神经系统和外周神经系统中。现已证明，SP在脊髓水平具有双重作用。即既参与脊髓痛觉信息的传递，在一定条件下又能产生镇痛作用。本实验结果表明，卵白蛋白诱导关节炎形成两周时，脊髓SP含量明显增加，说明脊髓SP/NK1功能活动在炎症状态下的确被激活，参与了机体的抗痛过程。其机理，可能是疼痛刺激本身可激活脑干5-HT能下行抑制系统而增加脊髓SP含量。经过治疗后，各治疗组家兔痛阈升高的同时，脊髓SP含量增加，说明各治疗组能进一步升高脊髓SP含量而产生镇痛作用。

内源性阿片肽（EOP）以 β-EP、LEK等为代表。当机体受到伤害性刺激后，在脑内的EOP合成和释放增加的同时，EOP部分通过垂体门脉系统释放入血。EOP发挥外周镇痛作用的一个首要条件是有局部炎症的存在，并且与组织痛敏、伤害性刺激传入增多相伴行。

本实验研究结果表明，"模型组"家兔膝关节 β-EP、LEK含量高于"空白组"（$P \leqslant 0.05$），与文献报道相一致。经过治疗后，"捻转组"、"内服组"外周组织中 β-EP含量升高（$P \leqslant 0.05$），"热补组"显著性升高（$P \leqslant 0.01$）。与"捻转组"和"内服组"比较，"热补组"的 β-EP、LEK含量升高有显著性差异（$P \leqslant 0.01$）。其机理可能是"热补针法"增强了家兔IL-1、IL-2活性，促进中枢及炎症局部淋巴细胞内POMC和PENK的表达，继而使对机体有镇痛作用的内源性阿片肽 β-EP、LEK的合成和释放增加。从而说明"热补针法"可以通过调整机体免疫机能，增加内源性阿片肽的释放而达到外周镇痛作用。

PGE_2是在致炎因子作用下，局部组织产生和释放的具有致炎、致痛作用的炎症介质。PGE_2可引起局部血管通透性增加，产生水肿、红斑、发热，激活或致敏伤害感受器而产生疼痛过敏，从而发动和传递痛觉信号。本实验观察到模型组家兔致敏后，外周组织中的PGE_2含量明显升高，与"空白组"比较，有显著性差异（$P \leqslant 0.01$），提示PGE_2在发病机制中发挥了重要作用。经过治疗后，各治疗组的 PGE$_2$ 含量都有不同程度的降低。与"捻转组"和"内服组"比较，"热补组" PGE$_2$ 含量降低有显著性差异（$P \leq 0.05$），可能是通过增强和调节全身的免疫功能而达到抗炎镇痛的目的。

五、结论

通过实验，证明了传统"热补针法"可以通过提高中枢和外周组织中镇痛物质的含量，减少中枢、外周致炎致痛物质的含量，达到提高机体痛阈，减轻类风湿关节炎的疼痛症状，从而阻断类风湿关节炎患者出现活动功能障碍，如关节变形、僵硬、残废，甚至丧失劳动力。这种作用明显优于某些治疗类风湿关节炎的药物治疗和针灸的捻转手法治疗。此外，由于热补针法操作简单，疗效肯定，无任何毒副作用，不失为在临床上值得提倡的一种治疗类风湿关节炎的治疗方法。研究基本达到了预期的目的。

六、研究主要存在的问题及纵深研究建议

"热补针法"是千百年来用于治疗寒证、虚证的有效治疗方法，也是值得在针灸界发扬光大的传统针刺手法。多年的针灸临床经验证明，用"热补针法"治疗类风湿关节炎，不仅方法简单、疗效肯定、无毒副作用，而且患者的花费也很少。类风湿关节炎是一种多系统、多器官损害性疾病，其发病机制和治疗机理涉及多个系统。由于经费和条件的原因，本实验只观察了"热补针法"对中枢、外周的镇痛物质和致痛、致炎物质的影响，而且只观察了造模成功后 14 天经治疗和未经治疗的家兔中枢、外周的镇痛和致痛、致炎物质的变化，尚未进行全时程动态观察。至于中枢和外周镇痛和致痛物质在整个针刺镇痛中的变化规律，尚未做进一步研究。如果有经费提供，我们还考虑从"热补针法"对机体整体良性调节作用方面进行研究，尤其是"热补针法"对神经—免疫—内分泌网络调节，即"热补针法"对机体免疫功能方面、改善血液流变学和微循环方面、抑制自由基释放方面、调节神经内分泌方面进行进一步的实验研究。从而为"热补针法"的发扬光大提供更可靠、更完整的理论依据。

注： 该课题于 2006 年 10 月通过省科技厅鉴定（甘科鉴字【2006】第 270 号）。

课题四　掐指推算"子午流注"简便开穴法及其临床应用

生物为了更好地适应环境节律（季节、昼夜、时辰）的变化，在亿万年的生物进化过

程中，逐渐形成了具有高度时间节律的生物活动特征，这就是所谓的"生物钟"。人类的生物钟现象也很普遍。在生理上，人体的体温、脉搏、血压、血糖、基础代谢率、激素的分泌、经络电势等都会发生节律性的变化。在病理上，患者一般会出现"旦慧、昼安、夕加、夜甚"的病理现象。在治疗上，人们对药物、针灸的敏感性也会出现周期性的变化。根据以上节律性变化，选择适当的时间进行治疗，就是所谓的"时间医学"。

2000 多年前，在《黄帝内经》中，我们的祖先认识到了生物钟现象及其规律。他们纵观阴阳五行、天人相应、五运六气，并将它与医学密切结合起来，总结出了时间与生理、病理、诊断、治疗的关系，从而创立了"子午流注"这种特殊针法。由于这种针法选择了最佳时间治疗疾病，所以往往可以收到事半功倍的疗效。

由于历史的原因，"子午流注"针法只是在民间流传，并视之为秘法。而且由于讲授方法的局限性，使传统的"子午流注"针法的推算开穴，显得非常麻烦和复杂，致使这一宝贵的祖国医学遗产长期不能发挥其应有的作用，甚至有失传的危险。现在有医家创立了"子午流注推算盘"，可以在盘上推算出所开的穴位。随着网络技术的应用和发展，在电脑上或者手机上可以很快查出当日当时所开的穴位。但这些方法，一则携带和使用不方便。更重要的是，虽然后学者可以根据"推算盘"或者"电子软件"查出所开的穴位，但却搞不清穴位是如何推算出来的。知其然而不知其所以然，不利于传统医学遗产的继承和发扬。

我们在长期的针灸临床和"子午流注"针法的教学中，发现只要结合当时的日、时干支，就能于数分钟内在自己的手指上掐指推算出"子午流注"针法应开的穴位。经过多年的观察、分析、归纳，终于总结出了《掐指推算"子午流注"简便开穴法》，故申报了研究课题《掐指推算"子午流注"简便开穴法及其临床应用》。

一、研究目的

1. 通过反复推算，验证《掐指推算"子午流注"简便开穴法》的推算开穴是否较传统的"子午流注"针法推算开穴更简单、方便、快捷、明了，而且易于掌握。

2. 验证《掐指推算"子午流注"简便开穴法》推算出的穴位，与传统的"子午流注"针法推算出的穴位是否一致，从而验证其开穴的准确性。

3. 如果《掐指推算"子午流注"简便开穴法》与传统的"子午流注"推算开穴方法结果一致，而且具有简单、方便、及时、明了的特点。让中医及针灸医学生、针灸临床医生和针灸爱好者能够尽快地掌握"子午流注"的开穴方法，使祖国医学的宝贵遗产得到发扬光大。

二、研究内容

1. "子午流注"的含义

"子午"二字原是对立的名词，是用以代表天、地，水、火，日、月，昼、夜的符号。将其用在中医学，尤其是针灸学上，则具有时辰、方位、阴阳等含义。

"流注"的含义，从狭义讲是形容自然界水的流动、转注。如《诗经》所云"如川之流，丰水东注"，正是此意。从广义讲，"流注"涉及宇宙万物的变化。在中医学中，古代医家将人体气血的运行比作水流，并且以五输穴的"井、荥、输、经、合"来描述其运行由小到大，由浅入深的特征，以形容经脉气血的流注过程。正如《针灸大成》中所云："所出为井，井像水之泉；所溜为荥，荥像水之陂；所注为输，输像水之窬；所行为经，经像水之流；所入为合，合像水之归。皆取水义也。"

由此可见，"子午流注"针法是根据自然界一切事物的周期性变化，研究其与时空同步的科学理论，给很多学科的发展提出了研究方向。而在中医学，则用它来说明人体气血运行与自然界周期同步、运行不息的关系，并说明阴、阳各经气血的盛衰，有固定的时间。气血"迎时"而至为"盛"，"过时"而去为"衰"。"泻则乘其盛，补则随其去""逢时为开，过时为阖"。据此创立的"子午流注"针法，定时开穴，调和阴阳，纠正机体气血的偏盛偏衰，为中医、针灸治疗疾病提供了科学的依据。

2. "子午流注"针法的基本组成

（1）六十六穴与阴阳五行

①六十六穴

②六十六穴配合阴阳五行

（2）天干与地支

①天干配合地支

②干支配合"六十环周"

③干支分阴阳

④天干配五行

⑤地支配时辰

⑥干支配脏腑

⑦干支配方位

3. 掐指推算"子午流注·纳甲法"简便开穴法

（1）掐指推算"子午流注·纳甲法"开穴基础

①干支及相关脏腑在手指上的对应部位

②掐指推算"子午流注·纳甲法"的开穴方向

③掐指推算日、时"干支"

（2）掐指推算"子午流注·纳甲法"开穴规律

①在天干配合脏腑的基础上，熟悉"阳进阴退"的规律

②阳日阳时开阳穴，转入阴日继开阳；阴日阴时开阴穴，转入阳日继开阴

③经生经，穴生穴

④逢输过原

⑤气纳三焦，开生我穴；血归包络，开我生穴

（3）掐指推算"子午流注·纳甲法"常规开穴方法

①掐指推算日、时干支

②根据"日天干"，确定开井穴时辰

③根据"时地支"，确定所开五输穴

④根据"时天干"，确定所开五输穴的相关经脉

（4）掐指推算"子午流注·纳甲法"增补开穴方法

①夫妻相济，合日互用

②1、4、2、5、3、0反克取穴法

③依时干支，增补开穴

（5）掐指推算"子午流注·纳甲法"开穴步骤

①掐指推算出患者治疗时的日、时干支

②按"子午流注·纳甲法"常规步骤进行掐指推算开穴

③对"闭穴"的时辰，用增补开穴方法掐指推算开穴

4.掐指推算"子午流注·纳子法"简便开穴法

（1）"补母泻子"取穴法

（2）一日六十六穴法

5.掐指推算"子午流注"开穴的注意事项

（1）注重择时，灵活运用

（2）重视选穴，配合他穴

（3）择时选穴，不可拘泥

以上具体内容，详见我主编、由中国中医药出版社出版发行的《掐指推算"子午流注"

简便开穴法》或《掐指推算"子午流注"与"灵龟八法"》。

三、研究结果

1.《掐指推算"子午流注"简便开穴法》一书，已经于 2007 年 9 月付梓，由中国中医药出版社首次出版发行。

2.《掐指推算"子午流注"与"灵龟八法"》一书，于 2013 年 6 月付梓，由中国中医药出版社首次出版发行。

3. 为 2009 年中华医学会视听教材制作协作网中标课题之一。

4. 在针灸临床上，我们经常用《掐指推算"子午流注"简便开穴法》中的方法来推算开穴，用于治疗针灸的疑难杂病，取得肯定的治疗效果，并发表相关论文多篇。

四、讨论

1. 大量的临床实践证明，传统"子午流注"针法是科学的

"子午流注"针法，是我们的祖先在几千年的历史长河中总结和归纳出来的特殊针法，大量的临床实践证明是科学的、有效的。用于治疗疑难疾病，可以起到"事半功倍"的疗效。

2. 掐指推算"子午流注"开穴，继承了传统"子午流注"针法的精髓及实质

掐指推算"子午流注"简便开穴法的推算开穴，不失开穴的准确性。完全符合传统"子午流注"针法的开穴规律，继承了传统"子午流注"针法的精髓及实质。

3. 掐指推算"子午流注"开穴法更简单易学

掐指推算"子午流注"简便开穴法，是在传统的"子午流注"针法基础上，掐指推算出当日的日、时干支，然后掐指推算出当日当时应开的穴位。比传统"子午流注"针法的推算开穴更为简单、易学、方便、快捷。而且不需要特殊的工具，只要施术者在自己的手掌上进行简单的推算，便可以推算出患者就诊时"子午流注"针法应开的穴位。

4. 掐指推算"子午流注"开穴法为临床大夫提供了方便

掐指推算"子午流注"简便开穴法，较传统的"子午流注"推算开穴方法更简单、方便，易于掌握。可以为广大的针灸工作者在针灸临床工作中熟练使用"子午流注"针法提供方便以提高针灸的治疗效果，解除患者的疾病痛苦。为继承和发扬祖国医学遗产做出应有的贡献。

注：课题《掐指推算"子午流注"简便开穴法及其临床应用》已经于 2015 年 6 月通过甘肃省中医药管理局验收（甘中医药验字 2015 第 37 号）。

参考文献

1. 李鼎主编.《经络学》.上海.上海科技出版社，1995 年 6 月第 1 版.

2. 孙国杰主编.《针灸学》.上海.上海科技出版社，1997 年 6 月第 1 版.

3. 刘世琼等.《掐指推算"子午流注"与"灵龟八法"》.北京.中国中医药出版社，2013 年 6 月第 1 版.

4. 刘世琼，骆文郁.合谷穴临证应用举隅.中医函授通讯，1992，（2）：34.

5. 刘世琼、骆文郁等.应用神柱、神道、筋缩三穴治疗疑难病症.成都中医学院学报，1993，(16).（3）：28.

6. 骆文郁，刘世琼。太冲穴配对应用举隅.甘肃中医学院学报，1995（2）：39-40.

7. 刘世琼、李丽等，针灸杂证治验.甘肃中医学院学报，1996，(4)：22.

8. 刘世琼、骆文郁，药物贴敷疗法对慢性气管炎病人免疫功能影响的观察.新疆中医药，1996（1）：27-28.

9. 刘世琼，骆文郁.头针在运动系疾病中的应用.中医函授通讯.1997，（5）：41.

10. 刘世琼，骆文郁等.点刺四缝穴配合捏脊法治疗小儿厌食症 28 例疗效观察.甘肃中医学院学报，1997，（4）：23.

11. 刘世琼，骆文郁.指针的临床应用.甘肃中医学院学报，1998，15（增刊）：128-129.

12. 刘世琼等.针灸对 GBS 肌肉萎缩和肌力下降的影响.甘肃中医，1999，（3）：（3—1）.

13. 刘世琼，骆文郁等.针灸治疗 GBS 后遗症疗效观察.中国针灸，2000，（1）：13.

14. 李荷英、刘世琼等.针灸治疗疑难杂症四则例析.中国中医药学刊，2002，8(4)：524-526.

15. 赵彬元、李素俭，刘世琼（指导）.刘世琼教授"八脉八穴"临床应用琐谈.甘肃中医学院学报，2005，22(6)：5 — 7.

16. 郭燕军、李官红等，刘世琼教授刺血疗法验案举隅.甘肃中医学院学报，2005，

22(4)：5–6.

17. 刘世琼，杜小正，秦晓光等．传统"热补针法"治疗类风湿关节炎的中枢及外周镇痛机理研究．上海针灸杂志，2006，25（11）：36–39.

18. 陈书彦、关东升等、刘世琼（指导），穴位贴敷"咳喘宁"贴膏对实验动物止咳、祛痰、平喘作用的实验研究．甘肃中医学院．2006，23(5)：9.

19. 关东升、王晶等、刘世琼（指导）．贴敷"咳喘宁"贴膏对支气管哮喘模型大鼠肺泡灌洗液中炎性细胞的影响．中医儿科杂志，2006，2(2)：15.

20. 李雪薇、尉建辉等、刘世琼（指导）．刘世琼教授运用"子午流注"配合无烟灸治疗儿科病举隅．中医儿科杂志，2007，3（4）：2 — 4.

21. 张全爱．刘世琼教授针灸治痛思维与临证应用．针灸临床杂志，2008，（8）：37–38.

22. 李向军、王北平等．刘世琼教授刺血疗法临证经验举隅．上海针灸杂志，2012，31（1）：10–12.

23. 王北平、李向军等．刘世琼教授穴位贴敷治疗颈椎病临床观察．亚太创痛医药，2012，8（1）：51–52.

24. 张亮．刘世琼教授运用掐指推算"灵龟八法"治验举隅．大家健康，2013（6）：40.